普通高等学校学前教育专业系列教材

# 学前儿童卫生保健实践教程

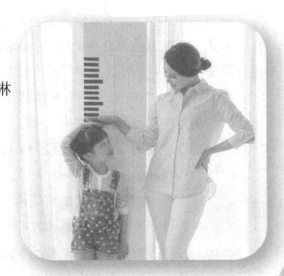

主　编　盘海鹰

副主编　朱小红　潘晨方　法克敏　顾　琳

编　委　（按姓氏笔画排序）

王　伟　王园园　方鸳鸯

史雯靖　兰　燕　朱小红

许　燕　阮海琼　杨　莉

吴昌文　吴　倩　吴豪雯

陆碧玉　法克敏　胡亚新

顾　伟　顾　琳　盘海鹰

潘晨方　戴玉珍

顾　问　瞿苏澄　过承红　童宪明

张　宇　胡红霞

复旦大学出版社

## 内容提要

本教程以幼儿园实际工作过程为依托，以幼儿师范技能训练为核心，以幼儿园卫生保健工作岗位的工作任务要求为导向，以学生为主体，结合学生在幼儿园的见习、实习任务来设计学习情境，从"理论到实践"体现教、学、做一体化。

全书分上、中、下3"篇"，包括9个"单元"、19个"学习情境"，每个单元或学习情境中均有"学前儿童保健相关知识""情景再现及防范技能/监测技能/保健技能/保育技能""自主学习展示平台"3个模块。第1模块包含学前儿童卫生保健知识的理论，阐述卫生保健基础知识、学前儿童生长发育特点及保健措施。第2模块中"情景再现"根据幼儿特点，再现幼儿园情景案例描述和分析；"防范技能/监测技能/保健技能/保育技能"是幼儿园工作场景中保教人员的工作步骤。第3模块用翻转课堂探究式学习方式，以学生为主体，以小组为单位，以经典绘本为载体，通过讲解展示和设计健康教育活动，开展自评和互评，教师给予指导。

本教程创新之处是编写结构上凸显高职教育的工作过程和行动体系的特点及要求，因此本教程不仅适用于普通高等院校、幼儿师范院校及各类职业技术院校的学前教育专业学生，也可作为在职幼儿教师、保育人员的参考用书。

# 总　序

教育部职业技术教育中心研究所研究员　姜大源

## 新时代　新改革　新突破

学前教育是传统师范教育中的一级学科,而其对应的人才培养又极具职业特色,这意味着,幼儿园教师的培养,本质上是在立德树人的前提下,在师范教育核心内容的支撑下,以幼儿园教师教学的基本技能为主导的职业教育。为此,在社会主义建设新时代,如何顺应时代发展的要求,把握新时代的新思想,将学前教育的理论与幼儿园的教学实践紧密结合起来,将学校教育教学内容与幼儿园对教师的职业要求和职业能力紧密结合起来,就需要对传统的学前教育进行深刻的反思,以期在凸显现代职业教育的规律与特色方面,努力探索一条新时代幼儿园教师培养的新途径。

既然大多数以培养幼儿园教师为目的的学前教育专业,属于职业教育的范畴,就应该准确把握职业教育的规律,凸显职业教育的特点。与传统的只有学校这样一个学习地点的普通教育不同,作为与经济和社会发展结合最为紧密的职业教育,还有一个不可替代的学习地点,就是企业。对培养幼儿园教师的学前教育来说,这里的企业主要就是幼儿园。这意味着,职业教育的一个重要特征就是要从传统的基于学校的定界思考,走向基于"学校＋企业"的跨界思考:在办学主体层面,要跨越企业与学校的疆域;在教学实施层面,要跨越工作与学习的疆域;在社会功能层面,要跨越职业与教育的疆域。

为此,作为国民教育体系和人力资源开发重要组成部分的职业教育,其整个教学过程,就既要考虑认知学习规律,又要考虑职业成长规律,就要贯彻产教融合、校企合作、工学结合、知行合一的跨界的教育教学思想。

由于课程始终都是人才培养的核心,鉴于职业教育的跨界性,职业教育的课程就要将经济社会需求与人本个性需求进行有机整合,就要求以理论知识的职业应用为导向,把知识在职业中的应用而非存储放在教学的首位。传统学科体系的仓储式堆栈结构,是一种基于知识存储的量化结构,而职业教育行动体系的工作过程结构,是一种基于知识应用的质性结构。在这里,应用知识的结构——工作过程是客观存在的,但若只是照搬客观存在的工作过程,有可能使人成为一种工具。基于此,近年来,将企业需求与个性需求有机整合在一起的工作系统化课程,以工作过程作为积分路径,从应用性、人本性和操作性三个维度,将学习内容、先有知识与教学过程,在系统化设计的工作过程中予以集成。传统的学科知识结构并未被摒弃而是通过解构与重构,在比较、

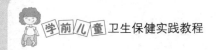

迁移和内化的学习过程中得以生成,从而使得职业教育的课程、教材和教学,做到了"工作过程"与"知识存储"的有机整合。

近年来,复旦大学出版社在学前教育专业的课程与教材以及教学层面,紧密结合职业教育的规律和特征,展开了主动积极的改革,做出了极富成效的探索,获得了令人耳目一新的突破。

针对学前教育的课程、教材和教学进行改革与创新,复旦大学出版社是有着清晰的顶层设计的。出版社睿智地指出,培养幼儿教师的学前教育专业,必须关注几个本质的特征:一是幼儿教师具有明确的职业特点和职业要求,具有针对性;二是幼儿教师是在特定的社会场所、环境中从事的一种与其他社会成员相互关联相互服务的社会活动,具有社会性;三是幼儿教师必须符合国家对涉及教师的相关法律和社会道德规范的要求,具有规范性;四是幼儿教师必须满足国家的职业标准和准入门槛,具有标准性。

为此,在学前师范教育的理论指导和顶层设计的框架下,复旦大学出版社组织相关院校的专业教师,把幼儿教师的一日生活劳动,进行了工作过程化及其任务分解化的处理,使得教师的工作过程或者工作任务都有其背后的理论学养的支撑,并使实际的工作手段和操作落到实处。改革的实践表明,学前教育的课程教学完全可以采纳职业教育在课程教学方面的新的方法论,即将教学内容、手段与幼儿园实际的工作过程结合,在教学中创设或者模拟幼儿园环境或者校园环境,让学生置身于工作情境之中,在学习的过程中就扮演了幼儿教师的角色,从而能大大提升学生解决工作中真实问题的能力,达到以就业为导向,以能力为本位的职业教育目的。

当然,要将幼儿教师的工作过程化和任务分解化是有难度的。在项目启动之初,复旦大学出版社就组织所有的教材主编进行了认真的专业培训,有针对性地对改革中遇到的具体问题进行具体分析,就如何将幼儿教师的工作过程分解化,与此同时又如何将对应的知识融入其中,如何使知识体系的解构在重构之后依然能保证其完整性,进行了多次的深入的科学的研讨,并在此基础上,经过精心设计,才成就了这套教材。

教材中所体现的幼儿教师的工作过程,都是作者实际操作过经历过的。所以,教材的编写过程既是"编"的过程,也是"做"的过程。显然,对教材编写者的要求,远远超过了传统师范教材。可以说,这是本套教材的第一个特色。

本套教材区别于传统师范教材的第二个特色,体现为在强调理论知识适度够用的原则下,注重教师职业技能和职业能力的培养。过去师范教育的最大短板就在于实践的缺乏。当前各师范院校实训室的普及建立,就是纠正这种理论脱离实践的明证。

综上所述,这套学前教育工作过程系统化教材的基本出发点,是牢牢把握教育自身发展规律、教师职业发展规律和学生的身心发展规律,强调技能、知识与价值观的一体化学习。特别是对学前教育这样的师范教育,其系统化、教学化设计的工作过程,就始终把立德树人放在首位,坚持德技并修,旨在培养能真正满足社会需求的、富有工匠精神的幼儿教师。

学前教育的职业教育化是历史的选择,也是顺应国家幼教事业整体发展方向的,因而是完全必要的。

欣喜的是,复旦大学出版社将职业教育在课程教学上行之有效的改革,迁移到学前教育专业幼儿教师的培养中来,使得幼儿教师的职业应用与教师的培养完美地结合在一起,体现了现代职业教育发展的新理念。

长风破浪会有时,直挂云帆济沧海。

期待着,复旦大学出版社在课程、教材和教学方面,其业已开始并卓有成效的改革与创新,不仅能在学前教育领域继续前行,而且能在其他专业领域有所突破。

2018 年 7 月 1 日

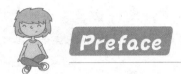

# 前　言

　　高等职业教育要求将学生的学习过程与工作过程有机融合,以保证学生从学校平稳过渡到工作岗位,实现技能型人才培养目标。学前儿童卫生保健课程是学前教育专业的基础课程,也是广大保教工作者一致认可的学前教育专业核心课程,其重要性毋庸置疑。

　　传统的教材大多数固守学前儿童卫生保健严密的学科体系,在实际教学中以"学科体系"为出发点,而非以幼儿园实际保教问题的解决为目标;教师注重知识的传授,却很少涉及学生需要完成的实训操作项目及实践活动,导致学生理论学习与实际工作需要脱节。所以,学前儿童卫生保健课程基于岗位工作过程的改革势在必行。基于教育部职业技术教育中心研究所研究员姜大源提出的"行动体系"及重视知识应用理念,我们编写了《学前儿童卫生保健实践教程》。

　　本教程的特点是"继承创新",凸出"实践教程"的具体性、情境性、可操作性,强调学生学习的"自主性"。本教程以幼儿园卫生保健的实际工作过程为依托,以示范操作技能训练为核心,以幼儿园卫生保健工作岗位的工作任务要求为导向,以学生为主体,根据学生在幼儿园的见习、实习典型任务来设计学习情境,体现教、学、做一体化,注重突出应用性和创新性。目的是提高学生保教工作岗位适应能力,为学生将来就业打好基础。

　　本教程在内容上依据《托儿所幼儿园卫生保健工作规范》(以下简称《规范》)、《幼儿园教育指导纲要(试行)》(以下简称《纲要》)和《幼儿园工作规程》(2016新修订,以下简称《规程》)文件精神及幼儿园"保教合一"的特点编写,力求体现"以幼儿园职业活动为导向,以幼儿园职业技能为核心"的指导思想,突出实训特色。全书分上、中、下3"篇",包括9个"单元"、19个"学习情境",每个单元或学习情境中均有"学前儿童保健相关知识""情景再现及防范技能/监测技能/保健技能/保育技能""自主学习展示平台"3个模块。第1模块包含学前儿童卫生保健知识的理论,阐述卫生保健基础知识、学前儿童生长发育特点及保健措施。第2模块中"情景再现"根据幼儿特点,再现幼儿园情景案例描述和分析;"防范技能/监测技能/保健技能/保育技能"是幼儿园工作场景中保教人员的工作步骤。第3模块用翻转课堂探究式学习方式,以学生为主体,以小组为单位,以经典绘本为载体,通过讲解展示和设计健康教育活动,开展自评和互评,教师给予指导。

　　本教程教学进度安排为1学年,第1学期学习上篇"学前儿童身心健康篇"和中篇"托幼机构卫生保健篇"内容,配以学生参观、见习幼儿园保育活动。第2学期学习下篇"园所日常保育篇"内容,配以1周幼儿园保育实习和1周幼儿园教育见习。全年至少共72学时,每周2学时。与传统教材相比,本教程突出"实践特色",将幼儿生理解剖特点、卫生保健措施等以情景案例的方式呈现和分析;将对幼儿身心健康的保护、预防、组织、安排等都通过"工作过程"变为可操作的步骤;老师布置学习任务,学生自由形成学习小组,共同学习基础理论知识、讨论情境中的案例,练习卫生保健操作技能,展示探究成果。

本教程课程考核分3部分:平时考核,包括课堂考勤、学习情况,注重学生积极思考和课堂表现,占20%。实训考核,包括完成平时小组展示和设计,根据评分标准学生互评、自评;根据实习、实训计划组织学生到幼儿园实习、见习,按要求写出实习、见习报告,占30%。期末考核,指闭卷考试,占50%。保证过程考核和结果考核相结合、实践考核和理论考核相结合,使学习效果落到实处。

本教程主编盘海鹰是苏州幼儿师范高等专科学校副教授,曾主编《0～3岁婴幼儿保育与教育》(复旦大学出版社)。主要参编人员有苏州幼儿师范高等专科学校兰燕副教授;苏州市工业园区东方岚谷幼儿园朱小红园长和戴玉珍、许燕、顾伟、王伟等老师;苏州国际外语学校启迪教育集团星岛幼儿园潘晨方园长和吴豪雯、史雯靖、吴昌文等老师;苏州宇祺教育集团亿城幼儿园法克敏园长和王园园、陆碧玉、胡亚新、吴倩、方鸳鸯、杨莉、阮海琼等老师。为确保本教程的专业性、科学性,由苏州工业园区疾病预防控制中心、苏州工业园区卫生监督所妇幼保健科科长瞿苏澄医生,苏州幼儿师范高等专科学校附属花朵幼儿园原园长、苏州幼儿师范高等专科学校培训处原主任过承红主任,苏州人力资源和社会保障局张宇主任,苏州市吴江区卫生和计划生育委员会胡红霞主任审稿。书稿最后由盘海鹰负责统稿。限于编者水平,书中错漏和不当之处敬请读者批评指正。

本教程适用于普通高等院校、幼儿师范院校及各类职业技术院校学前教育专业的学生,也可作为在职幼儿教师、保育人员的参考用书。

*编者*

2019年7月

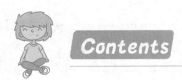

**Contents**

# 目 录

## 上篇　学前儿童身心健康篇

## 中篇　托幼机构卫生保健篇

下篇 园所日常保育篇

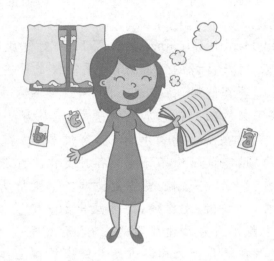

上篇

学前儿童身心健康篇

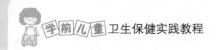

　　《幼儿园教育指导纲要(试行)》(以下简称《纲要》)指出:"幼儿园必须把保护幼儿生命和促进幼儿健康放在工作的首位。树立正确的健康观念,在重视幼儿身体健康的同时,也要高度重视幼儿的心理健康。"

　　世界卫生组织(World Health Organization,WHO)对健康的定义:"健康是一种在身体上、精神上的完好状态,以及良好的适应力,而不仅仅是没有疾病和衰弱的状态。"身心健康是指一个人躯体和心理都健康、社会适应良好,这样的人才是完全健康的人。

　　世界卫生组织对健康定义的细则:①充沛的精力,能从容不迫地担负日常生活和繁重的工作而不感到过分紧张和疲劳。②处世乐观,态度积极,乐于承担责任。③善于休息,睡眠良好。④应变能力强,能适应外界环境的各种变化。⑤能够抵御一般感冒和传染病。⑥体重适当,身体匀称,站立时头、肩、臂位置协调。⑦眼睛明亮,反应敏捷,眼睑无感染。⑧牙齿清洁、颜色正常,无龋齿,无疼痛,无牙龈出血。⑨头发有光泽,无头屑。⑩肌肉丰满,皮肤有弹性。其中前4条为心理健康的内容,后6条则为生物学方面的内容(生理、形态)。幼儿园必须把保护幼儿生命和促进幼儿健康放在工作的首位。幼师生在保育见习、实习和教育见习、实习过程中应树立正确的健康观念,在重视幼儿身体健康的同时,也要高度重视幼儿的心理健康。

　　本篇重点阐述学前儿童生理解剖特点及卫生保健技能、学前儿童生长发育测量及健康评价技能和学前儿童心理行为问题及卫生保健技能。

## ✺ 学习目标

　　1. 了解人体各系统的基本结构和功能。熟悉学前儿童各系统的特点和发育规律。掌握学前儿童各系统的卫生保健要点。

　　2. 熟悉学前儿童生长发育的一般规律及其监测方法,掌握学前儿童生长发育过程中的卫生保健要点。

　　3. 熟悉学前儿童心理发育的一般规律,掌握学前儿童心理健康的卫生保健要点。

## ✺ 关 键 词

　　神经系统、感觉系统、运动系统、消化系统、呼吸系统、循环系统、泌尿系统、内分泌系统、生殖系统;生长发育、心理问题、心理健康。

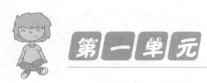

# 第一单元

# 学前儿童生理解剖特点及卫生保健技能

人体是由细胞构成的。细胞是构成人体形态结构和功能的基本单位。形态相似和功能相关的细胞借助细胞间质结合起来构成的结构称为组织。几种组织结合起来,共同执行某一种特定功能,并具有一定形态特点,称为器官。若干个功能相关的器官联合起来,共同完成某一特定的生理功能,称为系统。人体由九大系统组成,即神经系统、感觉系统、运动系统、消化系统、呼吸系统、循环系统、泌尿系统、内分泌系统和生殖系统。

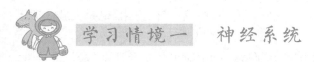

学习情境一　神经系统

神经系统是机体内起主导作用的系统,有"人体司令部"之称。人体是一个复杂的机体,各器官、系统的功能不是孤立的,它们之间互相联系、互相制约;同时,人生活在经常变化的环境中,环境的变化随时影响着体内的各种功能。这就需要对体内各种功能不断做出迅速而完善的调节,使机体适应内、外环境的变化。实现这一调节功能的系统主要就是神经系统。

### ⋙ 学前儿童保健相关知识

#### 一、神经系统生理解剖相关知识 ◉

神经系统是人体生命活动的主要调控系统,包括中枢神经系统和周围神经系统。

（一）中枢神经系统

中枢神经系统由脑和脊髓组成(图1-1)。脑和脊髓位于人体的中轴位。脑位于颅腔内,它的周围有颅骨保护。脊髓位于椎管内,它的周围有脊椎保护。

1. 脑　脑由大脑、小脑、间脑和脑干4部分组成(图1-2)。

（1）大脑:大脑是中枢神经系统的"最高级中枢",分为左、右半球,两侧大脑半球交叉支配对侧肢体,两侧半球共同管理人的生理活动和功能。大多数人的左侧大脑为优势大脑。大脑皮质功能复杂,不同的皮质区发挥不同的管理功能。此外,左、右侧脑还有各自侧重的分工。左脑称为"学术脑",主要负责语言、逻辑、计算、顺序、符号和分析等功能。简单地说就是运用逻辑思维把事情条理化。在幼儿时期,通过训练幼儿背

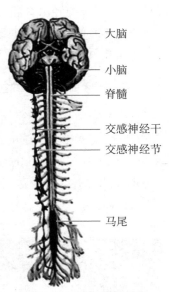

大脑
小脑
脊髓
交感神经干
交感神经节
马尾

图1-1　中枢神经系统

诵诗词、学习生字、练习简单数字加减法等可刺激幼儿的左脑发育。右脑又称为"艺术脑",主管韵律、节奏、图画、想象、情感、创造力。换个说法,幼儿是否具有创造力和想象力,右脑起重要作用。通过舞蹈训练、画画、让幼儿做简单的活动以及家长多进行亲子沟通等都对右脑发育有极大的帮助(图1-3)。

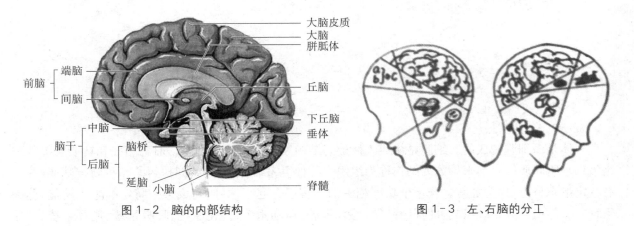

图1-2 脑的内部结构　　　　　　　　图1-3 左、右脑的分工

(2)小脑:主要负责维持身体平衡和协调肌肉活动。

(3)间脑:分为丘脑和下丘脑。发挥"中继站"的作用,也是大脑皮质下自主神经和内分泌的调节中枢。

(4)脑干:分为中脑、脑桥和延髓。脑干对维持生命活动、参与维持觉醒和睡眠、保持肌肉的紧张度有重要作用。

2. 脊髓　脊髓是中枢神经系统较低级的结构。它作为传导通路,能把外界的刺激及时传送到脑,然后再把脑发出的命令及时传送到周围器官,起到了上通下达的作用。

(二)周围神经系统

周围神经系统包括脑神经、脊神经和自主神经。

1. 脑神经　脑神经共有12对,主要支配头面部器官的感觉和运动。人能看到周围事物,听见声音,闻出香臭,尝出滋味,以及有喜怒哀乐的表情等,都必须依靠这12对脑神经的功能。

2. 脊神经　脊神经共有31对,其中包括颈神经8对,胸神经12对,腰神经5对,骶神经5对,尾神经1对。脊神经由脊髓发出,主要支配身体和四肢的感觉、运动和反射。

3. 自主神经　自主神经又称为植物性神经,可分为交感神经和副交感神经。它们分布于同一器官,作用相反,相互制约,双重支配,使内脏器官的活动更加协调、准确。

## 二、学前儿童神经系统发育特点及卫生保健措施

(一)学前儿童神经系统发育特点

1. 脑发育迅速　脑的重量增长快,脑的迅速生长可由脑重量的变化反映出来。出生前半年至出生后1年是脑细胞增长的重要阶段,脑细胞的数量和脑重量均得到快速增长。新生儿脑重约450克,6岁时脑重已达1 200克,成人脑重约1 500克(表1-1)。随着重量的增加,脑的功能逐渐复杂、成熟和完善(图1-4)。

表1-1 不同年龄脑重的一般性变化

| 年龄 | 新生儿 | 6个月 | 1岁 | 6岁 | 7~8岁 | 成人 |
| --- | --- | --- | --- | --- | --- | --- |
| 脑重(克) | 350 | 600 | 900 | 1 200 | 1 350 | 1 500 |

2. 中枢神经系统的发育不均衡 新生儿神经纤维无髓鞘,随着年龄的增长才逐渐长出。由于髓鞘还没有完全形成,学前儿童对外界刺激的反应慢且泛化。6 岁左右,大脑半球神经传导通路髓鞘化基本完成。

学前儿童在出生时,脑干和延髓基本发育成熟,小脑发育相对较晚。儿童在 1 岁时,可以蹒跚学步;3 岁时,可以平稳地走、跑;5～6 岁时,可以准确协调地完成走、跑、跳等各种动作,维持身体平衡。

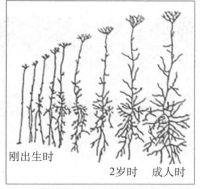

刚出生时

2岁时 成人时

图 1-4 不同年龄脑细胞的变化

学前儿童大脑皮质发育尚不完善,5 岁左右比较容易形成阅读和写字的条件反射;6 岁左右形成抽象概念,具有较强的模仿和想象力;8 岁时接近成人,具有初步的分析和综合能力。

3. 神经系统兴奋占优势,不易抑制 学前儿童好动不好静,容易激动,自控力差,注意力不容易集中且容易随外界新异刺激而转移等。这是因为学前儿童的大脑细胞处于快速发育阶段,神经纤维的髓鞘化尚未完成,神经活动以持续时间短、易泛化的兴奋过程占优势。随着年龄的增长,脑的兴奋和抑制的功能将得到完善和协调。

4. 自主神经发育不完善 学前儿童心率及呼吸频率较快,但节律不稳定;胃肠消化能力容易受情绪影响。这是因为学前儿童交感神经兴奋性较强,而副交感神经兴奋性较弱。

5. 大脑皮质容易疲劳,也容易恢复 学前儿童大脑皮质比较脆弱,易兴奋,但也容易疲劳。表现为学前儿童做一件事坚持不了多久。组织学前儿童活动的时间不能太长,活动的内容不宜过难。疲劳使大脑皮质转入抑制,学前儿童在充分休息后,身体比较容易恢复。

6. 需要较长的睡眠时间 学前儿童年龄越小,需要睡眠的时间越长。应保证学前儿童充足的睡眠时间,使大脑皮质的疲劳缓解:婴儿 3 个月后,白天可以睡 3 次觉;9 个月后白天睡 2 次觉;2 岁后中午睡午觉。

7. 神经纤维的髓鞘化逐渐完成 新生儿神经纤维无髓鞘,随着年龄的增长才逐渐长出。由于髓鞘还没有完全形成,学前儿童对外来刺激的反应慢且泛化。6 岁左右,大脑半球神经传导通路髓鞘化基本完成。

8. 学前儿童 1 岁以后,大脑神经逐渐网络化 学前儿童 1 岁后脑细胞虽然不再增多,神经细胞的突触却由短变长,由少到多,逐渐形成复杂的网络结构。此时,为学前儿童提供丰富的刺激有利于神经细胞生长和建立联结。

（二）学前儿童神经系统卫生保健措施

根据学前儿童神经系统生理解剖特点,幼儿园应采取相应的卫生保健措施。

1. 制订和执行合理的生活制度 根据学前儿童不同年龄特点和幼儿园不同地域,制订科学的、合理的、适合本区域特点的一日生活计划;保证幼儿每天至少 10 小时睡眠;提供合理的营养;组织幼儿适当运动,使幼儿保持愉快的情绪;开发右脑,协调左、右脑发育。

（1）制订合理的生活制度（表 1-2）。

表 1-2 幼儿园一日活动安排

| 上 午 | | 下 午 | |
| --- | --- | --- | --- |
| 7:20—8:00 | 入园 | 12:00—14:00 | 午睡 |
| 7:40—8:00 | 早操 | 14:00—14:15 | 起床 |
| 8:00—8:10 | 餐前准备 | 14:15—14:30 | 午点 |

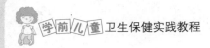

| 上　　午 | | 下　　午 | |
|---|---|---|---|
| 8:10—8:40 | 早餐 | 14:30—15:00 | 自主区域游戏 |
| 8:40—8:50 | 过渡环节 | 15:00—15:50 | 户外活动 |
| 8:50—9:20 | 集体教学活动 | 15:50—16:00 | 过渡环节 |
| 9:20—10:00 | 户外活动 | 16:00—16:20 | 阅读交流 |
| 10:00—10:20 | 早点 | 16:20—16:30 | 餐前准备 |
| 10:20—11:20 | 自主区域游戏 | 16:30—16:50 | 晚餐 |
| 11:20—11:30 | 餐前准备 | 16:50—17:15 | 离园准备 |
| 11:30—11:50 | 午餐 | 17:15—17:30 | 离园 |
| 11:50—12:00 | 散步 | | |

注：南、北方幼儿园活动安排有差异

（2）严格执行，让幼儿养成有规律的生活习惯。

（3）活动的内容与方式要经常变换，动静交替，避免疲劳。

2. 保证充足的睡眠可以保护大脑，提高脑力　大脑是身体最重要的器官之一，某种程度上可以说它决定着我们的生存状态。睡眠不足的人，会表现出烦躁、精神萎靡、注意力不集中、记忆力减退等；而睡眠充足的人，则会表现出精力充沛、思维敏捷、办事效率高。这是由于大脑的工作需要充足的氧气供给。长期睡眠不足，可导致脑供氧缺乏，脑细胞就会受损，最终脑功能下降。人在感到疲乏的时候常常会不停地打哈欠，其实这就是一种脑部缺氧的表现。在睡眠状态中，大脑耗氧量大大减少，有利于脑细胞贮存能量。因此，睡眠有利于保护大脑，提高脑力。

（1）保证幼儿充足的睡眠时间。

（2）保证睡眠质量。

（3）创设良好的睡眠环境（安静、通风、光亮适当）。

（4）养成良好的睡眠习惯（不蒙头、不需人陪）。

（5）睡前不吃得过饱、过油腻及做剧烈运动等。

3. 提供合理的营养

（1）科学制订食谱。

（2）为幼儿提供合理的营养膳食，保证膳食均衡。

（3）补充脑部所需要的营养以供脑的健康运行。建议适当补充卵磷脂、叶酸、维生素 A、维生素 C、维生素 E、维生素 $B_{12}$ 和多不饱和脂肪酸。深海鱼、坚果及鸡蛋中含上述营养素较为丰富。

4. 组织幼儿适当运动，使幼儿保持愉快的情绪　人类在出生之后，有一段脑细胞快速增加的时期，之后则会减少不必要的脑细胞而发展脑神经回路。也就是说，儿童的脑部处于快速发育的过程中。

（1）制订与幼儿生理特点相适应的体格锻炼计划。

（2）根据幼儿年龄特点开展户外游戏及体育活动。

（3）保证幼儿户外活动时间，呼吸新鲜的空气，让大脑供氧充足。

（4）让幼儿养成良好的运动习惯。

5. 开发右脑，协调左、右脑发育　从脑科学的角度来看，孩子的大脑在 10 岁以后就"定型"了，所以 3、7、10 岁不但是脑部发展的转折点，更是强化潜能的黄金期。应抓住这些黄金期，促进大脑潜能的开发。

（1）制订开发幼儿大脑潜能的行动计划。

（2）让幼儿多接触自然、交往玩耍、欣赏艺术、听故事,鼓励幼儿讲故事和表达自我。

（3）珍视各种感性的瞬间,丰富幼儿的感受,触动幼儿的情感,这些都是在帮助幼儿"全脑式"发展"。

（4）学习靠大脑、工作靠大脑,人生处处离不开大脑,学习以大脑科学为基础的教育理念,了解各种大脑训练的方法和技巧,对幼儿的大脑有更科学、更深入、更准确的认识,可以帮助幼儿正确科学地运用"大脑"这个神奇的器官!

6. 对幼儿进行有关神经系统的健康教育　幼儿园开展主题活动《保护我们的大脑》,通过绘本《聪明的大脑》《我们的头脑》开展谈话、集体教学等一系列的健康教育活动,让幼儿认识到神经系统对健康的重要性,指导幼儿避免大脑损伤、保护好大脑的方法。

## ✦ 情景再现及防范技能

3～6 岁的幼儿活泼好动,喜欢探索,防范能力差,缺乏自我保护意识,不能预测危险因素的存在,家长或保教人员稍不留神就有可能造成幼儿头部损伤,包括脑震荡、颅骨骨折、脑挫伤、颅内出血等,所以要注意保护幼儿的大脑不受损伤。

### 一、情景再现 ●

#### 情景再现 1

##### 警惕孩子头部受伤后的反应

【情景描述】　一个周末的上午,3 岁男童成成由奶奶带着在公园里玩耍。趁奶奶不注意,成成从假山上跳下后不慎头部着地,当即出现意识丧失,瘫倒在地。奶奶立刻抱起他并大声呼喊他的名字,过了大约 1 分钟,成成清醒过来。除了头部右侧出现一个包块外,没有其他问题。到家后,中午吃饭时成成呕吐了一次。因为以前成成也因为吃得太快或不喜欢吃某食物而有过呕吐的现象,家人没有在意,让成成睡觉休息。到了晚上,成成诉说头痛,并且又呕吐了一次,体温也逐渐升高,后出现昏迷。家人紧急将孩子送到当地医院,头部 CT 检查显示"右侧额颞顶部硬膜下血肿、颅内出血"。当晚 11 点左右,成成被转至上级医院,医生检查孩子双侧瞳孔已经散大,虽有微弱呼吸,但刺激肢体已无反应。该院脑外科专家看过之后认为,已错过手术时机。男童成成在重症监护病房抢救至第二天早上 5 时许,最终宣告不治身亡。

【情景分析】　成成从高处跌落后出现意识丧失、呕吐,遗憾的是没有引起家人的重视,未及时去医院就诊,延误了手术治疗时机,最终不幸身亡。虽然成成颅脑损伤早期症状看似不严重,但其实已经存在潜在的危险。由于创伤等原因,当脑内或脑膜的血管破裂之后,血液集聚于脑内或脑与颅骨之间,并对脑组织产生压迫时,颅内血肿形成。颅内血肿是颅脑损伤中常见且严重的继发性病变。按血肿引起颅内压增高或早期脑瘤症状所需时间,将其分为 3 型:72 小时以内为急性型,72 小时至 3 周以内为亚急性型,超过 3 周为慢性型。

#### 情景再现 2

##### 预防孩子脑部疾病

【情景描述】　男童丁丁 3 岁,因"反复发热 2 月余"在当地医院治疗 1 个月后出院。之后患儿开始出现后颈部疼痛,呕吐伴发热。再次入院诊断为化脓性脑膜炎,头颅 CT 检查显示"脑积水"。血培

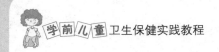

养、脑脊液培养均为脑膜炎奈瑟菌阳性,确诊为流行性脑脊髓膜炎(简称流脑)。入院第5天丁丁出现神志不清、频繁抽搐、呼吸急促、血压测不出,病情逐渐恶化,于入院第12天抢救无效死亡。

【情景分析】 反复发热2个月余的时间里,家长未引起重视,丁丁未得到及时有效的治疗,后虽治疗1个月,但未明确诊断,拖延了时间,导致病情加重。CT检查显示"脑积水"。丁丁由轻型流脑转变为重型流脑,后虽确诊为脑膜炎奈瑟菌性流脑,但已有严重症状,出现休克,最终抢救无效死亡。

## 二、防范技能

神经系统疾病是指发生于中枢神经系统、周围神经系统、自主神经系统的以感觉、运动、意识、神经功能障碍为主要表现的疾病,又称神经病。神经系统疾病的症状和体征可表现为意识障碍、感觉和知觉障碍、运动障碍(如瘫痪、不自主运动、步态异常等)、肌张力异常(肌张力增高见于锥体束病变、破伤风、手足搐搦症等,肌张力减低见于进行性肌营养不良、肌炎、周围神经病变、小脑病变等)、头痛、头晕、眩晕、神经反射异常、肌萎缩,以及排尿、排粪、性功能障碍等。

**防范技能 ①**

### 幼儿常见意外伤害: 颅脑损伤

颅脑损伤是一种常见外伤,可单独存在,也可与其他损伤复合存在。按解剖部位,颅脑损伤可分为头皮损伤、颅骨骨折和脑损伤,三者可合并存在。头皮损伤包括头皮血肿、头皮裂伤、头皮撕脱伤。颅骨骨折包括线状骨折、凹陷性骨折等。脑损伤包括脑震荡、脑挫裂伤、脑干损伤等。按伤情程度,又可分为轻、中、重、特重4型。

**1. 病因** 颅脑损伤的常见原因为交通事故、高处坠落、失足跌倒、工伤事故等。幼儿园发生颅脑损伤的原因多为坠床、高处坠落、跌倒等。

**2. 主要临床表现**

(1)意识障碍:绝大多数患儿伤后即出现意识丧失,时间长短不一。意识障碍由轻到重表现为嗜睡、蒙眬、浅昏迷、昏迷和深昏迷。

(2)头痛、呕吐:伤后常见症状,如果不断加剧应警惕颅内血肿。

(3)瞳孔变化:根据损伤部位不同,瞳孔的大小变化不一致,对光反射减弱。如出现双侧瞳孔散大、固定,对光反射消失则多为濒危状态。

(4)生命体征:包括体温、脉搏、呼吸、血压。颅脑损伤后生命体征会出现紊乱表现,如呼吸、脉搏细弱,心律失常,血压下降等。

儿童颅脑损伤多以骨膜下血肿较多,且容易钙化。婴幼儿因骨质较软,易出现乒乓球样凹陷性骨折。儿童伤后反应重,生命体征紊乱明显,容易出现休克症状,常有延迟性意识障碍表现。儿童颅内血肿临床表现轻,脑疝出现晚,病情变化急骤。

**3. 处理措施**

(1)如果幼儿发生头部外伤,应密切关注其精神及活动状况。如果出现意识丧失、哭闹不止、恶心、呕吐、嗜睡或者精神萎靡、肢体运动障碍等,应引起足够的重视,尽快到医院检查,以确定是否有颅脑损伤的情况。

(2)头部损伤后不能摇晃幼儿。

(3)教育幼儿跌倒碰头后应告知老师和家长。

(4)头部损伤后应密切观察72小时,尤其是第1个24小时。

**4. 预防策略**

（1）教会幼儿认识常见的安全标志，自觉遵守交通规则和安全规则。

（2）给幼儿提供安全的生活环境和必要的保护措施。

（3）幼儿乘坐电梯或乘车时应有成人陪同。

（4）阳台或窗户应有安全保护措施，并且告知幼儿不要攀爬阳台或窗户。

（5）检查班级房间有无安全隐患，如墙壁裂缝、门窗变形等。

（6）厕所地面应保持干爽、防滑。

（7）户外活动时容易引发安全事故，应告知幼儿注意安全，并检查活动场地和体育器械是否安全。

**防范技能②**

### 幼儿常见病毒性传染病：流行性乙型脑炎

**1. 病因**  流行性乙型脑炎（简称乙脑）是由乙脑病毒引起的急性中枢神经系统传染病。乙脑是幼儿常见的病毒性传染病之一。猪为本病的重要传染源，由蚊虫叮咬猪后携带乙脑病毒，再叮咬健康人进行传播，主要损害脑实质。多在夏秋季节流行，流行地区分布与媒介蚊虫分布密切相关。

**2. 主要临床表现**  潜伏期10～15天。大多数患儿症状较轻或呈无症状的隐性感染，仅少数出现中枢神经系统症状，表现为高热、意识障碍、惊厥、强直性痉挛和脑膜刺激征等。重型患儿病后往往留有后遗症，如肢体瘫痪、智力减退等。典型病例的病程可分4个阶段：初期、极期、恢复期和后遗症期。

**3. 处理措施**  无特效治疗，给予患儿对症治疗和护理，如保持房间凉爽、通风、安静。给予高热患儿清淡饮食，多喝水。症状好转后，给予高热量、营养丰富的食物。夏秋季节，如果幼儿出现高热不退、头痛、嗜睡，应想到乙脑的可能，立即送医院诊治。

**4. 预防策略**

（1）环境要保持卫生，消灭蚊虫孳生地。有些蚊蝇喜欢在盆景、缸、罐、坛、瓶等处产卵，这些容器的水要经常更换。

（2）室内彻底灭蚊，需有防蚊设备。

（3）疫苗接种是控制乙脑流行最有效的方法。应在流行期前1～2个月接种乙脑疫苗。

**防范技能③**

### 幼儿常见细菌性传染病：流脑

流脑是由脑膜炎奈瑟菌引起的一种急性化脓性传染病。暴发性流脑病情凶险。致病菌由鼻咽部侵入血液循环，造成败血症，最后局限于脑膜及脊髓膜，形成化脓性脑脊髓膜病变。

**1. 病因**  由脑膜炎奈瑟菌引起的呼吸道传染病，主要经飞沫传播。好发于冬春季。带菌者和流脑患者是主要传染源。

**2. 主要临床表现**  分为轻型和普通型。患儿常有哭闹不安、因皮肤感觉过敏而拒抱，以及惊厥等。

（1）轻型：多见于流脑流行时，病变轻微。临床表现为低热、轻微头痛、咳嗽、流涕及咽痛等上呼吸道症状，皮肤可有少数细小出血点和脑膜刺激征。此型患儿的症状与一般性上呼吸道感染类似，不容易分辨。

（2）普通型：可分为4期。前驱期、败血症期、脑膜炎期和恢复期。表现为突发高热，剧烈头痛，频繁呕吐，皮肤、黏膜淤点、淤斑及脑膜刺激征，严重者可有败血症休克和脑实质损害，常可危及生命。部分患者暴发起病。暴发性流脑患儿可出现神志不清、四肢厥冷、面色苍白、血压测不出、脉搏摸不到等表现，短期内迅速死亡。

**3. 处理措施**  保持房间空气流通、环境舒适，避免强光、强声刺激。药物治疗首选磺胺类药物。

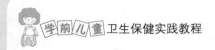

给予患儿营养丰富、易消化食物。观察患儿皮肤有无出血点,如有大片淤斑,应用空心圈保护。防止因瘙痒抓破皮肤,剪短患儿指甲。如患儿有神志不清、面色苍白等表现,立即去医院就诊。

**4. 预防策略**

(1) 养成良好的生活习惯,搞好患儿个人及环境卫生,如勤洗手;居室开窗通风,勤晒衣服,儿童玩具应消毒。加强体育锻炼和营养,增强体质。教育学前儿童打喷嚏、咳嗽时使用手帕,不直接面对他人等,可以减少传播、感染的机会。

(2) 流行期间应避免带幼儿到拥挤的公共场所。

(3) 保护接触者。幼儿园、学校出现病例后,即使不是密切接触者,最好也要在医生指导下服药预防。服药不仅可防止发病,也可消除带菌状态,阻断传播途径。

(4) 接种流脑疫苗是最简单、最经济、最有效的预防措施。

## 防范技能 ④

### 幼儿常见意外伤害:癫痫大发作

癫痫俗称"羊角风"或"羊癫风",是大脑神经元突发性异常放电,导致短暂大脑功能障碍的一种慢性疾病。病因分为原发性和继发性两种。由于异常放电的起始部位和传递方式的不同,癫痫发作的临床表现复杂多样,如全身强直-阵挛性发作(俗称大发作)、失神发作、肌阵挛发作、痉挛等。

全身强直-阵挛性发作是幼儿癫痫常见的发作类型之一。发作时绝大多数幼儿不省人事、两眼紧闭或半睁,眼球上翻、牙关紧闭、口角抽动、头向后仰,四肢反复屈伸,口唇青紫,身体强直,持续十几秒至数分钟。常伴有舌咬伤、尿失禁等,并容易造成窒息等伤害。

发作时的急救措施:

(1) 教师或保育员不要惊慌、沉着处理。

(2) 不必用外力强行制止患儿的发作或按压患儿的四肢。

(3) 患儿发作时,要有专人守护。应立即用一双筷子缠上布塞入患儿上、下牙之间,以防止咬舌致伤;解开上衣,将头部转向一侧,以防止呕吐物或分泌物吸入气管引起窒息,必要时要及时将分泌物吸出。对于戴眼镜的患儿,要立即将眼镜摘下。

(4) 发作后要尽量使患儿放松、镇静,让其在安静、舒适的环境下休息。

(5) 大多数患儿可在短时间内完全清醒;如抽搐不断,或15分钟后仍未清醒,呼吸困难或身体受伤,则要拨打120急救电话寻求医生的帮助。若不及时处理,可能危及生命。

(6) 应提醒家长让患儿随身携带治疗药物和病历卡,以便癫痫发作时能得到及时救治。

## 自主学习展示平台

### 一、课堂讨论

讨论:在你周围的人中有无神经系统疾病患者?人们应如何预防此类疾病的发生?

### 二、小组讲解和展示

(1) 以小组为单位,查阅学前儿童神经系统相关信息,并制作PPT。

(2) 运用PPT课件讲解并展示学前儿童神经系统的生理解剖相关知识、在幼儿园活动中关于神经系统的操作技能和保健措施。

(3) 通过本学习情境中的案例或在实习中遇到的真实事件进行案例分析。

(4) 回答其他组提出的问题,并向其他组提问。

| 评分标准 | 标准得分 | 实际得分 |
|---|---|---|
| 讲解清晰、全面、正确 | (40分) | |
| 案例分析生动、具体 | (20分) | |
| 能较正确地回答其他组的提问 | (20分) | |
| 能向其他组每组提出 1~2 个问题 | (20分) | |

### 三、小组设计和展示

(1) 以健康教育为主题,设计神经系统的主题海报,应内容充满童趣、图文并茂、易于幼儿理解。

(2) 以健康教育为主题,依据绘本设计大、中班"保护我们的大脑"健康活动。

### 四、绘本推荐

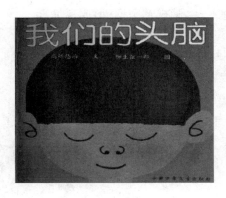
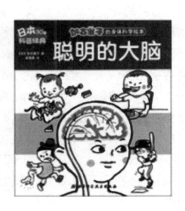

 **学习情境二　感觉系统**

感觉系统是感受外界事物刺激的器官的总称,有"人体侦察兵"之称,是人与外界环境发生联系、认识世界的途径。感觉器官包括眼、耳、鼻、舌、皮肤。感觉包括视觉、听觉、嗅觉、触觉、痛觉、味觉及本体感觉等。感觉系统包括感受器、神经通路以及大脑中与感知觉有关的部分。大脑是所有感觉器官的中枢。眼睛是视觉,耳朵是听觉,鼻子是嗅觉,舌头是味觉,皮肤是触觉。人体的五大感官为我们的生活提供了很多便利,指导我们的日常生活,一方面保护我们,另一方面令我们感到欢愉。关于描述感觉器官及其奥秘的影视作品很多,推荐观看英国 2003 年出品的一套记录短片《人类感官》。这套短片以通俗易懂的方式逐一介绍不同的感觉器官及其功能,以及我们如何依赖它们。

**学前儿童保健相关知识**

### 一、感觉系统生理解剖相关知识

#### (一)视觉器官——眼

眼是感受光线刺激的视觉器官。眼所占的体表面积和容积虽小,但其功能对生活和工作至关重

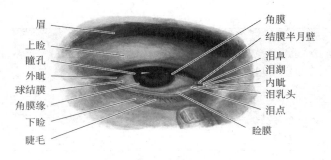

眉
上睑
瞳孔
外眦
球结膜
角膜缘
下睑
睫毛

角膜
结膜半月襞
泪阜
泪湖
内眦
泪乳头
泪点
睑膜

图1-5 右眼前面观

要。眼的疾病最终都会影响视觉功能。视力丧失不但使患者遭受痛苦,也会给家庭和社会带来不幸,因此保护眼睛非常重要。

眼由眼球和附属结构组成(图1-5)。眼球是眼的主要部分,是一个球形器官,由眼球壁和眼内容物组成。

眼球壁分外层、中层和内层。最外层的是角膜(外层前1/6)和巩膜(后5/6)。眼球壁中层从前向后分别为虹膜、睫状肌和脉络膜。眼球壁最内层是视网膜,上有大量感光细胞,可以感受外界光刺激并在大脑形成物像。

眼内容物:包括房水、晶状体和玻璃体。这些结构和角膜一样没有血管分布,呈无色透明,可发挥屈光作用。

眼的附属结构:包括眼眶、眼睑、结膜、泪器和眼外肌等,对眼球具有保护、运动和支持作用。

视觉的产生:可简单总结为,光线→角膜→瞳孔→晶状体(折射光线)→玻璃体(支撑、固定眼球)→视网膜(形成物像)→视神经(传导视觉信息)→大脑视觉中枢(形成视觉)。

(二)听觉器官——耳

耳是听觉器官也是位置觉器官。它由外耳、中耳、内耳3部分组成(图1-6)。外耳和中耳是声波的传导装置。内耳含有听觉和位置觉感受器。外耳包括耳郭、外耳道和鼓膜3部分。中耳包括鼓室、咽鼓管、乳突窦和乳突小房。内耳又称为迷路,分骨迷路和膜迷路。在外耳道的皮肤上生有耳毛和一些腺体,腺体的分泌物和耳毛对外界灰尘等异物的进入有一定的阻挡作用。

听觉的产生:声波通过外耳道、鼓膜和听小骨传到内耳,使内耳的感音器官(柯蒂器)兴奋,将声能转变为神经冲动,再经过听神经传入中枢,产生听觉。听觉是由耳、听神经和听觉中枢的共同活动来完成的。

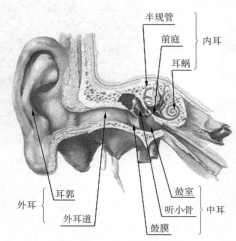

半规管
前庭
耳蜗
内耳

耳郭
外耳道
外耳

鼓室
听小骨
鼓膜
中耳

图1-6 耳的内部结构

(三)嗅觉器官——鼻

鼻是呼吸通道的起始部分,也是嗅觉器官。鼻由外鼻、鼻腔及鼻旁窦3部分组成,由鼻骨、鼻软骨、鼻肌及被覆皮肤而成。鼻腔被鼻中隔分为左右两腔,前有鼻孔与外界相通,后连通于鼻咽部。

鼻腔前部为鼻前庭,内被以皮肤,生有鼻毛,起过滤作用,为易发生疖肿处。后部为固有鼻腔,衬以黏膜,可分为嗅部和呼吸部,有嗅觉及温暖湿润、净化被吸入空气的作用。鼻旁窦位于鼻腔周围的颅骨内,为含气的空腔,与鼻腔相通,其黏膜与鼻腔黏膜相连。鼻腔发炎时,可蔓延至鼻旁窦,引起鼻窦炎。鼻旁窦参与湿润和加温吸入的空气,并对发音起共鸣作用。

嗅觉的产生:感受器位于鼻腔顶部,称为嗅黏膜。这里的嗅细胞受到某些挥发性物质的刺激会产生神经冲动,冲动沿嗅神经传入大脑皮质而引起嗅觉。

(四)味觉器官——舌

舌俗称舌头,位于口腔底部,是口腔内活动的肌性器官。人类的舌是进食和言语的重要器官。

舌表面覆盖黏膜。舌可分舌根、舌体和舌尖3部分。舌根表面黏膜有许多小结节状隆起,称为舌扁桃体。舌体表面黏膜有许多粗细不等的突起,称舌乳头。其中有些舌乳头上皮含有味蕾,可感受味觉。舌下面黏膜薄而光滑,中央有黏膜襞连于口腔底,称舌系带。舌肌是骨骼肌,运动十分灵活,参与咀嚼、吞咽及发音等活动。

味觉是指食物在人的口腔内对味觉器官化学感受系统的刺激并产生的一种感觉。最基本的味觉有甜、酸、苦、咸、鲜5种,我们平常尝到的各种味道,都是这5种味觉混合的结果。

味觉的产生:食物刺激口腔内的味觉感受体,然后通过收集和传递信息的感觉神经传导到大脑的味觉中枢,从而产生味觉。

（五）触觉器官——皮肤

皮肤是人体最大的器官,它可以保护机体免受外界的各种刺激,调节体温,作为保护层防止有害细菌的入侵,并保护体内重要器官。皮肤对人体起着保护、调节体温、产生感觉、代谢、排泄废物和吸收的功能。

皮肤分为表皮和真皮。表皮是皮肤的最浅层,由浅入深可分为角质层、透明层、颗粒层、有棘层和基底层5层（图1-7）。真皮层位于表皮的深面,分为乳头层和网状层。皮下组织由疏松结缔组织和脂肪组织构成,不属于皮肤的组成部分。皮肤的附属器包括毛发、皮脂腺、汗腺和指(趾)甲。

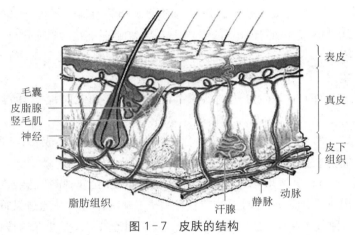

图1-7 皮肤的结构

皮肤上有触觉、痛觉和温度觉的感受器。它们的分布并不均匀,密度越大,感觉越灵敏。触觉最灵敏的部位是腹部,最不灵敏的部位是颈部和背部。触觉和痛觉的关系密切,往往因触觉不发达,对痛觉也不能定位,这种现象常见于较小的孩子。所以,帮助学前儿童发展触觉很重要。

触觉的产生:皮肤深层存在触觉感受器,当神经细胞感受到触摸带来的压迫,就会马上发出神经冲动到达大脑的触觉中枢,这样就能感受到此次触摸的程度和位置。

## 二、学前儿童感觉系统发育特点及卫生保健措施

（一）学前儿童感觉系统发育特点

1. 学前儿童眼的发育特点　具有发育早、生长快、变化大的特点。0～3岁是视觉发育的关键期,4～13岁是视觉发育的敏感期。

（1）学前儿童的眼球前后径较短,呈生理性远视。随着眼的发育,眼球前后径增长,一般到5～6岁转为正视。

（2）学前儿童晶状体弹性大,屈光调节能力强,因此能看清近处的细小物体。如果幼儿形成不良的用眼习惯,长时间视物过近,则会使睫状肌过度紧张而疲劳,以致使晶状体变凸,形成近视（图1-8）。

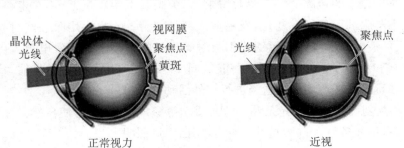

图1-8 正常视力与近视

（3）视觉发育是渐进的过程。视觉包括视力和视知觉,学前儿童的视觉发育处于敏感时期。正常1岁婴儿视力仅为4.3(0.2),2岁可达4.6左右(0.4),3～5岁可达4.9(0.8),9～10岁达到成人5.0(1.0)水平。

**2. 学前儿童耳的发育特点**

（1）耳郭皮下脂肪少,血液循环差,易生冻疮且易复发。

（2）外耳道皮肤娇嫩易受刺激。洗头时的脏水等易流入外耳道,或掏耳耵聍(俗称耳屎)时易损伤外耳道,使外耳道感染。感染后还容易扩散到邻近器官和组织。

（3）咽鼓管较短,管腔宽,位置平直,鼻咽部细菌易经咽鼓管进入中耳,引起急性化脓性中耳炎。

（4）对噪声敏感。正常的教学区声音在50～55分贝(dB)之间。60dB以上的噪声会影响睡眠。幼儿若经常处于8dB的噪声中会导致睡眠不足、烦躁不安、消化不良、头痛,甚至暂时性或永久性听力损失。因此,不应让学前儿童接受噪声污染,如避免电子产品及广播声音过大,不戴耳机听音乐和故事等。

（5）对耳毒性药物敏感。应避免给学前儿童应用耳毒性抗生素,如庆大霉素、链霉素、卡那霉素等。这些药物可损害耳蜗,造成感音性耳聋。

**3. 学前儿童鼻的发育特点**　因嗅觉发育尚不成熟,学前儿童的嗅觉不太灵敏,对各种气味的辨别能力较差。

**4. 学前儿童舌的发育特点**　婴儿在出生时味觉已经发育得比较好,能分辨酸、甜、苦、咸,因而一出生就能表现出明显的味觉偏好——喜欢甜食,并通过其面部表情和身体活动等方式对酸、甜、苦、咸4种基本味觉做出不同的反应。6个月至1岁,婴儿在这段时间内的味觉发展最灵敏。

**5. 学前儿童皮肤的发育特点**　与成人相比,学前儿童的肌肤无论在功能上或结构上,都有很大的差异。

（1）皮肤的保护功能差:学前儿童的皮肤薄嫩(尤其是角质层较薄),易受损,如不注意清洁,极易发生感染。

（2）皮肤调节体温功能差:学前儿童散热及保温功能都不及成人,不能很好地适应外界环境温度的变化。过热易生痱子,过冷则易生冻疮。

（3）皮肤的渗透作用强:学前儿童皮肤薄嫩,通透性较强,有机磷农药、苯、乙醇(酒精)等可经皮肤吸收到体内,引起中毒。

（4）触觉发育处于敏感期:应让学前儿童的生活知识更加丰富,便于了解周围环境的细微变化。

**（二）学前儿童感觉系统卫生保健措施**

根据学前儿童感觉系统特点,幼儿园应对学前儿童感觉系统采取必要的卫生保健措施。

**1. 学前儿童眼保健要点**

（1）教育学前儿童养成良好的用眼习惯:①不在光线过强或暗的地方看书、画画。②看书、写字时眼距书本保持1尺以上的距离。③不躺着看书,以免眼与书距离过近;不在走路或乘车时看书,因身体活动可导致书与眼的距离经常变化,极易造成视觉疲劳。④集中用眼一段时间后应望远或去户外活动,以消除眼的疲劳。⑤容易导致幼儿用眼时间过长的活动主要是看电视、玩电子产品等,因此要限制幼儿看电视和玩电子产品的时间。一般每周1～2次,每次不超过1小时,小班幼儿不超过半小时。看完电视和玩好电子产品后应适当进行户外活动。

（2）为学前儿童创设良好的采光条件。幼儿活动室窗户大小适中,使自然光充足。室内墙壁、桌椅家具等宜用浅色,反光较好。自然光不足时,宜用白炽灯照明。

（3）定期给学前儿童测查视力。幼儿期是视觉发育的关键期，也是矫治视觉缺陷效果最明显的时期。应定期为幼儿测查视力，发现异常（弱视、斜视、散光等）及时矫治。

（4）注意给学前儿童适量补充眼睛所需的营养素，包括维生素 A、B 族维生素、类胡萝卜素等。富含维生素 A 的食物有胡萝卜、菠菜等。富含 B 族维生素的食物有糙米、全麦面包、牛奶、瘦肉等。富含类胡萝卜素的食物有南瓜、西红柿、玉米等。

2. 学前儿童耳保健要点　良好的听力对一个人来说非常重要，若孩子无法听到外界的声音，久而久之就会哑。即使是大一些的孩子，哪怕听力只轻度损伤，也常常会咬字不清，表达能力较差和反应迟钝，从而出现自卑、精神不集中、学习差等问题。听力障碍会影响幼儿未来的人际关系、社会交往能力、事业发展和身心健康。

（1）冬天注意头部保暖，预防生冻疮。

（2）洗头时避免污水流入外耳道。

（3）不要用火柴或发卡给孩子掏耳屎，避免损伤外耳道，甚至刺破鼓膜。

（4）教幼儿学会擤鼻涕的方法，预防中耳炎。

（5）保护幼儿的听力，减少环境噪声。

（6）链霉素、卡那霉素、庆大霉素等抗生素会损害内耳的耳蜗，造成耳聋，幼儿应慎用此类药物。

（7）及时发现幼儿听力异常。幼儿听力出现异常的表现为：对突然的或过强的声音反应不敏感；与人交流时总盯着对方的嘴；听人说话喜欢侧着头，耳朵对着声源；不爱说话，或发音不清、说话声音很大；平时很安静，睡觉不怕吵；经常用手搔耳朵，说耳闷、耳内有响声等。

3. 学前儿童鼻保健要点　应多通过活动的方式，让幼儿接触到各种气味，一方面促进其嗅觉的发育，另一方面教会他们通过气味辨别损害健康的食物。

4. 学前儿童舌保健要点　应注意给学前儿童提供对各种食物的品尝体验，让他们拥有广泛的味觉，以后就会乐于接受各种食物；如果提供的食物比较单一，他们的味觉发育就可能不发达，以后接受食物的范围就会狭窄，不愿接受他们未体验过的食物及味道。

5. 学前儿童皮肤保健要点

（1）养成良好卫生习惯，保持皮肤清洁，应教育学前儿童养成爱清洁的习惯。

（2）经常组织学前儿童进行户外活动，坚持冷水洗脸，可提高皮肤调节体温的能力，增强对冷热变化的适应能力。

（3）注意幼儿衣着卫生，当季节、气候变化时，应提醒幼儿及时增减衣服。平日着装不宜过多，以提高机体的适应能力。衣服应安全舒适，式样简单，便于穿脱。内衣以棉品为好。

（4）学前儿童皮肤嫩、皮脂分泌少，不宜用刺激性强的洗涤用品；洗脸、洗手后应使用儿童护肤品，不宜用成人用的护肤品或化妆品；学前儿童不要烫发和戴首饰。

（5）生活中应尽可能多地让学前儿童玩各种玩具、折纸、触摸日用品及自然物质等，使其感知物体的大小、厚薄以及表面状况等，以促进学前儿童的触觉发育。

6. 对学前儿童进行感觉器官健康教育　幼儿园开展主题活动"保护我们的感官"，通过绘本《听觉的秘密》《眼睛的故事》《全身痒痒》开展谈话、集体教学等一系列的健康教育活动，让幼儿认识到五官对健康的重要性，指导幼儿爱护五官的方法。

#### ▶▶▶ 情景再现及防范技能

近些年，感觉系统疾病患儿日益增多，如近视、斜视、弱视，急性中耳炎，鼻炎、过敏性鼻炎，咽炎、扁桃腺炎等。这些疾病不但影响患儿的生活、学习，严重者则影响智力及生长发育。

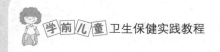

## 一、情景再现

**情景再现①**

### 近视低龄化

【情景描述】 女童倩倩今年5岁,因为父母都在外地工作,她由爷爷、奶奶负责照顾。爷爷、奶奶非常宠爱这个小孙女,只要倩倩要看电视、玩 iPad,爷爷、奶奶都由着她。每次从幼儿园放学回家后,倩倩就打开电视看动画片,一直看到吃晚饭的时候。吃完晚饭,倩倩接着又要玩手机或 iPad 游戏,不给玩就又哭又闹。这一玩又要玩到差不多睡觉前。前段时间幼儿园老师发现倩倩阅读时书要拿得很近,看黑板也会眯着眼睛。老师告诉倩倩妈妈这个情况,妈妈从外地赶回来,带倩倩去医院检查视力,发现倩倩的视力只有 4.7(0.5)。

【情景分析】 长时间看电视、玩手机或 iPad,会让眼睛一直处于紧张状态,尤其是有 LED 背光源的电子产品,亮度是普通电脑屏幕的4倍。而且,这类电子产品屏幕小,要看清楚,必须拿得很近,强光就会直接、集中照入人眼,瞳孔会不断进行舒缩以适应光源的变化,造成孩子眼睛调节力的下降,久而久之产生近视。

**情景再现②**

### 粗心大意造成孩子耳部受损

【情景描述】 幼儿丹丹刚满4岁,1个月前发生上呼吸道感染,有咳嗽、咳痰等表现。因家长工作太忙并认为不会有大问题,没有及时带丹丹就诊。1周前,孩子发生高热,并诉说耳内胀痛。去医院检查,发现外耳道有脓液穿破鼓膜流出,诊断为急性化脓性中耳炎。发热 39.3℃,经静脉滴注阿奇霉素治疗3天,体温波动在 36.8~38.5℃。今天孩子说听不太清别人说话的声音,看电视也听不太清了。家长很担心,孩子是不是已经有听力损失了。

【情景分析】 丹丹是典型的因上呼吸道感染引起的急性化脓性中耳炎。此时应遵医嘱足量、足疗程应用青霉素等抗生素治疗。外耳道可局部用药。家长应注意及时清理孩子耳朵里流出来的脓性分泌物。一般经及时有效治疗可以痊愈。如果拖延治疗,则可能引起听力损失。

## 二、防范技能

眼睛是非常重要的一个器官,一旦眼睛失明,我们就会永远处在黑暗的世界中。常见的眼部疾病有沙眼、白内障、青光眼、飞蚊症、黄斑病变等。常见的耳部疾病有中耳炎、耳痛、耳漏、听力减退、听力障碍、眩晕、重振和耳鸣等。常见的皮肤病有荨麻疹、过敏、湿疹、灰指甲、皮炎、银屑病(牛皮癣)、扁平疣等。

近些年,感觉系统疾病患儿日益增多,这些疾病往往一年四季都困扰着幼儿,不但影响了生活、学习,更重要的是影响了他们的健康,严重者甚至影响智力及生长发育。可是,家长往往忽视了对孩子感觉系统的保健。当疾病出现,只能是跑医院请医生治疗。殊不知,倘若家长重视孩子的此类保健,从幼儿做起,及时杜绝隐患,就可防止此类疾病的发生。

**防范技能①**

### 幼儿常见眼部疾病:近视

1. **病因** 在不用调节的情况下,远处来的平行光线经瞳孔进入眼内,聚焦在视网膜之前,在视网膜上不能形成清晰的物像,这种屈光不正就是近视。

**2. 主要临床表现**　近视眼要看清前方物体,需将物体移近或戴凹透镜;看近处物体清楚,看远处物体模糊。可分为真性近视和假性近视。假性近视是由于眼睛在看远时,仍保持着一定程度的调节状态。也就是说,眼在由看近转为看远时,眼调节放松迟缓的屈光状态,它随同看近的时间延长和调节度的增加而增加,随着看远和调节放松的程度而减轻或消失。所以,假性近视具有治(含休息)则消失,不治又复发的特点。

**3. 处理措施**　若老师发现幼儿在看远处物体时有眯眼以便看得更清楚的现象,应告知家长及时到医院检查视力。由医生来决定是否需要矫正视力,佩戴眼镜。如为假性近视,应卫生用眼,防止产生真性近视。

**4. 预防策略**　教育学前儿童养成良好的用眼习惯,看书、玩电子产品的时间不宜过长,一段时间后要休息10分钟,让眼睛得到充分休息。也可指导幼儿做眼保健操。补充眼发育所需的各种营养。一旦发现幼儿有近视倾向,及时去正规医院检查和治疗。

**防范技能 2**

### 幼儿常见眼部疾病:弱视

**1. 病因**　视觉发育期内由于各种原因引起的单眼或双眼最佳矫正视力低于相应年龄正常儿童,且眼部检查无器质性病变,称为弱视。弱视是一种严重危害儿童视功能的眼病,如不及时治疗可引起弱视加重,甚至失明。

(1)先天性弱视:发病原因不清楚的这类弱视统称为先天性弱视。可能在出生的过程中,新生儿有视网膜或视路出血,影响视觉功能的正常发育,形成弱视。

(2)斜视性弱视:眼睛在注视某一方向时,仅一眼视轴指向目标,而另一眼视轴偏离目标,表现为两眼的瞳孔位置不匀称。由于斜视,大脑视觉中枢难以形成正常的视觉形象,出现复视(双影),为排除这种视觉紊乱现象,大脑就抑制来自偏斜眼的刺激,偏斜眼逐渐形成弱视。

(3)屈光参差性弱视:两眼的屈光状态在性质和(或)程度上有显著差异,称屈光参差。

**2. 主要临床表现**　不同年龄儿童视力的正常值下限不同。3～5岁儿童视力的正常值下限为4.7(0.5),6岁及以上儿童视力的正常值下限为4.8～4.9(0.7)。因为约有一半的斜视合并弱视,如发现幼儿除了视力低下外,还有歪头视物、眯眼或贴近看物体表现,应尽早到医院眼科检查和治疗。儿童弱视不能建立完善的双眼单视功能,难以形成立体视觉;缺乏立体视觉将难以分辨物体的远近、深浅等,难以完成精细的技巧,给工作、生活带来诸多不便。

**3. 处理措施**　一般幼儿园里都开展视力筛查,如发现异常,教师应提醒家长去医院就诊。弱视的治疗效果与年龄及固视性质有关。早期发现、积极治疗弱视和斜视,就成为影响患眼恢复正常视觉功能的关键因素。3岁左右治疗弱视的成功率非常高,5～6岁较佳,8岁后较差,12岁后几乎没有治愈可能了。弱视需坚持治疗至视力恢复正常并稳定后3年,否则易反弹。因好眼被遮盖,而被迫用差眼视物,部分幼儿不肯配合治疗。此时教师和家长一定要做好孩子的思想工作,并且切实做好孩子的安全保护措施。

**4. 预防策略**

(1)学龄前体检:有条件的幼儿园要对幼儿每年进行一次视力检查。检查时一定要分别遮眼检查,不可双眼同时看,防止单眼弱视被漏检。反复认真检查几次,若一眼视力多次检查均低于0.8,则应提醒家长尽早带孩子到医院做进一步检查。

(2)及早发现异常苗头:弱视儿童往往有除了视力低下以外的其他表现,如斜视、视物歪头、眯眼或与物体贴得很近等。一旦发现孩子有上述现象,应提醒家长尽早带孩子到医院检查、确诊。

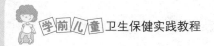

（3）预防斜视：儿童看电视时，除了要注意保持一定的距离外，不要让孩子每次坐在同一个位置，尤其是电视的斜位。应该经常交换座位，从左到右，否则幼儿看电视，眼睛老在同一个方向看，头会习惯性地倾斜到一边。长此以往，眼的发育与张力不一样，原有的平衡效果丧失，一侧肌肉始终处于紧张状态，另一侧肌肉则松弛，会引起斜视。家长要留意仔细观察孩子的眼睛发育和变化。

**防范技能 3**

### 幼儿常见眼部疾病：急性结膜炎

1. **病因**　急性结膜炎俗称"红眼病"，是由病毒或细菌引起的传染性眼病。以春夏季多见。由葡萄球菌、肺炎链球菌、链球菌等致病菌感染引起。

2. **主要临床表现**　自觉症状常有眼部异物感、烧灼感、发痒和流泪等。检查可见：结膜充血和水肿；分泌物增多；耳前淋巴结肿大和压痛。

3. **处理措施**　病因治疗。治疗以局部给药为主，必要时可辅以全身用药。急性结膜炎勿包扎患眼。眼局部用抗生素眼药水滴眼，用冲洗液冲洗分泌物，做好眼部的清洁工作。

4. **预防策略**　急性结膜炎传染性很强，可造成流行性感染，因此必须做好隔离和预防。防止交叉感染。教育幼儿不用手揉眼睛。手绢、毛巾等要专人专用，用后煮沸消毒。用流动水洗脸。保教人员为患儿滴过眼药后须认真用肥皂洗手。

**防范技能 4**

### 幼儿常见耳部疾病：急性化脓性中耳炎

1. **病因**　急性化脓性中耳炎是细菌感染引起的中耳黏膜的急性化脓性炎症。本病多见于儿童，因为儿童咽鼓管较成人短、宽、直，易受累。病因包括：上呼吸道感染时，细菌可通过咽鼓管进入中耳，引起感染；用力擤鼻涕；患麻疹、猩红热等传染病；鼓膜外伤穿孔。

2. **主要临床表现**　病初多有上呼吸道感染症状。临床上以高热、耳痛、耳内流脓、鼓膜充血、穿孔为特点。鼓膜穿孔后，脓液流出，耳痛顿减。若转为慢性，耳道会持续流脓，穿孔加大，听力受损。

3. **处理措施**　若治疗及时、适当，分泌物引流通畅，炎症消退后鼓膜穿孔多可自行愈合，听力大多能恢复正常。治疗不当或病情严重者，可遗留鼓膜穿孔、中耳粘连症、鼓室硬化或转变为慢性化脓性中耳炎，甚至引起各种并发症。

4. **预防策略**　预防上呼吸道感染和急性传染病。教会幼儿正确擤鼻涕方法。不用不洁物品挖外耳道。避免洗头、洗澡时的污水流入幼儿外耳道内。

**防范技能 5**

### 幼儿常见意外伤害：眼、耳、鼻异物

1. **眼异物**　眼异物是指眼睛里存在外来的物质。

（1）病因：幼儿常见的眼异物为灰尘、砂土、谷皮等。

（2）症状：引起流泪、不适、异物感；如异物嵌入角膜时，刺激疼痛症状更为严重。

（3）预防和处理：①千万不要用手揉眼睛，以免擦伤角膜。应立即用0.9%氯化钠溶液（生理盐水）冲洗眼睛，再滴眼药水，将异物冲出；可翻开眼睑用消毒棉签蘸生理盐水或冷开水，拭去异物。②异物嵌入角膜时，应立即送患儿去医院处理。

2. **耳道异物**　耳道异物是指耳朵里存在外来的物质（如豆类、钮扣、珠子、塑料小玩具）等。

（1）病因：常见于幼儿玩耍时，将异物置入耳内，或因幼儿互相嬉闹，将异物放在对方耳内。异

物多为豆类、纽扣、珠子、塑料小玩具等,还有动物性异物,如蚊子、飞虫、苍蝇等突然飞进或爬进耳内。

（2）症状：耳道异物常引起耳鸣、耳痛、异物感。动物性异物常由于动物爬动刺激鼓膜引起疼痛；植物性异物遇水膨胀后,可继发感染引起外耳道炎。体积大的异物影响听力和引起反射性咳嗽等。

（3）预防和处理：①植物性异物,体积较小可嘱儿童头歪向异物侧,单脚跳,使其自行脱落。②动物性异物,可用手电筒放在耳边诱昆虫自行爬出。如效果不好,应去医院取出。体积较大的异物,应送患儿至医院取出。

**3. 鼻腔异物**　鼻腔异物是指鼻腔中存在外来的物质（如钮扣、玻璃珠、纸卷、玩具、石块、泥土、果壳、果核）等。

（1）病因：幼儿鼻腔有异物多因其好奇,玩耍时将花生米、豆类、钮扣、塑料小玩具、纸团、棉球等塞入鼻腔内,或因小昆虫突然飞进鼻腔内所致。幼儿常将异物塞入鼻腔后自己取不出来,又怕受责备不敢告诉老师或家长,过后又忘了。当老师或家长发现幼儿一侧鼻腔有臭味时才引起注意。

（2）症状：植物性异物,如豆类、花生米、纸团等,放入鼻孔内吸收水分发生腐败,产生臭味,还会引起经常流鼻涕并带血。如为金属异物或塑料玩具等,可出现一侧鼻孔不通气或通气不好,长期刺激产生脓涕,甚至炎症。

（3）预防和处理：如为小异物,可嘱幼儿用手紧按无异物的鼻孔,用力擤,使异物排出。如年龄小的儿童不合作,可用纸捻刺激鼻黏膜,使其打喷嚏将异物排出。当异物在鼻腔时间长,用上述方法排不出时,不要自行挖取,应去医院取出异物。

### 防范技能 ⑥

#### 幼儿常见意外伤害：皮肤擦伤

**1. 病因**　皮肤擦伤是皮肤表面被粗糙物擦破引起的损伤。最常见的是手掌、肘部、膝盖、小腿的皮肤擦伤。

**2. 主要临床表现**　擦伤后可见表皮破损,创面呈现苍白色,并有许多小出血点和组织液渗出。由于真皮含有丰富的神经末梢,擦伤后往往十分疼痛,但表皮细胞的再生能力很强,如伤口无感染则愈合很快,并可不留瘢痕。

**3. 处理措施**

（1）清创：由于擦伤表面常常沾有一些泥灰及其他脏物,所以清洗创面是防止伤口感染的关键步骤。可用生理盐水,没有条件时也可用自来水,边冲边用干净棉球擦洗,将脏物洗去。

（2）消毒：有条件者可用聚维酮碘（碘伏）消毒伤口周围,沿伤口边缘向外擦拭。注意不要用酒精、碘酒等涂入伤口内,否则会引起强烈刺痛。

### 自主学习展示平台

#### 一、课堂讨论 ●

讨论：在你周围人中有无感觉系统疾病患者？人们应如何预防此类疾病的发生？

#### 二、小组讲解和展示 ●

（1）以小组为单位,查阅学前儿童感觉系统的相关信息,并制作PPT。

（2）运用PPT课件讲解并展示学前儿童感觉系统的相关知识、在幼儿园活动中有关感觉系统的

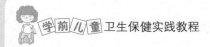

操作技能和保健措施。

（3）对本学习情境中的案例或在实习中遇到的真实事件进行案例分析。

（4）回答其他组提出的问题，并向其他组提问。

| 评分标准 | 标准得分 | 实际得分 |
|---|---|---|
| 讲解清晰、全面、正确 | （40分） | |
| 案例分析生动、具体 | （20分） | |
| 能较正确地回答其他组的提问 | （20分） | |
| 能向其他组每组提出1～2个问题 | （20分） | |

### 三、小组设计和展示

（1）以健康教育为主题，设计"保护我们的五官"主题海报，应内容充满童趣、图文并茂和易于幼儿理解。

（2）以健康教育为主题，依据绘本设计大、中、小班"爱护我们的五官"健康活动。

### 四、绘本推荐

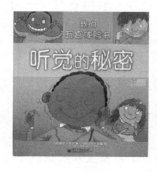 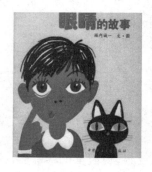 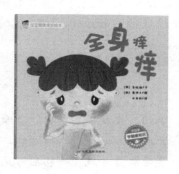

 学习情境三　运动系统

运动能促进新陈代谢，增进健康。人体能够维持一定的姿势和进行各种运动，是在神经系统的支配下，由运动系统完成的。运动系统有"人体动作的执行者"之称。

**学前儿童保健相关知识**

### 一、运动系统生理解剖相关知识

运动系统由骨、骨连接和骨骼肌组成，约占成人体重的60%。全身各骨借关节相连形成骨骼，起支撑体重、保护内脏和维持人体基本形态的作用（图1-9）。骨骼肌附着于骨，在神经系统支配下收缩和舒张。骨骼肌收缩时，以关节为支点牵引骨改变位置，产生各种动作和运动。骨和关节是运动系统的被动部分，骨骼肌是运动系统的主动部分。

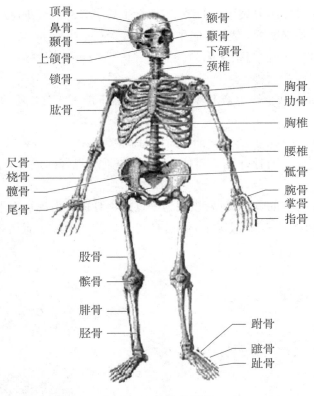

图 1-9　人体的骨骼

骨由骨膜、骨质和骨髓组成。骨髓具有造血功能。骨与骨之间的连接装置称骨连接,可分为直接连结和间接连结。间接连结简称为关节,是人体骨连接的最高分化形式(图 1-10)。

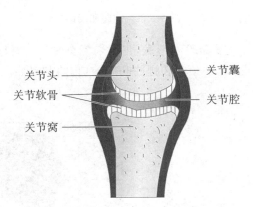

图 1-10　膝关节结构示意图

成人的骨骼由 206 块骨借骨连接组成,按部位可分为颅骨、躯干骨和四肢骨。学前儿童的腕骨、足骨、骨盆等尚未骨化,骨的总数可达 300 多块。人体的骨骼肌有 600 多块,主要分布在躯干和四肢。

## 二、学前儿童运动系统发育特点及卫生保健措施

### (一)学前儿童骨骼的发育特点

1. 骨骼生长迅速、富有弹性　长骨两端的软骨一边发育(使长度不断增加),一边钙化(使骨头坚硬)。20～25 岁时长骨两端的软骨全部钙化,人就不再长高了。骨的生长有两种,即加粗生长和加长

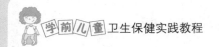

生长。加粗生长是骨膜成骨细胞分裂增生的结果;加长生长是骨骺成骨细胞分裂增生的结果。

学前儿童的骨骼还在快速发育,促进骨骼生长的必要条件:①营养,应适量进食富含钙、磷、维生素 A 和维生素 D 等的食物。②适当接受阳光的照射。③适当进行体育运动。④维持机体正常的激素分泌,如生长激素、甲状腺激素等。

3 岁以前的婴幼儿,如果缺少维生素 D,体内的钙、磷就不能被充分地吸收利用,骨长不结实,容易得佝偻病(软骨病)。

2. 骨骼柔软、易变形,但不易骨折　学前儿童的骨就像鲜嫩的青枝,易被弯曲,弹性大、柔韧性好,硬度小,容易发生变形;而成人的骨好比干树枝,不易弯曲,这与骨的成分有关。学前儿童骨里的有机物和无机物各占 1/2。

青枝骨折是学前儿童特有的骨折类型,表现为一旦发生骨折后出现折而不断的现象。

3. 颅骨骨缝的完全闭合　一般情况下,后囟在出生时已经闭合,前囟在 1～1.5 岁时闭合(图 1 - 11)。

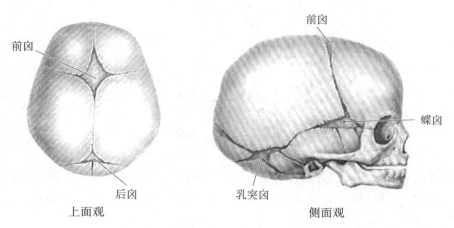

上面观　　　　　　　　　　　侧面观

图 1 - 11　前囟和后囟

4. 脊柱生理弯曲随着动作发展而逐渐形成,但还未完全定型　脊柱是人体主要支柱,有 4 个生理弯曲,即颈曲、胸曲、腰曲和骶曲,其中颈曲和腰曲凸向前,胸曲和骶曲凸向后(图 1 - 12)。脊柱疾病或不良姿势易导致脊柱变形(图 1 - 13)。

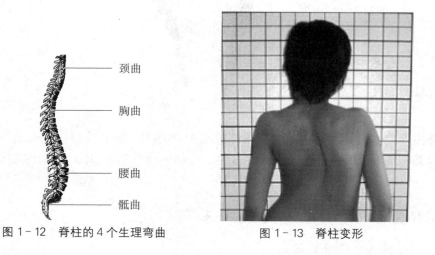

图 1 - 12　脊柱的 4 个生理弯曲　　　　图 1 - 13　脊柱变形

(1) 脊柱生理弯曲的形成:脊柱的生理弯曲是随着婴幼儿抬头、站立和行走动作的发育逐渐形成的,如婴儿 3 个月会抬头,6 个月会坐,9 个月会爬,1 岁时能行走等,到 6～7 岁这些生理弯曲才能由韧带固定下来。有了生理弯曲,人做走、跑、跳等运动时,增加了脊柱的弹性,维持身体的重心稳定,可以缓冲从脚下传来的震动,减轻震荡,保护头部和内脏。

（2）脊柱易发生侧弯：学前儿童的脊柱生理弯曲未完全定型以前,不良的体姿可以导致脊柱变形,发生不该有的弯曲,脊柱的功能也将受到影响。脊柱侧弯（从背面看,脊柱某一段偏离中线,向左或向右弯曲）的诱因包括学前儿童坐姿不正、偏爱用一侧肩膀、床垫过软等。培养学前儿童正确的坐、立、行姿势,好的体姿可以预防驼背和脊柱侧弯。方法如下：①桌椅高度要适度；②不长时间单肩背书包,因长时间单肩背书包会使脊柱两侧肌肉和韧带得不到平衡发展,形成一侧肌肉和韧带过度紧张,也易导致脊柱侧弯；③不睡沙发、软床等。

5. **腕骨正在钙化**　人有 8 块腕骨。出生时全是软骨,以后逐渐钙化,10～13 岁时钙化完成,一般女童比男童早 2 年完成（图 1-14）。掌指骨 18 岁前钙化完成。婴幼儿的手劲较小,易疲劳,做精细动作比较困难。学前儿童不宜提重物,手的动作时间也不宜过长。

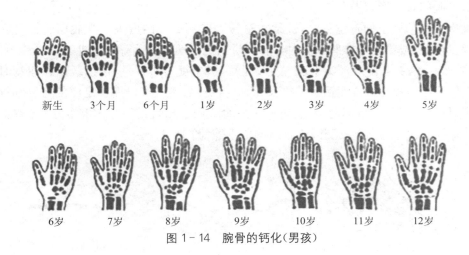

| 新生 | 3个月 | 6个月 | 1岁 | 2岁 | 3岁 | 4岁 | 5岁 |

| 6岁 | 7岁 | 8岁 | 9岁 | 10岁 | 11岁 | 12岁 |

图 1-14　腕骨的钙化（男孩）

6. **骨盆尚未骨化完全**　骨盆是由骶骨、尾骨、髋骨及韧带共同围成的骨性腔。髋骨由髂骨、坐骨、耻骨借助软骨连结而成。学前儿童的髋骨尚未骨化完全,所以骨盆结构不牢固,易因外力发生移位。一般人20～25 岁时骨盆才能完全骨化（图 1-15）。

不正确的运动方式可能使组成髋骨的 3 块骨之间发生移位。在幼儿园,常看到幼儿从挺高的地方往硬地上跳（或者跳远时没有沙坑保护）,教师应该鼓励还是批评教育这种做法呢？

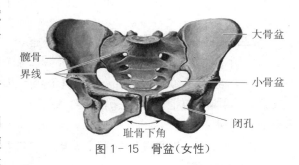

图 1-15　骨盆（女性）

（二）学前儿童骨骼肌的发育特点

1. **肌肉容易疲劳,但疲劳感消失也快**　学前儿童肌肉成分中水分含量较多,而蛋白质、脂肪、无机盐含量较少；肌纤维细,肌肉的力量和能量储备均不如成人,因此容易感觉疲劳。另外,充足的供氧能够提高疲劳肌肉的兴奋性和增强肌肉的弹性。婴幼儿新陈代谢旺盛,氧气需要量增加,容易造成相对缺氧而发生肌肉疲劳。只要适当休息,学前儿童因新陈代谢旺盛,供氧充足后,疲劳感也容易消失。

2. **大肌肉群发育较早,小肌肉群发育较晚**　学前儿童的大肌肉（如上臂、前臂肌发育较早）先发育,小肌肉（手指和腕部肌肉）后发育。如3～4 岁幼儿走路已较熟练,但是由于手部细小肌肉未发育,如叫他们画直线就较费力。5～6 岁的幼儿手部肌肉开始发育,能够绘画、塑模、拍球等,但容易疲劳（图 1-16）。教师可以通过训练幼儿的走、跑、跳、投掷、钻爬、攀登等动作发展其大肌肉群；泥工、手

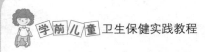

工、编织、日常生活中的游戏是发展幼儿小肌肉群的有效手段。在组织幼儿进行运动或游戏时,应注意不要做同一动作时间过长,以免造成肌肉疲劳。

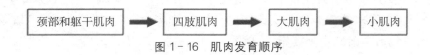

图1-16 肌肉发育顺序

3. 肌肉的协调性和灵活性较差 由于学前儿童的神经系统发育不够完善,因而对骨骼肌的调节能力受限制,肌肉的协调性和灵活性较差。

（三）学前儿童关节的发育特点

1. 关节连接较松弛,易脱臼 关节囊韧带薄而松弛,关节窝较浅,关节周围肌肉细弱,关节的伸展性和活动范围均大于成人,关节的牢固性较差,如果用力过猛,容易发生脱臼。学前儿童较为常见的脱臼是肘关节半脱臼,即"牵拉肘"。

牵拉肘是指当肘部处于伸直位置时,被猛力牵拉手臂而造成的肘关节半脱臼。常是因为大人带着幼儿上楼梯、过马路或帮幼儿穿脱衣服时,用力牵拉、提拎幼儿的手臂所造成的。

2. 足弓骨化不全,易塌陷形成扁平足 有了足弓,脚下就有了弹性,可以缓冲在运动时产生的震动;站立时,人体重心可以分散在足底的几个点上,站得更稳;足弓可以保护足底的血管和神经免受压迫。学前儿童足弓骨化不全,足部韧带、肌肉尚未发育成熟。出现足弓塌陷和变小,导致扁平足的原因包括:长时间行走、站立、奔跑;肥胖;不合适的负重等(图1-17)。

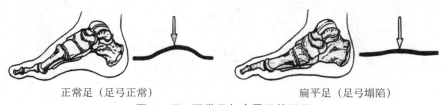

正常足（足弓正常）　　　　　扁平足（足弓塌陷）

图1-17 正常足与扁平足的足弓

（四）学前儿童运动系统卫生保健措施

根据学前儿童运动系统特点,幼儿园必须对学前儿童运动系统采取必要的卫生保健措施。

1. 培养正确的坐、立、行姿势 ①正确坐姿:头略向前,不佝着背,不耸肩,身子坐正,小腿与大腿成直角,两脚平放地上;②正确站姿:身子正,腿不弯,抬头挺胸,双手自然下垂;③走路时,抬头挺胸,不全身乱扭。

2. 合理组织体育锻炼和户外活动 多进行户外活动,常晒太阳,合理锻炼,促进肌肉、韧带的发育,增加关节的牢固性。

3. 供给充足的营养 蛋白质供给要充足;还要补充钙、磷等骨骼生长所需的营养素。这样,骨和肌肉可以得到更多营养,骨骼强健,肌纤维变粗,肌肉重量增加。

4. 睡眠有利于骨骼的生长 白天的时候,人的身体基本是保持直立的,尤其是站立时,身体的重量几乎全压在下半身。到了晚上,人平躺在床上,下半身从纵向的重力作用中得到解脱,骨骼也能得到充分的休息,有利于生长。

5. 衣服和鞋子应宽松舒适 鞋子应宽松合适,以软底为宜。预防扁平足要从小做起。幼儿会站和走以后渐渐形成的脚弓,由于骨化未完成,足底的肌肉、肌腱和韧带发育不完善,若运动量不合适,就容易形成扁平足。

6. 注意安全,预防意外事故的发生 不宜用力过猛牵拉幼儿的手臂,防脱臼。

7. 对学前儿童进行运动系统的健康教育 幼儿园开展主题活动"保护我们的运动系统",通过绘本《我爱运动》《喔! 伤到骨头了》《有趣的关节》等开展谈话、集体教学等一系列的健康教育活动,让幼儿认识到运动系统健康的重要性,指导幼儿合理运动的方法。

## 情景再现及防范技能

随着全民体育运动的开展,更多的学前儿童参与到各类体育运动中,他们喜爱的运动项目有轮滑、跆拳道、篮球、足球、街舞、滑板等。学前儿童正处于生长发育的黄金阶段,其生理和心理尚未发育成熟,各器官系统发育不完全。学前儿童运动损伤除了具备成人运动损伤的共同成因外,还有其特有的内在因素。共同成因包括:运动前的热身运动、运动结束时整理运动的缺乏,某些辅助运动不足、动作错误、运动过度,疲劳,心理状态不佳,运动场地、器械设备和服装鞋帽上的缺陷与不匹配,以及不良气象因素等。

### 一、情景再现

#### 情景再现 1

##### 幼儿容易发生牵拉肘

【情景描述】　天天3岁多了,虽然走路挺稳,可上楼梯却有些费劲。有一次,为防止他跌倒,王老师只是用力拉了一下他的左手,没想到他突然大哭起来,回到教室后左臂不能抬举和弯曲,不能用左手拿食物和玩具,也不让小朋友碰触他的左臂。于是,王老师立即带天天到医院检查。经医生诊断,天天的手臂出现桡骨头半脱位,俗称"牵拉肘"。

【情景分析】　牵拉肘是肘关节在强大外力作用下而发生的一种脱白现象。造成牵拉肘的原因主要有2个:①客观原因,即幼儿关节的牢固性差;②主观原因,当成人在带着儿童过马路或上楼梯时突然用力牵拉儿童手臂造成。

#### 情景再现 2

##### 幼儿运动时要注意保护

【情景描述】　父母给6岁的庆庆报名参加一个轮滑初级培训班。1个月后,庆庆在课间休息时,自行滑行到休息区时不慎摔倒,事发后庆庆被及时送医救治。庆庆被诊断为骨折,经鉴定构成10级伤残。

【情景分析】　轮滑是一项非常好的运动,虽然戴上了护具,但运动时仍有可能会受伤。受伤了应该怎么办呢?如果知道怎么处理,并且处置妥当,会使损伤更容易恢复;如果处置不当,则可能会增加伤者的伤势。庆庆是在培训课间休息时受伤,不属于上课时间,因而他的骨折致残引发了民事纠纷。

### 二、防范技能

运动系统常见疾病有:肩周炎、生长痛、骨质增生(颈椎骨质增生、腰椎骨质增生)、氟骨病、佝偻病(先天性佝偻病、婴幼儿佝偻病、儿童期佝偻病、青少年佝偻病)、软骨病、骨质疏松、骨折等。

发生于骨、关节、肌肉、韧带等部位的疾病,局部因素有骨折、脱位、畸形等;全身性因素有类风湿关节炎等,可发生于手、腕、膝及髋等部位。

近些年学前儿童的骨关节、肌肉损伤日益增加,由于幼儿处于学龄前期及其生长发育的特点,幼儿运动损伤的类型和治疗以及预后方面的考虑不容忽视。

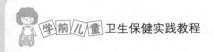

**防范技能 ①**

### 幼儿常见营养障碍性疾病：佝偻病

佝偻病又称软骨病，是3岁以下儿童的常见病。由于机体缺乏促进骨骼钙化的维生素D而使骨骼发育出现障碍。佝偻病患儿发育缓慢、抵抗力低，易患肺炎、上呼吸道感染等疾病。

**1. 病因**

（1）紫外线照射不足。维生素D在婴幼儿饮食中含量很少，主要由皮肤中的7-脱氢胆固醇吸收紫外线后转化而来。如户外活动少，就会因紫外线照射不足而使机体缺乏维生素D。紫外线可被大气中的粉尘及玻璃吸收，所以空气污染严重的地区以及隔着窗户晒太阳都会影响维生素D的合成。

（2）生长发育过快的儿童以及双胞胎、早产儿等需要维生素D、钙、磷都较多，容易因缺乏而患佝偻病。

（3）长期慢性腹泻的儿童因机体吸收钙、磷减少，易患佝偻病。

（4）因牛奶中的钙不如母乳中的好吸收，人工喂养儿也容易患佝偻病。

**2. 主要临床表现**

（1）早期症状：①烦躁不安，好发脾气，爱哭闹，睡觉不踏实，容易惊醒。②多汗、枕秃。儿童爱出汗，头上汗较多，头发有酸臭味，汗刺激头皮发痒，睡觉时在枕头上摩擦，使头后枕部半圈秃发。③食欲不好。

（2）骨骼改变：如果没有及时发现佝偻病的早期症状，病情就会继续发展，逐渐出现骨骼变化。如前囟闭合晚，出牙晚，头呈方形，肋骨下缘外翻，严重时形成鸡胸、O形腿或X形腿等。全身肌肉松弛，坐、立、走等动作发育迟缓。

家长如发现以上这些表现应及时到保健单位或医院看病，经及时治疗，患儿病情很快会得到控制。

**3. 处理措施** 佝偻病患儿体质较弱，应预防上呼吸道感染及传染病；多晒太阳；按医嘱补充维生素D及钙剂；不要勉强患儿站或走，以防发生下肢畸形。

**4. 预防策略** ①多让儿童到户外晒太阳。②提倡母乳喂养并及时添加辅食。③积极治疗婴幼儿胃肠疾病，以保证对营养的吸收。④北方秋冬季出生的婴儿满月后可适量服用鱼肝油或维生素D制剂，用量需遵医嘱，不可滥用。

**防范技能 ②**

### 幼儿常见意外伤害：青枝骨折

青枝骨折多见于儿童。"青枝"两个字是借用的，因植物的青嫩枝条常会出现折而不断的情况。儿童的骨骼中含有较多的有机物，外面包裹的骨外膜又特别厚，因此在力学上就具有很好的弹性和韧性，不容易折断，遭受暴力发生骨折时就会出现与植物青枝一样折而不断的情况，骨科医生把这种特殊的骨折称为青枝骨折。

**1. 病因** 外伤所致，如直接或间接暴力、跌倒后手掌着地，导致桡骨远端发生青枝骨折；重物直接撞击上肢致使前臂发生青枝骨折等。

**2. 主要临床表现** ①幼儿受伤后面色苍白、出冷汗，触摸部位或活动时，疼痛严重。②局部明显肿胀或有外形改变，幼儿哭闹不止。③受伤部位有骨擦音。

**3. 处理措施** 送医院之前，不能让骨折部位活动，可找小木板或树枝等物做夹板，附于患侧肢体上，在夹板或肢体之间垫一层棉花或毛巾、布之类的物品，用带子捆绑，松紧适宜，且超过上下两个关节。四肢固定时，应暴露手指、脚趾，以便观察指（趾）端血液循环情况，调节夹板的松紧（图1-18）。

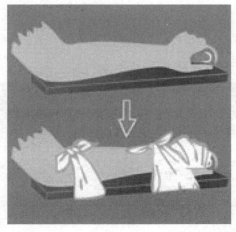
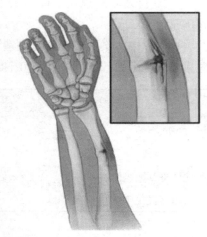

图 1-18　骨折的处理

**4. 预防策略**　青枝骨折多由于暴力外伤所致。

(1) 日常生活中,凡事要有预见意外发生的能力,充分利用身边的工具帮助降低意外造成的损伤风险。家长及教师需小心看护孩子,避免意外事件发生。

(2) 一旦发生,应积极治疗,争取最佳的治疗效果。出现并发症时需及时有效处理,尽最大限度减少致残率,提高患儿生活质量。

**防范技能 3**

幼儿常见意外伤害:　关节脱臼

**1. 病因**　因牵拉幼儿四肢时用力过猛而引起,多发生于肩关节、肘关节及桡骨头半脱位。

**2. 主要临床表现**　①疼痛明显;②关节明显肿胀;③关节失去正常活动功能,出现功能障碍。

**3. 处理措施**　①必须送医院,X线检查关节正、侧位片可确定有无脱位、脱位的类型和有无合并骨折,防止漏诊和误诊。②确诊后请医生复位。关节脱臼后,要去医院请医生进行专业的复位,不能自己或者随意找他人复位,这样可以有效避免习惯性脱臼的出现。

**4. 预防策略**　日常生活中,学前儿童容易出现关节脱臼的情况。而且,一旦发生了一次脱臼,日后容易出现习惯性脱臼,因此平时要积极预防,避免关节脱臼的情况发生。

(1) 运动前热身:为了防止肌肉拉伤、关节脱臼的情况发生,在运动前一定要进行10分钟左右的热身运动。热身运动可以提高剧烈运动的安全性,使身体慢慢调整到运动状态,这样可以最大限度地避免身体因突然的剧烈运动而拉伤筋骨。

(2) 如果自行复位后,关节没有及时通过外力固定,会使关节的稳定性变差,而且容易损伤筋膜和肌肉。以后稍不留意,比如手臂上举、够取东西等动作可能导致脱臼的再次发生。

**自主学习展示平台**

**一、课堂讨论**

讨论:在你周围的人中有无运动系统疾病患者? 人们应如何预防此类疾病的发生?

**二、小组讲解和展示**

(1) 以小组为单位,查阅学前儿童运动系统相关信息,并制作PPT。

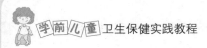

（2）运用PPT课件讲解并展示学前儿童运动系统的相关知识、在幼儿园活动中有关运动系统的操作技能和保健措施。

（3）对本学习情境中的案例或在实习中遇到的真实事件进行案例分析。

（4）回答其他组提出的问题，并向其他组提问。

| 评分标准 | 标准得分 | 实际得分 |
| --- | --- | --- |
| 讲解清晰、全面、正确 | （40分） | |
| 案例分析生动、具体 | （20分） | |
| 能较正确地回答其他组的提问 | （20分） | |
| 能向其他组每组提出1～2个问题 | （20分） | |

## 三、小组设计和展示

（1）以健康教育为主题，设计运动系统的主题海报，应内容充满童趣、图文并茂、易于幼儿理解。

（2）以健康教育为主题，依据绘本设计大、中班"有趣的关节""哐！伤到骨头了"健康活动。

## 四、绘本推荐

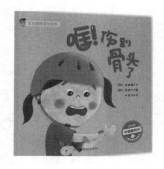
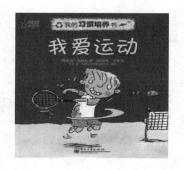

 学习情境四　消化系统

在整个生命活动中，人必须从外界摄取营养物质，来满足人体发育、生长等一系列新陈代谢活动的需要。消化系统的基本功能是消化食物、吸收营养和排出食物残渣，因此有"人体食物加工场"之称。

### 学前儿童保健相关知识

#### 一、消化系统生理解剖相关知识

消化系统由消化管和消化腺两部分组成（图1-19）。消化管包括口腔、咽、食管、胃、小肠、大肠、肛门等。消化腺主要有唾液腺、胃腺、肠腺、肝脏和胰腺等。消化腺有导管与消化道相通，或者直接开口于消化道，使消化液流入消化道。消化腺的主要功能是分泌消化液，参与食物消化。

（一）口腔

口腔是消化道的起始部位，内有牙、舌等器官，3对大唾液腺的导管开口也在口腔。

1. 牙　牙是人体最坚硬的器官,镶嵌在上、下颌骨的牙槽内,主要作用是对食物进行机械性加工。牙在外形上可分为 3 部分,即牙冠、牙颈和牙根;在结构上主要由牙釉质、牙骨质和牙髓腔组成。功能:咀嚼、磨碎食物,使食物和消化液混合。牙的发育:胚胎 6 周开始牙齿发育;5 岁出齐 20 颗乳牙;6 岁开始换恒牙。乳牙易生龋齿;乳牙的咀嚼、咬啮对恒牙的正常萌出有重要作用。

2. 舌　舌位于口腔底部,是骨骼肌最丰富和运动最灵活的器官之一,表面覆盖有黏膜。

功能:舌具有搅拌食物、协助吞咽、感受味觉和辅助发音等功能。

**(二)食管**

食管是一条由肌肉组成的通道,连接咽喉至胃。食管本身没有任何消化作用,其主要功能是帮助运输食物进入胃。食管长约 25 厘米,有 3 个生理性狭窄,这些狭窄常是异物滞留和食管癌的好发部位。

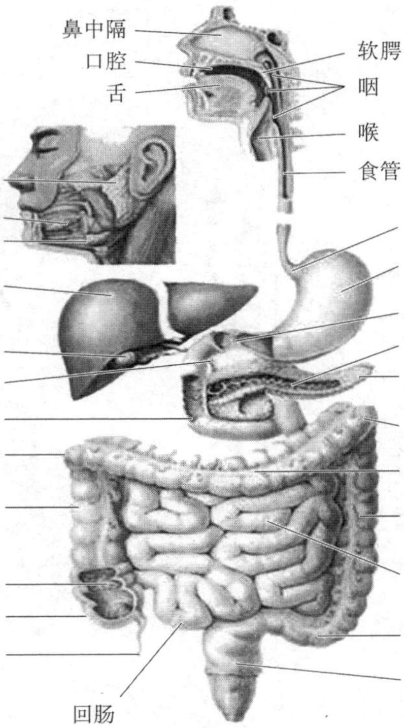

图中标注:鼻中隔、口腔、舌、软腭、咽、喉、食管、腮腺、舌下腺、下颌下腺、肝、胆囊、胆总管、十二指肠、结肠右曲、升结肠、回盲瓣、盲肠、阑尾、回肠、贲门口、胃、幽门口、胰管、胰、结肠左曲、横结肠、降结肠、空肠、乙状结肠、直肠

**图 1-19　消化系统**

**(三)胃**

胃是食管的扩大部分,位于膈下,上接食管,下续十二指肠。胃具有容纳食物、分泌胃液和初步消化食物的功能。胃排空的时间与食物的性状和化学成分有关,一般水只需 10 分钟左右,糖类约需 2 小时,蛋白质需 2～3 小时,脂肪则需 5～6 小时。

功能:暂时贮存食物,并初步消化食物。

**(四)肠**

肠是指从胃幽门至肛门的消化管。肠是消化管中最长的一段,也是功能最重要的一段。哺乳动物的肠包括小肠、大肠和肛门。小肠分为十二指肠、空肠和回肠 3 部分,长 5～7 米,是消化和吸收营养物质的主要器官。大肠分为盲肠、阑尾、结肠、直肠,全长约 1.5 米,主要功能是进一步吸收水分、无机盐和维生素等,分泌黏液,将食物残渣形成粪便并经肛门排出体外。

小肠的功能:将食物中的大分子有机物分解成可吸收的小分子。

大肠的功能:贮存经消化吸收后剩余的食物残渣。

肛门的功能:排除食物残渣形成的粪便。

**(五)肝**

肝是人体最大的消化腺,呈红褐色,质软而脆,含有丰富的血管。

功能:肝的功能极为复杂,具有分泌胆汁、储存糖原、解毒、参与代谢等功能。

**(六)胰**

胰是人体第二大消化腺。胰分泌胰液,参与营养物质的分解;分泌胰岛素,参与糖的代谢。

功能:帮助消化食物,维持血糖相对稳定。

## 二、学前儿童消化系统发育特点及卫生保健措施

**(一)学前儿童消化系统发育特点**

**1. 牙**

(1)乳牙:乳牙共 20 颗,出牙时间一般为出生后 6～8 个月,2 岁左右基本出齐。4～10 个月出第

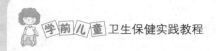

1颗牙,均属正常。从6~7岁开始,乳牙松动,先后脱落,逐渐换上恒牙(图1-20)。

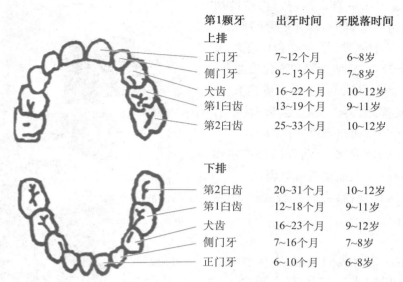

| 第1颗牙 | 出牙时间 | 牙脱落时间 |
|---|---|---|
| **上排** | | |
| 正门牙 | 7~12个月 | 6~8岁 |
| 侧门牙 | 9~13个月 | 7~8岁 |
| 犬齿 | 16~22个月 | 10~12岁 |
| 第1臼齿 | 13~19个月 | 9~11岁 |
| 第2臼齿 | 25~33个月 | 10~12岁 |
| **下排** | | |
| 第2臼齿 | 20~31个月 | 10~12岁 |
| 第1臼齿 | 12~18个月 | 9~11岁 |
| 犬齿 | 16~23个月 | 9~12岁 |
| 侧门牙 | 7~16个月 | 7~8岁 |
| 正门牙 | 6~10个月 | 6~8岁 |

图1-20 牙的萌出及脱落时间

(2) 恒牙:6岁左右乳牙脱落,开始换恒牙。最先萌出的恒牙是第1恒磨牙(又称六龄齿)。13岁左右换牙完毕,恒牙共28~32颗。其中28颗一般在14岁前全部出齐。恒牙龋齿的高发牙是六龄齿,应给予重点关注。

2. **食管** 学前儿童食管比成人明显短而且狭窄,黏膜薄嫩,管壁较薄,弹性组织发育较差,所以很容易被损伤。在为学前儿童制作膳食时应考虑到这个特点,避免给学前儿童吃多刺的鱼或带骨头的肉。

3. **胃** ①学前儿童胃黏膜柔软且富有血管,胃壁较薄,弹性组织及神经组织发育较差,胃蠕动能力较弱。②胃酸浓度低,消化能力差。胃腺的数目少,所分泌的消化液酸度低,消化酶的含量比成人少,因此消化能力弱。③学前儿童的胃容积较小,随着年龄的增长而不断地增大。

4. **肠(小肠、大肠)** 学前儿童的肠管相对比成人长,成人的肠管为身长的4.5倍,而学前儿童的肠管超过身长的5~6倍,消化道面积相对比成人大。肠管长度随年龄而增长,3岁以后增长的速度变缓;9岁以前大肠和小肠均衡生长,以后则小肠的生长落后于大肠。小肠与大肠的长度比在不同的年龄比值不同,新生儿为6:1,婴幼儿为5:1,成人为4:1。

肠管肌肉组织和弹性纤维均未发育完善,但是黏膜发育良好,有丰富的血管网和淋巴网,容易吸收营养物质。因此,一般幼儿比成人的吸收能力强。由于肠壁肌肉组织和弹性组织发育较差,肠蠕动能力比成人弱,因此,如果食物停留在大肠的时间较长,易造成便秘。

5. **肝、胆** 学前儿童肝脏发育不完善,分泌胆汁少,对脂肪的消化能力弱,肝脏的解毒能力也较差。肝脏储存糖原少,婴幼儿饥饿耐受能力差,容易出现低血糖,表现为心悸、出冷汗、无力、有饥饿感,甚至出现低血糖休克。

(二) 学前儿童消化系统卫生保健措施
根据学前儿童消化系统生理特点,幼儿园应采取相应的卫生保健措施。

1. **保护乳牙和六龄齿**

(1) 经常进行户外活动,晒太阳,促进维生素D的合成和钙、磷吸收。

(2) 细嚼慢咽。如食物太精细,无须咀嚼,则不利于牙齿和颌骨的正常发育,因此不宜让幼儿吃汤泡饭。

(3) 注意口腔清洁。3岁的幼儿可以学习刷牙,并培养幼儿早晚刷牙、饭后漱口的好习惯。

（4）不吃过冷、过热的食物和不用牙咬硬物。在组织幼儿进食时，不要让他们吃过冷、过热的食物，或冷热食物交替吃，以防牙釉质断裂，诱发龋齿。幼儿乳牙根浅，牙釉质薄，硬度差，最怕硬碰硬。硬碰硬容易引起牙齿损伤，使乳牙更易患龋齿。所以，应尽量避免幼儿用牙咬坚果、硬玩具等。

（5）防止牙列不齐。常见的牙齿排列不齐：下兜齿又称"地包天"，即下牙咬在上牙的外面；开唇露齿，即上、下牙咬不到一起；虎牙等。这些畸形不仅使面部失去和谐自然的面容，而且影响咀嚼能力，甚至说话也会漏风走音。排列不整齐的牙齿经常被食物填塞，不易清理干净，容易发生龋齿。

（6）定期检查牙齿。及时发现和治疗龋齿。幼儿园每年应检查牙齿1～2次，如发现幼儿有龋齿，应告之其父母带幼儿及时去医院填补。另外，幼儿应慎服抗生素，以免对牙齿发育带来不良影响。

2. 培养良好的饮食习惯　培养良好的卫生习惯；养成良好的进餐习惯，不比赛吃饭。不在吃饭时批评幼儿。

（1）幼儿正处于生长发育最旺盛的时期，对营养和热能的需求量均较大，所以幼儿的膳食应该少食多餐，在一日三餐以外，还应有1～2次加餐。

（2）保育员应提醒幼儿吃东西时细嚼慢咽，避免幼儿饭前大量饮水，并控制其甜味饮料的饮用量。

（3）幼儿出现呕吐时，保育员应态度要和蔼，不得表现出厌恶的表情或批评幼儿；及时清理幼儿衣服上和桌面、地面的呕吐物；注意观察幼儿呕吐的次数和呕吐物的性状；让幼儿卧床休息，头偏向一边，以防呕吐物呛入气管；呕吐后清洁口腔，让较大幼儿用温水漱口，给较小幼儿多喂水；幼儿不想吃东西时，不可强迫进食，食欲好的幼儿要少食多餐；饮食要清淡，以流质、半流质为好，忌食油腻、酸辣食物；频繁呕吐的幼儿应及时送医院就诊。

3. 饭后不立即进行剧烈活动

（1）在运动过程中胃内容物易因震荡颠簸牵拉肠系膜，引起腹痛。

（2）运动时血液主要供应肌肉，消化器官血流量减少，不利于消化活动的进行。

4. 培养良好的排便习惯

（1）培养学前儿童定时排便的习惯。利用学前儿童的"胃结肠反射"训练定时排便的习惯。学前儿童在进餐中和进餐后有明显的排便感觉，这是因为食物进到胃里，就会反射性地引起肠蠕动加快，将粪便推向直肠及肛门。所以，在喂过奶、吃过饭以后，让学前儿童坐盆，可帮助训练排便。

（2）培养学前儿童专心排便的习惯。不能在排便时吃东西、玩玩具、看书、听故事等。排便时间不宜过长，一般以5～10分钟为宜。

（3）在饮食方面，多吃蔬菜、水果，搭配粗粮，有利于大便通畅。

（4）防止脱肛。脱肛一般是由于长期消化不良，导致腹泻或久坐便盆等使肛门松弛，直肠脱出。要积极治疗腹泻，并避免其他原因造成的脱肛。

5. 对学前儿童进行消化系统方面的健康教育　幼儿园开展主题活动"食物的旅行"，通过绘本活动《食物的神奇旅行》《肚子里的火车站》《换牙了》谈话活动等一系列的健康教育活动，让幼儿认识到消化系统健康的重要性。培养幼儿经常运动、好好吃饭、正常排便的能力。

### 情景再现及防范技能

消化系统是人体的一个重要系统，它不仅承担人体营养吸收、消化、转运的功能，而肠道还被认为是为人体最大的免疫器官，承担着对抗外源性病原菌，维持人体内环境稳定的重要作用。幼儿的消化系统娇嫩，在不断地完善和发育中稍有不慎就容易出现各种问题，如呕吐、腹泻、腹痛、便秘等。

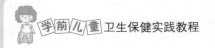

## 一、情景再现

### 情景再现 ①

#### 幼儿便秘不可小视

【情景描述】 小强父母发现,小强1岁的时候肚子莫名鼓胀了起来,还经常便秘,有时好几天才大便一次。3年来,小强经常大便很困难,需要使用开塞露,严重影响了他的正常生活。今年2月,小强腹胀疼痛,大便困难,当地医生建议进行手术治疗。随后,家人带小强来到了一家三甲医院就诊,终于找到了病因——结肠冗长症,须进行手术治疗。

【情景分析】 结肠由盲肠、升结肠、横结肠、降结肠、乙状结肠及直肠6部分组成,升结肠、降结肠和直肠下部为腹膜的间位或外位器官,相对固定,不能冗长。盲肠和横结肠冗长,可因活动性过大引起腹痛、腹胀等消化系统症状。乙状结肠为粪便贮存器官,乙状结肠冗长可致慢性便秘。

### 情景再现 ②

#### 幼儿蛔虫病

【情景描述】 小宝4岁,2个月前出现睡觉时流口水、磨牙、睡觉不安等症状。家长带小宝到医院检查,医生诊断蛔虫病,给他吃了2粒驱蛔虫药。第二天小宝大便时拉出一条很长的蛔虫。

【情景分析】 蛔虫病是儿童时期常见的肠道寄生虫病之一。该病常可影响孩子的食欲和肠道的消化、吸收功能,妨碍孩子的生长发育,并且可产生较多的并发症,严重时还可危及生命。所以,不可将蛔虫病仅视为儿童的小毛病,而应采取积极的防治措施。

## 二、防范技能

消化系统疾病种类很多,常见的疾病有:食管炎、食管癌、食管贲门失弛缓症;胃炎、消化性溃疡、胃癌、十二指肠炎;急性肠炎、肠结核、吸收不良综合征、急性出血性坏死性肠炎;各种痢疾、结肠炎、肠激惹综合征、结肠癌;肝炎、肝硬化、肝寄生虫病、肝脓肿、原发性肝癌;胆石症、胆囊炎、胆管炎、胆道蛔虫病等;急、慢性胰腺炎和胰腺癌;急、慢性腹膜炎,肠系膜淋巴结结核,腹膜转移癌等。幼儿消化系统在不断地完善和发育中,稍有不慎就容易出现各种问题,更需要小心呵护。

春、秋两季是儿童消化道疾病高发季节。消化道传染病主要通过食物、水、接触等传播途径而引起感染。主要症状有:不同程度的发热、乏力、肌肉酸痛等全身症状;另外,还有轻重不同的恶心、呕吐、腹痛、腹泻等消化道症状。

### 防范技能 ①

#### 幼儿常见口腔疾病:龋齿

1. **病因** 龋齿俗称虫牙、蛀牙,是细菌性疾病,因此它可以继发牙髓炎和根尖周炎,甚至能引起牙槽骨和颌骨炎症。如不及时治疗,病变继续发展,形成龋洞,终至牙冠完全破坏消失。未经治疗的龋洞是不会自行愈合的,其发展的最终结果是牙齿丧失。

2. **主要临床表现** 临床上可见龋齿有色、形、质的变化,而以质变为主,色、形变化是质变的结果。随着病程的发展,病变由牙釉质进入牙本质,组织不断被破坏、崩解而逐渐形成龋洞。临床上常根据龋坏程度分为浅龋、中龋、深龋3个阶段。

(1) 浅龋:仅累及牙表面釉质层,可无症状,探诊也可无反应。

(2) 中龋：龋坏已达牙本质浅层，临床检查有明显龋洞，可有探痛，对外界刺激（如冷、热、甜、酸和食物嵌入等）可出现疼痛反应。当刺激源去除后疼痛立即消失，无自发性痛。

(3) 深龋：龋坏已达牙本质深层，一般表现为大而深的龋洞，或入口小而深层有较为广泛的破坏，对外界刺激反应较中龋为重，但刺激源去除后，仍可立即止痛，无自发性痛。

**3. 处理措施** 请牙科医生用特殊材质填充龋洞。

**4. 预防策略** ①让幼儿养成早晚刷牙、饭后漱口的好习惯；②少吃酸性刺激食物，临睡前不吃零食；③少吃含糖量高的食物，如糖、巧克力、饼干等；④不可吃太多的过于坚硬的食物，以免牙齿磨损；⑤常参加体育锻炼；⑥定期检查口腔；⑦平时的饮食应多摄入富含钙、无机盐等的食物。

**防范技能 2**

### 幼儿常见寄生虫病

**1. 蛔虫病**

(1) 病因及传播途径：蛔虫寄生于人体肠道内，成虫形如大蚯蚓，色淡红，寿命约1年。雌虫每日产卵可达20万个，随粪便排出后，虫卵污染泥土、水及食物（瓜果、蔬菜），人吃了就会感染蛔虫病。儿童爱玩土，若饭前不洗手或不认真洗干净，就很容易经手-口传染；生吃不洁的瓜果、蔬菜也很容易得病。

(2) 主要临床表现：虫卵在小肠内发育成幼虫，经小肠壁进入血液，随血液循环至肺，再由肺到气管、咽，重新被咽进消化道，在小肠定居，发育为成虫。成虫在肠道内定居，剥夺儿童的营养，可使儿童患营养不良、贫血等疾病。蛔虫排出的毒素，刺激神经系统，使患儿睡眠不安，易惊醒，夜间磨牙，影响食欲或有异食癖。蛔虫幼虫经过肺部时，可使肺部发生过敏性反应，表现为发热、咳嗽、咳血或痰中带血丝等症状；蛔虫可引起许多并发症，如蛔虫扭结成团，阻塞肠道，造成肠梗阻；蛔虫有钻孔的习性，可引发胆道蛔虫、急性胆道炎、急性阑尾炎等严重疾病。

(3) 治疗和预防措施：①服驱虫药，驱蛔虫。可于每年9～10月幼儿园集体驱蛔虫。②蛔虫病重在预防，应注意环境卫生、粪便无害化处理。注意饮食卫生，生吃瓜果、蔬菜一定要洗干净。幼儿进餐前用肥皂、流动水洗手，勤剪指甲。

**2. 蛲虫病**

(1) 病因及传播途径：蛲虫成虫长约1厘米，如棉线粗细，寄生于人体小肠末端及大肠内，寿命约1个月，雄虫交配雌虫产卵后即死亡。幼儿主要经手-口传染，被虫卵污染的手、食物、食具可使人进食时感染。由于雌虫夜间在肛门处产卵，引起瘙痒，患儿用手抓挠，手沾上虫卵可使患儿反复感染。虫卵排出后还可污染衣裤、被褥或玩具，也可造成传播。

(2) 主要临床表现：雌虫夜间产卵使肛门奇痒，影响睡眠，间接影响幼儿的精神、食欲。因瘙痒抓破皮肤可使肛门周围发炎。

(3) 治疗和预防措施：蛲虫成虫寿命仅1个月，如果采取严格的卫生措施，经1～2个月可自愈。患儿应穿封裆裤睡觉，以防散播虫卵及污染手；可在睡前将蛲虫药膏涂抹在肛门周围，早晨用温水洗净并换内裤，洗净消毒。预防应以培养儿童良好卫生习惯为主，养成进食前洗干净手、不吸吮手指、勤换内衣裤等好习惯。儿童卧室宜采用湿式扫除，幼儿床单应常换洗，常晒被褥。

**防范技能 3**

### 幼儿常见消化系统疾病：腹泻

**1. 病因** 腹泻是学前儿童常见病，也是许多其他疾病的并发症。学前儿童需要较多的营养物质，而消化系统发育又不完善，所以胃肠负担较重，加上学前儿童免疫功能亦不完善，因此容易发生腹泻。对于生长发育迅速的学前儿童来说，腹泻严重影响了机体对营养的吸收；严重腹泻时，由于机体脱水，

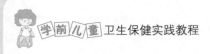

可危及生命。

（1）感染：因吃了被细菌、病毒、霉菌污染的食物，或食具被污染，引起胃肠道感染，夏秋季多见。秋季由病毒引起的腹泻可在托幼园所流行。肠道外感染，如感冒、中耳炎、肺炎等，也可导致腹泻。

（2）饮食不当：多发生于人工喂养的婴幼儿，如饮食过多、过少、突然改变食谱，个别婴幼儿对牛奶过敏，也可发生腹泻。腹部受凉，贪吃冷食、冷饮，可引起腹泻。

**2. 主要临床表现**

（1）腹泻症状轻的，一日泻数次至10余次，大便稀糊状或蛋花汤样，体温正常或低热，不影响食欲。

（2）腹泻严重者多因肠道内感染所致。起病急，一日泻十至数十次，呈水样便，尿量减少或无尿，食欲减退，伴有频繁呕吐。因大量失水使机体脱水，患儿表现为精神萎靡、眼窝凹陷、口唇及皮肤干燥等，严重时会危及生命。

**3. 处理措施**

（1）腹部保暖，每次便后用温水洗臀部。

（2）已有脱水患儿，无论程度轻重，均应立即送医院治疗。无脱水患儿，可口服补液盐，根据袋上注明的量，倒入适量凉开水，搅匀后即可饮用。

（3）不要让腹泻患儿挨饿：正在吃母乳的患儿，可继续喂母乳。已加固体食物的患儿，可根据病前的饮食情况，确定食物的种类和量，但烹调宜软、碎、烂，少食多餐。

**4. 预防策略**

（1）合理喂养幼儿，提倡母乳喂养，合理添加辅食，合理断奶。

（2）悉心照料幼儿，避免腹部着凉。

（3）要做好日常饮食卫生工作，生吃的瓜果、蔬菜一定要保证清洁卫生。

（4）当发现腹泻患儿时，应进行隔离治疗，做好消毒工作。

**防范技能 4**

### 幼儿常见病毒性传染病：肝炎

**1. 病因及传染途径**　人们通常所说的传染性肝炎指的是病毒性肝炎。病毒性肝炎只是众多肝炎中的一种。传染性肝炎是传染性肝炎病毒由患者的大便排出，通过血液、性生活及母婴传播。

目前已明确的病毒性肝炎主要有甲型、乙型、丙型、丁型和戊型5种。甲型肝炎和戊型肝炎属于急性病症，多由饮食、消化道感染引起，病程较短，多可以自愈。

甲型肝炎病毒存在于患者粪便中，自潜伏期末至发病后2～3周均有传染性。患者粪便直接或间接污染食物，经口传播。

乙型肝炎病毒存在于患者及携带者的血液、体液（唾液、乳汁等）及粪便中。注射、输血及消毒不严格的医疗操作是乙型肝炎传播的主要途径。此外，母婴之间及生活上的密切接触也是重要传播途径。

**2. 主要临床表现**　食欲减退、恶心、乏力、腹泻、肝大且有压痛、厌油腻食物等；部分患者有黄疸（巩膜、皮肤变黄）。

**3. 处理措施**　隔离患者。肝炎患者应多休息，病情好转后可轻微活动。饮食以少脂肪、多维生素及适量蛋白质和糖类为宜。

**4. 预防策略**　①接种甲型肝炎疫苗、乙型肝炎疫苗，保护易感者；②家庭中注意个人卫生、饮食卫生，培养幼儿有好的个人卫生习惯，水杯、牙刷等要专人专用；③托幼机构的保教人员、炊事员等要定期进行体检；④注射用的针头、针管，用后彻底消毒，可用一次性注射器；⑤对肝炎患者的食具、用具、玩具以及便盆、屎尿，均应严格消毒，患者应隔离治疗；⑥避免母婴传播，认真做好产前检查，及时给新生儿注射乙型肝炎疫苗，患乙型肝炎的母亲应慎重对待母乳喂养。

**防范技能 ⑤**

幼儿常见病毒性传染病：手足口病

**1. 病因及传染途径**  手足口病是一种儿童传染病,又名发疹性水疱性口腔炎,是由肠道病毒所引起的传染病,多发生于5岁以下儿童。引发手足口病的肠道病毒有20多种(型),其中以柯萨奇病毒A16型(Cox A16)和肠道病毒71型(EV 71)最为常见。

**2. 主要临床表现**  潜伏期一般2~7天,没有明显的前驱症状,多突然发病。约半数患儿于发病前1~2天或发病的同时有发热,多在38℃左右,1~2天内手、足和口腔内出现疱疹。口腔疱疹可发生在口腔黏膜的任何部位及咽、舌和牙龈处,疱疹破溃后形成溃疡,较大的患儿常诉口腔和咽喉疼痛,较小的患儿表现为哭闹、拒食、流口水。手和足上的疱疹多出现在手掌、足掌和手指、脚趾间的皮肤上,有时肘部、整个下肢甚至臀部周围都可出现疱疹。疱疹最初为米粒大小的红疹,很快在红疹的顶部形成小水疱(图1-21)。这些疱疹的形态比水痘疱疹小,多数感染者症状轻微,可自然痊愈,病程为7~10天。

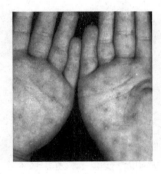
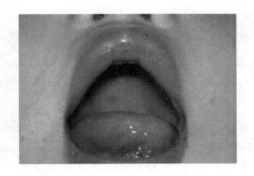
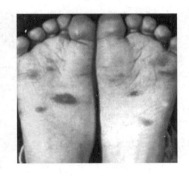

图1-21  手足口病的表现

**3. 处理措施**

(1) 消毒隔离:一旦发现感染了手足口病的幼儿应及时就医,避免其与幼儿园其他小朋友接触,一般需要隔离2周。患儿用过的物品要彻底消毒,可用含氯的消毒液浸泡,不宜浸泡的物品可放在日光下曝晒。患儿的房间要定期开窗通风,保持空气新鲜、流通,温度适宜。有条件的家庭每天可用乳酸熏蒸进行空气消毒。减少人员进出患儿房间,禁止吸烟,防止空气污浊,避免继发感染。

(2) 饮食营养:如果在夏季得病,患儿容易引起脱水和电解质紊乱,需要适当补水和营养。患儿宜卧床休息1周,多喝温开水。患儿因发热、口腔疱疹,胃口较差,不愿进食,宜给患儿吃清淡、温性、可口、易消化、柔软的流质或半流质,禁食冰冷、辛辣、过咸等刺激性食物。

(3) 口腔护理:患儿会因口腔疼痛而拒食、流涎、哭闹不眠等,要保持患儿口腔清洁,饭前饭后用生理盐水漱口,对不会漱口的幼儿,可以用棉棒蘸生理盐水轻轻地清洁口腔。可将维生素$B_2$粉剂直接涂于口腔糜烂部位,或涂鱼肝油,亦可口服维生素$B_2$、维生素C,辅以超声雾化吸入,以减轻疼痛,促使糜烂早日愈合,预防细菌继发感染。

(4) 皮疹护理:患儿衣服、被褥要清洁,衣着要舒适、柔软,经常更换。剪短患儿的指甲,必要时包裹患儿双手,防止抓破皮疹。臀部有皮疹的患儿,应随时清理其大、小便,保持臀部清洁干燥。手足部皮疹初期可涂炉甘石洗剂,待疱疹形成或疱疹破溃时可涂0.5%碘伏。注意保持皮肤清洁,防止感染。幼儿手足口病一般为低热或中度发热,无需特殊处理,可让患儿多喝水。体温在37.5~38.5℃的患儿,给予散热、多喝温水、洗温水浴等物理降温。

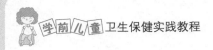
**4. 预防策略**

(1) 做好疫情报告,及时发现患儿,采取预防措施,防止疾病蔓延扩散。

(2) 加强消毒隔离工作。应及时将患儿隔离,留在家中,直到热度、皮疹消退及水疱结痂。一般须隔离2周。患儿用过的玩具、餐具或其他用品应彻底消毒。

(3) 养成良好的卫生习惯。教育幼儿勤洗手,不与别人共用毛巾、牙刷和餐具,避免病从口入。

(4) 加强营养,让幼儿经常参加室外活动,提高抵抗力。在病毒流行期间家长少带幼儿去人多的公共场所,注意室内通风。

(5) 与患儿密切接触者可用板蓝根、抗病毒口服液等进行预防。

### 防范技能 6

#### 消化道传染病的消毒

**1. 常规** 按照幼儿园的规定,做好幼儿园日常消毒工作。

**2. 传染病发生后的消毒工作**

(1) 被褥:在紫外线照射下翻晒6小时。

(2) 食具:传染病发生后保育员应在保健医生的指导下,用煮沸或漂白粉澄清液浸泡的方法对食具进行消毒。

(3) 便盆:根据传染病的不同,可对患儿使用过的便盆用漂白粉澄清液或来苏水进行不同时间、不同浓度的浸泡或喷雾消毒。

(4) 呕吐物或排泄物:对传染病患儿的呕吐物或排泄物,用石灰或漂白粉乳液进行搅拌、消毒。

**3. 常见消化道传染病的消毒措施**

(1) 病毒性肝炎:应马上隔离治疗患儿,保育员对本班进行消毒工作。患儿的食具、水杯、毛巾、衣物煮沸或消毒液浸泡消毒,便盆用消毒液浸泡,被褥日晒消毒。患儿的大、小便或呕吐物用干漂白粉相当于粪便量的1/5,充分搅拌,放置2小时,然后倒掉。配合保健医生让接触班的幼儿服用或注射预防药物。

(2) 细菌性痢疾:发现患儿后,马上隔离治疗。患儿使用过的食具可煮沸或用消毒液浸泡消毒。便盆应用消毒液浸泡消毒,对患儿的粪便用漂白粉进行消毒。接触过患儿的保育员或其他幼儿应马上用肥皂洗手。协助保健医生进行其他预防工作。

**4. 注意事项**

(1) 传染病发生期间每天开窗通风,保持室内空气流通,开窗时间不少于2小时。

(2) 幼儿园是个大的群体,因此保育员要做好消毒工作。一旦出现以上传染病,保育员需增加消毒液浓度。

(3) 传染病发生后应及时隔离患儿,并做好消毒工作。

(4) 在传染病流行期间,保育员应注意观察幼儿的细微变化,发现异常时,及时送医务室诊治。

(5) 保育员接触呼吸道传染病患儿后,应在室外晒晒太阳、吹吹风,再接触健康幼儿。

(6) 保育员护理患儿时应戴口罩,护理患儿后应马上洗手。

### 自主学习展示平台

**一、课堂讨论**

讨论:在你周围的人中有无消化系统疾病患者? 人们应如何预防此类疾病的发生?

### 二、小组讲解和展示

（1）以小组为单位，查阅学前儿童消化系统相关信息，并制作PPT。

（2）运用PPT课件讲解并展示学前儿童消化系统的相关知识、在幼儿园活动中有关消化系统的操作技能和保健措施。

（3）对本学习情境中的案例或在实习中遇到的真实事件进行案例分析。

（4）回答其他组提出的问题，并向其他组提问。

| 评分标准 | 标准得分 | 实际得分 |
| --- | --- | --- |
| 讲解清晰、全面、正确 | （40分） | |
| 案例分析生动、具体 | （20分） | |
| 能较正确地回答其他组的提问 | （20分） | |
| 能向其他组每组提出1～2个问题 | （20分） | |

### 三、小组设计和展示

（1）以健康教育为主题，设计消化系统的主题海报，应内容充满童趣、图文并茂、易于幼儿理解。

（2）以健康教育为主题，依据绘本设计大班"换牙了"、中班"食物的旅行"健康活动。

### 四、绘本推荐

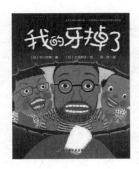
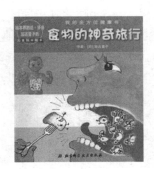
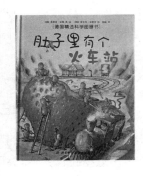

 学习情境五　呼吸系统

呼吸系统是执行机体与外界进行气体交换的器官总称，因而有"人体气体交换站"之称。呼吸系统呼出二氧化碳，吸入氧气，进行气体交换。呼吸系统包括呼吸道和肺，呼吸道是气体进出肺的通道。

### 学前儿童保健相关知识

#### 一、呼吸系统生理解剖相关知识

（一）呼吸系统的生理结构

呼吸道包括鼻、咽、喉、气管、支气管，是通气管道。临床上把呼吸道分为两部分，鼻、咽和喉称为

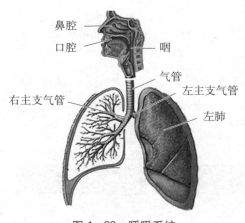

图 1-22　呼吸系统

上呼吸道,气管和各级支气管称为下呼吸道(图 1-22)。呼吸道是气体交换器官。

#### (二)呼吸系统的功能

1. 呼吸道

(1)鼻:鼻分为外鼻、鼻腔和鼻旁窦 3 部分,是呼吸道的起始部,也是嗅觉器官。

(2)咽:咽位于鼻腔的后方,是气体的通道,也是食物的通道。喉位于咽的后下方,由软骨和声带组成,气体经过时可以引起声带振动而发声。吞咽时会厌软骨盖住喉的入口处,以防止食物入喉。

(3)喉:喉是呼吸器官之一。喉位于气管上方,由喉软骨及其周围的肌肉和韧带等构成的部分。喉内有声带,故喉又是发音器官。喉软骨中的甲状软骨前角上端向前方突出,称为喉结,成年男性特别明显,是颈部的重要体表标志。

(4)气管与支气管:气管由软骨、肌肉、结缔组织和黏膜构成。软骨为"C"形的软骨环,缺口向后,各软骨环以韧带连接起来。环后方缺口处由平滑肌和致密结缔组织连接,保持了气道的畅通并具有一定弹性。支气管是由气管分出的各级分支。由气管分出的一级支气管,即左、右主支气管。气管和支气管的管壁由内向外分别为黏膜、黏膜下层和外膜,黏膜上的纤毛可有节律地向咽部摆动,分泌的黏液具有抑制和杀死病原体的作用。

2. 肺　肺是人体的呼吸器官,位于胸腔,左右各一。肺有分叶,左 2 右 3,共 5 叶。肺经气管、支气管等与喉、鼻相连,故称喉为"肺之门户",鼻为"肺之外窍"。

3. 呼吸运动　呼吸运动是肺通气的原动力。胸廓有节律地扩大和缩小,称为呼吸运动,包括肋骨和膈肌的运动。呼吸运动受中枢神经的调节。呼吸频率随年龄、性别的不同而异。尽力吸气后,再尽力呼出的气体量,称为肺活量。测量肺活量,可估计一个人呼吸功能的强弱。

## 二、学前儿童呼吸系统生理特点及卫生保健措施

### (一)学前儿童呼吸系统发育特点

(1)学前儿童鼻腔较狭窄,黏膜柔嫩,血管丰富,缺少鼻毛,容易受感染。感染时可引起鼻黏膜充血、肿胀,分泌物增多,造成鼻腔堵塞。

(2)学前儿童鼻中隔前下方血管丰富,容易因干燥、外伤等原因出血,称为"易出血区"。

(3)学前儿童鼻泪管较短,鼻腔感染可引发泪囊炎、结膜炎等。

(4)学前儿童喉腔狭窄,黏膜柔嫩,有丰富的血管和淋巴组织。如果感染,可因黏膜充血、肿胀使喉腔更狭窄,导致呼吸困难。

(5)学前儿童喉部的保护性反射功能尚不完善,若吃食物时说笑,容易让未咀嚼碎的食物呛入呼吸道。

(6)学前儿童声带容易疲劳,若发生肿胀充血,可造成声音嘶哑。

(7)学前儿童的气管和支气管比较狭窄,肌肉不完善,缺乏弹性;黏膜血管丰富,黏液分泌不足,较为干燥;黏膜纤毛运动差,不能及时排除微生物黏液,易受感染。

(8)学前儿童的肺弹性纤维发育较差,间质组织比较多。其中,毛细血管比较发达,肺泡的数量较少,肺泡的容积相对比成人小,容纳气体量少,所以整个肺脏的含血量多,而含气量少;又由于肺泡壁的弹性纤维少,致使肺泡的扩张与回缩的功能差,易导致肺炎,尤其学前儿童肺炎发病率更高。

(9)学前儿童胸腔狭窄,肺活量小,但代谢旺盛,机体需氧量大,因此通过增加呼吸频率来满足机

体代谢的需要。年龄越小,呼吸频率越快(表1-3)。

表1-3　呼吸频率的变化

| 年龄 | 新生儿 | <1岁 | 1～3岁 | 4～7岁 | 8～14岁 |
|---|---|---|---|---|---|
| 呼吸频率(次/分) | 40～44 | 30 | 24 | 22 | 20 |

**(二)学前儿童呼吸系统卫生保健措施**

根据幼儿呼吸系统生理特点,幼儿园应采取相应的卫生保健措施。

1. 培养幼儿良好的卫生习惯　①养成用鼻呼吸的习惯,充分发挥鼻腔的保护作用。若幼儿白天张口呼吸,睡眠时打鼾,可能是由于鼻咽后壁的增殖腺肥大所致,应去医院诊治。②教育幼儿不挖鼻孔,以防鼻腔感染或引起鼻出血。③教育幼儿咳嗽、打喷嚏时,不要面对他人,应用手帕捂住口鼻。教幼儿正确的擤鼻涕方法。④不要让幼儿蒙头睡眠,以保证吸入新鲜空气。

2. 保持室内空气新鲜　新鲜空气中病菌少并有充足的氧气,能促进人体的新陈代谢,还可以增强学前儿童对外界气候变化的适应能力,室内应经常开窗通风换气。

3. 科学组织体育锻炼和户外活动　经常参加户外活动和体育锻炼,可以加强呼吸肌的力量,促进胸廓和肺的正常发育,增加肺活量。户外活动还能提高呼吸系统对疾病的抵抗力,预防呼吸道感染。在组织学前儿童体育做游戏、体操、跑步时,应注意配合动作,自然地加深呼吸,使肺部充分吸进氧气,排出二氧化碳。

4. 严防呼吸道异物　培养学前儿童安静进餐的习惯,不要边吃边说笑。教育儿童不要边玩边吃小食品,更不可抛起来"接食"。不要让孩子玩玻璃球、硬币、钮扣、豆类等小东西。教育他们不要把这些小物件放入鼻孔。不要给幼儿玩塑料袋,以防他们套到头上。

5. 保护幼儿声带　选择适合学前儿童音域特点的歌曲或朗读材料,每句不要太长,每次练习时,发声时间控制在4～5分钟。鼓励幼儿用自然、优美的声音唱歌、说话,避免高声喊叫。练习发声的地点应保持空气流通,温度、相对湿度适宜。冬季不要室外练声,要避免幼儿在气温骤变的情况下练习发声。当咽部有炎症时,应减少发音,直到完全康复为止。

6. 对幼儿进行呼吸系统的健康教育　幼儿园开展主题活动"呼吸新鲜空气",通过绘本《我喜欢新鲜空气》《不把小东西放进嘴里》谈话活动和"测测你的肺活量"等一系列的健康教育活动,让幼儿认识到呼吸系统健康的重要性。让幼儿经常运动,好好休息,增强抵抗疾病的能力。

**◆◆◆ 情景再现及防范技能**

呼吸系统的功能是呼吸,也就是吸入氧气,排出二氧化碳。呼吸系统由呼吸道和肺所构成的气体进出通道,肺是气体交换的场所。呼吸系统疾病较多,上呼吸道感染是幼儿常见呼吸系统疾病。幼儿呼吸系统健康不容忽视。

**一、情景再现**

**情景再现 1**

**季节更替时孩子容易生病**

【情景描述】　家长口述:我家小孩快6岁了,每次春、秋季天气变化时,很容易感冒,咳嗽、流清涕,鼻涕老是擦都擦不完,吃药不见效,总要1～2周才好。这种情况一年中总会有2～3次。

【情景分析】　春、秋季时气温变化较大,容易感冒。户外活动时室外与室内的温差较大,幼儿免

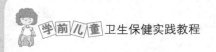

疫力低,尤其是运动后,背部易出汗,着凉就容易感冒、咳嗽。

## 情景再现 2

### 幼儿园暴发上呼吸道感染

【情景描述】 某幼儿园同班的好多小朋友感冒了,一个班里22个小朋友,9个人出现上呼吸道感染,咳嗽、打喷嚏、喉咙痛、鼻塞、鼻涕等,曾经求医。其中一个小朋友因为家长未及时带去医院诊治,最后被诊断化脓性扁桃体炎,3周未去幼儿园上学。

【情景分析】 冬季气温低、冷干燥,北方雾霾天气增多,容易发生上呼吸道感染。在幼儿园如果一个孩子有上呼吸道感染,其他孩子也可能被传染。有些家长比较粗心,孩子有明显症状也不带孩子及时就医,最后病情加重。而有些家长过分焦虑,原本孩子症状较轻,在家休养、适当护理就可以,却不放心,非要带孩子去医院检查。高发季节医院人满为患,很容易交叉感染。

## 二、防范技能

呼吸系统疾病是一种常见病、多发病,主要病变在气管、支气管、肺部及胸腔,病变轻者多咳嗽、胸痛、呼吸受影响,重者呼吸困难、缺氧,甚至因呼吸衰竭而致死。幼儿呼吸器官发育不完善,呼吸管道狭窄,呼吸系统疾病症状包括发热、咳嗽、流鼻涕、哮喘、支气管炎等。幼儿园应采取措施,有效预防呼吸系统疾病的发生和蔓延。

春、秋两季是儿童呼吸系统疾病高发季节,呼吸系统传染病的传染源大多是患者和病原携带者,其病原体主要通过空气、飞沫等传播途径而引起感染。呼吸系统传染病一般都有不同程度的发热、咳嗽、咳痰等症状。重症者还会发生呼吸困难、器官衰竭等危及生命的严重症状。

## 防范技能 1

### 幼儿常见呼吸系统疾病

**1. 流行性感冒(简称流感)**

(1)病因:流感是由流感病毒引起的呼吸道传染病。病毒经飞沫传播。人群对流感普遍易感,常发生流感大流行。

(2)主要临床表现:潜伏期为数小时至数日。在流感流行季节,有超过40%的学龄前儿童及30%的学龄儿童罹患流感。一般健康儿童感染流感病毒可能表现为轻型流感,主要症状为发热、咳嗽、流涕、鼻塞、咽痛、头痛,少部分出现肌痛、呕吐、腹泻。婴幼儿流感的临床症状往往不典型,可出现高热惊厥。流感的全身症状明显,而呼吸道症状较轻。儿童患流感容易并发肺炎。发热3~4天后逐渐退热、症状缓解,乏力可持续1~2周。

(3)处理措施:应卧床休息,退热后不要急于活动。多饮水,吃有营养、易消化的食物。

(4)预防策略:季节性流感在人与人间传播力很强,与有限的治疗措施相比积极防控更为重要。主要的预防措施如下。

1)个人卫生:保持室内空气流通,流行高峰期避免去人群聚集场所。咳嗽、打喷嚏时应使用纸巾等,避免飞沫传播。经常彻底洗手,避免脏手接触口、眼、鼻。流行期间如出现流感样症状应及时就医,并减少接触他人,尽量居家休息。流感患者应呼吸道隔离1周或至主要症状消失。患者用具及分泌物要彻底消毒。加强户外体育锻炼,提高身体抗病能力。秋冬季气候多变,注意加减衣服。

2)机构内防控:当流感已在社区流行时,同一机构内如在72小时内有2人或以上出现流感样症状时应警惕,积极进行病原学检测。一旦确诊应要求患者入院治疗或居家休养,搞好个人卫生,尽量避免或减少与他人接触。当确认为机构内暴发后,应按《传染病防治法》及《突发公共卫生应急条例》的有关规定来执行。医院内感染暴发时,有关隔离防护等措施应参照相关技术指南的规定来执行。

3）接种流感疫苗:是其他方法不可替代的最有效预防流感及其并发症的手段。

**2. 肺炎**

（1）病因:肺炎是指终末气道、肺泡和肺间质的炎症,可由细菌、病毒、支原体等微生物,放射线,理化因素,免疫损伤,过敏及药物所致。细菌性肺炎是最常见的肺炎,也是最常见的感染性疾病之一。其中由肺炎链球菌引起的肺炎最常见。

（2）主要临床表现:发热、咳嗽、气喘;重者面色发灰、呼吸困难,甚至抽搐。

（3）处理措施:①室内空气新鲜,温、湿度适宜;②吃有营养、易消化的流质、半流质;③衣被不宜太厚,常变换卧床姿势。勤喂水,补充维生素C。

（4）预防策略:①加强体育锻炼,提高机体对外界环境冷热变化的适应能力,增强对疾病的抵抗力;②多晒太阳,多参加户外活动;③遇天气变化,及时给幼儿添减衣服;④冬、春季不去拥挤的公共场所,避免感染;⑤保持幼儿活动室、卧室的空气新鲜。

**3. 扁桃体炎**

（1）病因:扁桃体炎属于口腔黏膜疾病。作为呼吸道和消化道的"门户",当细菌侵入时,扁桃体首当其冲被感染。所以,一旦出现感冒、消化不良、便秘等,就会导致身体的免疫力下降,细菌会大量繁殖,引起感染。扁桃体炎表现为扁桃体充血、化脓。急性扁桃体炎反复发作就会形成慢性扁桃体炎,反复的炎症引起扁桃体增生肥大,像两扇门一样堵住咽喉,可并发鼻塞、打鼾及分泌性中耳炎等。

（2）主要临床表现:①急性,起病急,高热,咽痛致吞咽困难,头痛,全身不适。②慢性,常头痛、疲劳、低热。咽部不适,发干、发痒、疼痛。

（3）处理措施:急性患儿应卧床休息,多喝温开水,彻底消除炎症后方可停药。慢性患儿若符合手术指征可切除扁桃体。

（4）预防策略:同上述肺炎的预防策略。

**防范技能 2**

**幼儿常见细菌性传染病**

**1. 百日咳**

（1）病因:百日咳是由百日咳杆菌引起的急性呼吸道传染病。

（2）主要临床表现:临床特征为阵发性痉挛性咳嗽伴有深长的"鸡鸣"样吸气性吼声,如未得到及时有效的治疗,病程可迁延数月,故称"百日咳"。本病传染性很强,常引起流行。患儿的年龄越小,病情越重,可因并发肺炎、脑病而死亡。近30年来,由于疫苗的广泛接种,我国百日咳的流行已大大减少,发病率、病死率亦明显降低。

（3）处理与预防

1）管理传染源、切断传播途径:发现患儿应立即报告疫情,并立即对患儿进行隔离和治疗,这是防止本病传播的关键,隔离自发病之日起40天或痉咳出现后30天。有本病接触史的易感儿童应予以隔离检疫21天,然后予以预防接种。

2）保护易感人群

自动免疫:常用的疫苗是白喉类毒素、百日咳疫苗、破伤风类毒素(DPT)三联制剂,一般于出生后3个月开始初种,每月1次,共3次。次年再加强注射1次。若遇百日咳流行时可提前至出生后1个月接种。一般持续3年后抗体水平下降,5年后只有半数有抗体且滴度低于保护水平,故若有流行时易感人群需加强接种。

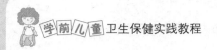

被动免疫：未接受过预防注射的体弱幼儿接触百日咳病例后，可注射含抗毒素的免疫球蛋白预防。

3）药物预防：对无免疫力而有百日咳接触史的幼儿主张进行药物预防，可服用红霉素或复方新诺明7～10天。

**2. 猩红热**

（1）病因：由乙型溶血性链球菌病毒引起的呼吸道传染病，主要经飞沫传染。

（2）主要临床表现：①起病急，发热，咽痛，可有呕吐；②发病后1～2天出皮疹；③面部潮红，但口唇周围明显苍白；④于病后2～3天舌乳头肿大突出；⑤病后1周左右，皮疹消退，体温恢复正常。

（3）处理措施：①患儿应卧床休息，进稀软、清淡饮食，多喝水；②注意口腔清洁，可用淡盐水漱嗓子，一日数次；③疹退后有皮肤脱屑，不要用手撕剥；④于病后2～3周行尿液检查，看是否发生急性肾炎。

（4）预防策略：①本病流行时，儿童应避免到公共场所活动；②隔离患者自治疗日起不少于7天；③接触者的处理，儿童机构发生猩红热患者时，应严密观察接触者包括儿童及工作人员7天。认真进行晨间检查。对可疑猩红热、咽峡炎患儿及带菌者，均应隔离治疗。

**防范技能 3**

## 幼儿常见病毒性传染病

**1. 流行性腮腺炎**

（1）病因：由腮腺炎病毒引起的呼吸道传染病，传染性较强，主要经飞沫传染。多发于冬、春季。易感者多为2岁以上儿童。

（2）主要临床表现：潜伏期14～21天。一般先于一侧腮腺肿大、疼痛，后波及对侧，4～5天后消肿。腮腺肿大以耳垂为中心，边缘不清，表面发热，有压痛感，咀嚼时疼痛。伴有发热、畏寒、头痛、食欲缺乏等症状。若出现嗜睡、头痛、剧烈呕吐等症状应及时就医。

（3）处理措施：注意口腔清洁，常用生理盐水漱口；腮腺肿痛者可用湿毛巾做冷敷，也可外敷清热解毒的中药；在腮腺肿大期间饮食以流质、半流质为宜，避免吃酸性食物；可应用中药治疗。

（4）预防策略：①保持良好的个人及环境卫生。②均衡饮食、适量运动、充足休息，避免过度疲劳。③尽量不到人多拥挤、空气浑浊的场所。④要加强晨检，并做好晨检记录及因病缺课记录，以及时掌握幼儿的发病动态。一旦发生流行性腮腺炎病例，应隔离患儿直至腮肿完全消退为止，但至少要隔离14天。⑤在流行季节前接种腮腺炎减毒活疫苗也可减少感染的机会或减轻症状。注射腮腺炎减毒活疫苗是预防和控制流行性腮腺炎的有效措施。当托儿所、幼儿园等集体单位中出现流行性腮腺炎病例时，可应紧急接种疫苗，能有效抑制流行性腮腺炎的继续传播；对处于潜伏期的被感染对象，也能减轻病情。

**2. 水痘**

（1）病因：由病毒引起的呼吸道传染病，传染性极强，多发于冬春季。主要经飞沫传播。当皮肤疱疹溃破后，可经衣物、用具等传播。

（2）主要临床表现：感染水痘后，潜伏期10～21天。发病初期1～2天多有低热，随后出皮疹。皮疹出现顺序为头皮→面部→躯干→四肢。初起时为红色丘疹，1天左右变为水疱，3～4天后水疱干缩、变为痂皮，痂皮脱落，一般不留瘢痕。皮疹分批出现，丘疹、水疱、痂皮可同时存在，皮肤瘙痒。

（3）处理措施：保持皮肤清洁，防止婴幼儿搔抓皮肤，可用炉甘石擦剂止痒。

（4）预防策略：①保持幼儿活动室、睡眠室空气流通，少带幼儿到公共场所，避免让幼儿接触患者。②严格管理传染源,隔离从出疹开始到全部疱疹结痂为止,一切用物及呼吸道分泌物均应消毒处理,防止易感儿及孕妇接触患儿。③保护易感人群:对易感儿童可肌内注射水痘疫苗。④如有高热,可服用退热药。如皮肤瘙痒严重,可局部应用止痒药水,口服抗过敏药物。

**3. 风疹**

(1)病因:由风疹病毒引起的呼吸道传染病,主要经飞沫传染。传染性较小。多见于5月龄至5岁的幼儿。本病多发生于冬春季。

(2)主要临床表现:潜伏期10~21天。前驱症状较轻,表现为低热、咳嗽、流鼻涕、乏力、咽痛、眼发红等类似感冒的症状,同时身后、枕部淋巴结肿大。在发热的1~2天内开始出皮疹,从面部、颈部开始,24小时内遍及全身。手掌、足底无皮疹。皮疹一般在3天内消退。出疹期间患儿精神良好。

(3)处理措施:患儿需隔离至出疹后5天。患儿宜卧床休息、多喝温开水,饮食有营养、易消化。注意保持皮肤卫生。

(4)预防策略:①接种疫苗,控制和预防风疹的最有效措施是接种风疹疫苗,其预防效果可达90%。②控制传染源,患儿应及时隔离治疗,隔离至出疹后1周。患儿应卧床休息,给予维生素及富有营养易消化食物,如菜末、肉末、米粥等。注意皮肤清洁卫生,防止抓破皮肤,继发细菌感染。③加强医学观察,及时就医。托幼机构应加强对密切接触者的医学观察,出现皮疹与发热时应及时就医。疫情发生期间应加强晨检,停收新生。④风疹流行期间,不带易感儿童去公共场所,避免与风疹患儿接触。

**4. 幼儿急疹**

(1)病因:由病毒引起的呼吸道传染病,主要经飞沫传播。

(2)主要临床表现:潜伏期8~15天。起病急,突发高热,可达39~41℃,伴有咳嗽、流鼻涕、眼红等类似感冒症状。发病过程中患儿大多精神较好,病容不明显,少数可因高热出现惊厥。高热3~5天后体温骤降,同时出现皮疹。一天内皮疹出齐,躯干、颈部较多,颜面及四肢较少,1~2天内皮疹完全消退。

(3)处理措施:高热期间多喝水,适当服退热药并配合物理降温,降低体温至38℃左右,以免因高热而抽搐。

(4)预防策略:①避免接触患儿(最佳的预防措施);②提倡和鼓励孩子增加运动,提高自身的免疫力(从根本上防患于未然)。

**5. 麻疹**

(1)病因:由麻疹病毒引起的呼吸道传染病,其传染性很强,在人口密集而未普种疫苗的地区易发生流行,一般每2~3年发生一次大流行。麻疹病毒属副黏液病毒,通过呼吸道分泌物飞沫传播。

(2)主要临床表现:①病初的症状和患感冒差不多;②口腔黏膜会有改变;③出皮疹,一般持续3~4天,疹子出齐后开始消退,体温渐恢复正常。

(3)处理措施:①患儿居室应保持空气新鲜;②出疹发高热时应采取降温的措施;③疹子"内陷"应注意有无并发症;④饮食宜营养而容易消化;⑤护理患儿的人,进入患儿所在居室要戴口罩。

(4)预防策略

1)管理传染源:隔离患儿至出疹后5天,有并发症者延长至10天。接触者检疫3周,曾接受被动免疫者检疫4周。

2)切断传播途径:病房通风,易感者流行期尽量少外出,避免去人群密集的场所。

3)增强人群免疫力:①主动免疫,我国计划免疫定于8月龄初种,7岁时复种。应急接种时,最好在麻疹流行季节前1个月。接种12天后产生抗体。②被动免疫,年幼、体弱的易感儿接触麻疹患者

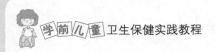

后,可采取被动免疫。接触患者后 5 天内注射可有保护作用。6 天后注射可减轻症状。有效期 3～8 周。常用的制剂是丙种球蛋白。

## 防范技能 ❹

### 呼吸系统传染病的消毒方法

(1) 开窗通风幼儿的居室:除每天坚持按照幼儿园规定开窗通风外,在呼吸道传染病发生后(流感、风疹、水痘等),保育员应每天开窗通风 3 小时。

(2) 紫外线灯消毒:保育员应在保健医生的指导下,定期使用紫外线灯照射消毒。

(3) 使用药物对室内空气消毒:呼吸系统传染病发生后,可以使用药物对室内空气进行消毒。如 0.2％～0.5％ 的过氧乙酸对空气喷雾,每立方米的空间约喷雾 30 毫升,之后关闭门窗 30 分钟;用漂白粉澄清液喷雾,喷至地面湿透为止。

(4) 常见呼吸道传染病的消毒措施如下:①应马上隔离患儿。②保育员应及时、彻底地对班级活动室、寝室开窗通风换气 15 分钟至 3 小时,或按照保健医生的要求,对空气进行消毒。③对一切用具采用适当的方法消毒,如被褥暴晒,家具、玩具及图书采用擦拭和日晒的方法消毒,衣物、被单、褥单及其他物品采用煮沸或消毒剂浸泡的方法消毒。④患儿的食具、毛巾、便盆要与其他小朋友分开,且要消毒。

## 自主学习展示平台

### 一、课堂讨论 ⬤

讨论:在你周围的人中有无呼吸系统疾病患者?人们应如何预防此类疾病的发生?

### 二、小组讲解和展示 ⬤

(1) 以小组为单位,查阅学前儿童呼吸系统的相关信息,并制作 PPT。

(2) 运用 PPT 课件讲解并展示学前儿童呼吸系统的相关知识、在幼儿园活动中有关呼吸系统的操作技能和保健措施。

(3) 对本学习情境中的案例或在实习中遇到的真实事件进行案例分析。

(4) 回答其他组提出的问题,并向其他组提问。

| 评分标准 | 标准得分 | 实际得分 |
| --- | --- | --- |
| 讲解清晰、全面、正确 | (40分) | |
| 案例分析生动、具体 | (20分) | |
| 能较正确地回答其他组的提问 | (20分) | |
| 能向其他组每组提出 1～2 个问题 | (20分) | |

### 三、小组设计和展示 ⬤

(1) 以健康教育为主题,设计呼吸系统的主题海报,应内容充满童趣、图文并茂、易于幼儿理解。

(2) 以健康教育为主题,依据绘本设计大、中、小班"呼吸的空气"健康活动。

## 四、绘本推荐

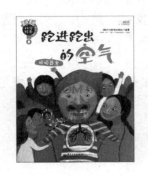
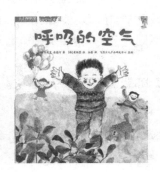
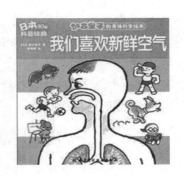

 学习情境六　循环系统

　　循环系统是分布于全身各部的连续封闭管道系统,是人体内的运输系统,将消化道吸收的营养物质和由肺吸进的氧输送到各组织器官,并将其代谢产物回流入血液,经肺、肾排出。因此,它又被称为"人体运输管道"。它还输送热量到身体各部以保持体温,输送激素到各器官以调节其功能。在幼儿循环系统疾病以白血病、心脏病和心肌炎居多。目前白血病的发病人群当中,儿童占了相当大的比重。

### 学前儿童保健相关知识

#### 一、循环系统生理解剖相关知识

　　循环系统是人体内封闭的管道系统,包括血液循环系统和淋巴系统。血液循环系统由心、动脉、毛细血管和静脉组成,血液从心脏流向全身,再从全身回到心脏。淋巴系统是血液循环系统的辅助结构,淋巴液单向向心流动。淋巴系统包括淋巴液、淋巴管和淋巴结。循环系统在机体中起着运输各种物质(营养物质、氧、二氧化碳和废物),保证机体新陈代谢的作用。

　　(一)血液循环系统

　　1. 血液　血液是流动在人的血管和心脏中的红色不透明的黏稠液体。血液由血浆和血细胞组成,1 000毫升血浆中含有900~910克水、65~85克蛋白质和20克低分子物质。低分子物质包括多种电解质和有机化合物。血细胞包括红细胞、白细胞和血小板。血液的功能包括血细胞功能和血浆功能两部分,有运输、调节人体体温、防御、维持人体正常渗透压和酸碱平衡的功能。

　　2. 心脏　人类的心脏外形似桃子,位于横膈之上,两肺间而偏左。心脏是人和脊椎动物身体中最重要的器官,主要功能是提供压力,把血液运行至身体各个部分。人类的心脏体积约相当于本人的一个拳头大小,重量约350克。女性的心脏通常要比男性的体积小且重量轻。

　　心脏由心肌构成,有左心房、左心室、右心房、右心室4个腔。左、右心房之间和左、右心室之间均由间隔隔开,心房与心室之间及动脉出口处均有瓣膜,这些瓣膜使血液只能沿一个方向流动,而不能倒流(图1-23)。

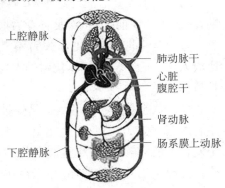

上腔静脉　　肺动脉干　心脏　腹腔干　肾动脉　肠系膜上动脉　下腔静脉

图1-23　血液循环系统

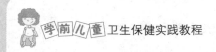

心脏的作用是推动血液流动,向器官、组织提供充足的血流量,以供应氧和各种营养物质,并带走代谢的终产物(如二氧化碳、无机盐、尿素和尿酸等),使细胞维持正常的代谢和功能。

3. 血管　血管是指血液流过的一系列管道。人体除角膜、毛发、指(趾)甲、牙质及上皮等处外,血管遍布全身。按血管的构造功能不同,分为动脉、静脉和毛细血管3种。

（二）淋巴系统

淋巴系统通过淋巴管道,将终末器官,如肾脏、肝脏、结肠、皮肤和肺脏的代谢废物与淋巴液一起回流至心血管系统进行解毒和消除。

## 二、学前儿童循环系统发育特点及卫生保健措施 ●

（一）学前儿童循环系统发育特点

1. 血液

（1）学前儿童随着年龄的增长,红骨髓造血比例下降,而黄骨髓增多。5岁以内的幼儿,均为红骨髓参与造血。5～7岁的儿童长骨中出现脂肪细胞,随着年龄的增长,由脂肪细胞组成的黄骨髓增多,而红骨髓相应减少,一般可满足生长发育的需要。当贫血时黄骨髓恢复潜在的造血功能,同时肝、脾也恢复胎儿时期的造血功能。故贫血可造成肝、脾大的体征。

（2）学前儿童年龄越小,血容量相对(体重)比成人大,1岁时血容量占体重的11%,14岁时占体重的9%,成人则占体重的7%～8%,这对学前儿童的生长发育是有利的。血液量增加快,则所需要的造血原料也多。合成血红蛋白需要蛋白质和铁做原料。饮食中缺少蛋白质和铁就会使血红蛋白的合成受到障碍,发生缺铁性贫血。

（3）学前儿童血液中红细胞含血红蛋白较多,这有利于新陈代谢。幼儿血液中白细胞的数量与成人差不多,但对机体防御和免疫功能较强的中性粒细胞较少;而防御功能较差的淋巴细胞较多。因此,学前儿童抵抗疾病的能力较差,易患传染病。

2. 血管

（1）学前儿童血管弹性较小,管壁较薄,管腔相对比成人宽,毛细血管丰富,血流量大。相对来说,婴幼儿的动脉比成人粗。新生儿动脉内径与静脉内径之比为1∶1,成人为1∶2。随着年龄的增长,婴幼儿的动脉内径相对变窄。婴幼儿毛细血管的内径相对较粗,肠、胃、肺、皮肤等部位尤甚,因而供血充足,新陈代谢旺盛。

（2）学前儿童由于心肺发育未完善,收缩力较弱,主动脉内径相对比肺动脉小,故每搏输出量比成人少。

（3）血压比成人低。由于幼儿心输出量较少,而血管内径较粗,管壁柔软,因而动脉压较低。随着年龄的增长,心肺收缩力加强,血管的弹力有所下降,血压逐渐增高。

3. 心脏

（1）学前儿童心肌纤维细弱,收缩能力差,心脏体积比例相对比成人大。心脏的发育有两次高峰期,一次是2岁前,另一次是青春后期性成熟阶段。

（2）学前儿童由于心脏发育不完善,心肌纤维细弱,心脏容量小,收缩能力较弱,所以每搏输出量比成人少。为了满足新陈代谢的需要,只有增加脉搏的频率来弥补,故此,学前儿童的心率比成人快,且节律不整齐。

（3）学前儿童心脏的活动是受神经系统调节的,支配心脏活动的神经纤维的发育要在儿童10岁左右才基本完成,因此儿童在10岁以前易出现心搏不稳定、脉搏不规律等现象。由于幼儿的神经系统发育不够完善,对心率控制的能力差,因而心率容易受外界因素的影响,如紧张、进食、哭闹、兴奋等。要测量幼儿的脉搏,应注意在幼儿安静状态时进行。

4. 淋巴系统　学前儿童淋巴系统发育较快,淋巴结的防御功能也较明显。扁桃体的发育在4～

10岁时达到高峰,而14～15岁开始退化。所以,扁桃体炎是婴幼儿期常见的疾病。检查扁桃体应作为晨检、午检、晚检的主要内容之一。

（二）学前儿童循环系统卫生保健措施

根据学前儿童循环系统特点,幼儿园必须对学前儿童循环系统采取必要的卫生保健措施。

1. 合理营养,预防贫血　增加蛋白质、铁及维生素的摄入,如瘦肉、黄豆、芝麻酱、动物肝脏、海带等;纠正挑食和偏食。

2. 适当的体育锻炼,增强体质　运动可以使血管壁压力变大,心跳加快。运动时要消耗能量,必须靠血液运输能量,因而血流速度必须加快才能满足要求。

3. 合理安排一日活动　合理安排幼儿的一日活动,动静交替,劳逸结合,减轻心脏的负担。

4. 衣着宽松舒适　过紧的服装、鞋、帽会影响血液循环的速度,学前儿童的服装、鞋、帽要宽松适度,有利于血液循环的通畅。

5. 预防传染病　经常检查淋巴结,口腔炎、扁桃体炎、中耳炎均可使下颌淋巴结肿大。如果幼儿淋巴结蚕豆大小,有压痛,家人中有患结核病者,需带幼儿去医院检查是否患淋巴结核。

6. 对幼儿进行循环系统的健康教育　幼儿园开展主题活动"保护我们的心脏",通过绘本活动《怦怦跳动的心脏》《血液兄弟好样的》《红红的血液》谈话活动和"测测你的脉搏"等一系列健康教育活动,让幼儿认识到循环系统健康的重要性。

## 情景再现及防范技能

### 一、情景再现

循环系统是人体的生命运输线,它负责运输营养物质和氧气到各组织器官,并将各组织器官的代谢产物输入血液,经肺、肾排出,它还输送热量到身体各部以保持体温。儿童常见循环系统疾病有先天性心脏病、病毒性心肌炎、心律失常等。

#### 情景再现①

##### 入住新装修房子与白血病

【情景描述】　5岁女孩彤彤突然出现腿痛、发热的情况,起初家人以为是缺钙引起的,可是症状却日趋严重,甚至出现了脸色苍白、疲乏无力、食欲减退等症状,父母带她到医院就诊。检查结果显示血小板偏低、白细胞明显偏高,后又经骨髓穿刺检查确诊为白血病。

【情景分析】　孩子家长疑惑:"家里没有患癌症的亲人,而且孩子也没有过多接触X线和其他有害的放射线,无缘无故,孩子怎么会患上白血病?"后来在医生的仔细询问下,家长说自己一家入住了装修好半年内的新房,尽管天天开窗通风,但房间里至今还有一些装修的刺鼻味道。后请专业机构来检测,发现甲醛严重超标。装修污染可能是儿童白血病致病诱因之一。

#### 情景再现②

##### 先天性心脏病患儿入园受阻

【情景描述】　陈女士的儿子患有先天性心脏病,出生后即开始接受治疗,并于去年8月在医院做了心脏手术,目前仍属于恢复期。看到儿子恢复得不错,陈女士很高兴,想将儿子送到幼儿园接受教育。可是在报名的时候,在得知孩子有心脏病,并在心脏里安装了起搏器不能受到猛烈撞击之事后,园方产生了顾虑,表示不便接收。

【情景分析】 幼儿园新生"入园(所)健康检查"规定,有严重先天性心脏病、裂腭、癫痫、中度以上智力低下(不适应集体生活,难以接受教育)等疾病的儿童未矫治前不宜入园。入园前需提供健康证明等材料。

给孩子实施心脏手术的主治医生表示,孩子手术后,目前恢复情况良好,可以正常生活,"虽然装了起搏器,但蹦蹦跳跳什么的都不会有太大影响。要避免受到外力猛烈撞击,但不影响上幼儿园,如果有需要,院方可以出具相关诊断证明"。主管部门社会事业局教育处工作人员表示,他们正积极联系辖区内的几个幼儿园,准备一起讨论关于孩子怎么入园的问题。"毕竟他的情况特殊,如果发生意外很难处理。"工作人员说。当下幼儿园教育主要就是以活动游戏为主,碰撞和打闹是难免的。

建议幼儿园与家长签订免责承诺书,如果发生意外,园方没有及时采取措施、没有及时拨打急救电话,产生了过错,那么园方才会被追责。

## 二、防范技能

循环系统疾病是心脏和血管疾病的名称,包括高血压病、冠心病、周围血管疾病、心力衰竭、风湿性心脏病、先天性心脏病、心肌病等。常见症状有心悸、气短、端坐呼吸、夜间阵发性呼吸困难、胸骨后的压迫性或紧缩性疼痛、胸闷不适、水肿、发绀、晕厥等。循环系统疾病是全球的头号死因,3/4 以上的循环系统疾病死亡发生在低中收入国家。大多数循环系统疾病可以通过如戒烟、戒酒、拒绝不健康饮食、减肥、适当运动等而得到预防。

### 防范技能 1

#### 幼儿常见血液循环系统疾病:白血病

白血病(俗称血癌)是一种血液系统恶性疾病,即骨髓产生大量的异常白细胞,而正常白细胞、红细胞和血小板生成减少。白血病的异常细胞在肝、脾及淋巴结大量增殖。急性淋巴细胞性白血病是发生于儿童的白血病主要类型。幼儿园教师发现幼儿肤色苍白、皮肤粉红或紫红色斑、牙龈出血等症状,应立刻通知家长。

**1. 病因** 人类白血病的确切病因至今未明。许多因素被认为与白血病的发病有关。病毒可能是主要的因素。此外,尚有遗传因素、放射、化学毒物或药物等因素。

**2. 主要临床表现** 皮肤苍白,乏力、体重减轻,颈部、腋下和腹股沟区淋巴结肿大,鼻黏膜、口腔牙龈出血。

**3. 处理措施**

(1)出血的护理:很多患儿都会出现出血的症状,所以应叮嘱患儿勿用力拧鼻、挖鼻孔,以防鼻出血;用软毛牙刷刷牙,动作轻柔,防止牙龈出血。勿玩刀、剪刀等利器,防止外伤。勿剧烈活动,维持皮肤完整性,避免可能对身体造成伤害的活动。避免穿着紧身衣物、粗糙的纺织品及使用止血带。

(2)饮食护理:给予患儿高热量、高蛋白质、高维生素、易消化的流质或半流质食物。多食含铁丰富的食物,以增加血红蛋白合成。避免过热、过冷或粗糙的食物,以免损伤口腔黏膜。少食多餐。忌过硬、刺激性的食物,避免引起口腔和消化道出血,忌生、冷、不洁食物,防止肠道感染。

(3)心理护理:应多与患儿沟通,给患儿多一份信心和温暖,必要时可以带他们到户外走走,呼吸新鲜空气。

(4)其他:合理安排活动,适当户外锻炼,衣着宽松,预防传染病。

**4. 预防策略**

(1)净化家居环境,尤其是对于一些房子刚刚装修完的家庭,不要急于入住,要开窗通风几个月,等屋子里面的有毒气体都消散之后再入住。

（2）加强锻炼，增强体质。

（3）合理膳食，平常要多给幼儿吃蔬菜、水果。

（4）保证幼儿正常的作息时间。睡觉时应关灯。据报道，因光污染，开灯睡觉比关灯睡觉得白血病的概率更高。

（5）幼儿尽量不要接触放射线，慎做 X 线检查。

**防范技能 ②**

#### 幼儿常见营养障碍性疾病：缺铁性贫血

**1. 病因**　缺铁性贫血是婴幼儿贫血中最常见的一种，是由体内缺乏铁元素，导致血红蛋白合成减少而引起的一种贫血。学前儿童发病率最高，危害较大，是我国重点防治的婴幼儿疾病之一。

（1）体内贮铁不足：胎儿期从母体所获得的铁以妊娠最后 3 个月为最多。贮存的铁足够出生后 3～4 个月造血之需。如果贮铁不足，婴幼儿容易较早发生缺铁性贫血。早产儿及多胎产儿贮铁少。

（2）饮食缺铁：婴儿出生后的饮食主要是奶类。奶类含铁极少，若未能及时添加辅食，容易造成婴儿缺铁。较大的婴幼儿偏食、挑食也容易造成缺铁。

（3）疾病影响：长期腹泻等可导致铁过多丢失，造成贫血。

**2. 主要临床表现**

（1）一般表现为皮肤、黏膜逐渐苍白或苍黄，以口唇、口腔黏膜及指（趾）甲甲床最为明显。

（2）全身疲乏无力，易烦躁哭闹或精神萎靡，不爱活动，活动后气促、心慌。

（3）食欲减退。

（4）较大的婴幼儿可诉说头晕、眼前发黑、耳鸣等。

**3. 护理与预防**

（1）合理喂养，注意及时添加含铁较多的辅助食品。出生后 3～4 个月开始逐渐增加含铁丰富的辅食，如蛋黄、肉末、肝泥等。

（2）纠正幼儿偏食、挑食的习惯。

（3）及时治疗胃肠道疾病。

**自主学习展示平台**

### 一、课堂讨论

讨论：在你周围的人中有无循环系统疾病患者？人们应如何预防此类疾病的发生？

### 二、小组讲解和展示

（1）以小组为单位，查阅学前儿童循环系统的相关信息，并制作 PPT。

（2）运用 PPT 课件讲解并展示学前儿童循环系统的相关知识、在幼儿园活动中有关循环系统的操作技能和保健措施。

（3）对本学习情境中的案例或在实习中遇到的真实事件进行案例分析。

（4）回答其他组提出的问题，并向其他组提问。

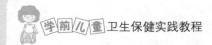
学前儿童卫生保健实践教程

| 评分标准 | 标准得分 | 实际得分 |
|---|---|---|
| 讲解清晰、全面、正确 | （40分） | |
| 案例分析生动、具体 | （20分） | |
| 能较正确地回答其他组的提问 | （20分） | |
| 能向其他组每组提出1～2个问题 | （20分） | |

### 三、小组设计和展示

（1）以健康教育为主题，设计循环系统主题海报，应内容充满童趣、图文并茂、易于幼儿理解。

（2）以健康教育为主题，依据绘本设计大、中班"保护我们的心脏"健康活动。

### 四、绘本推荐

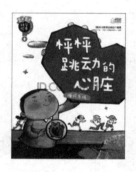 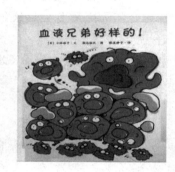 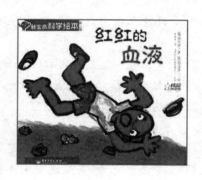

 学习情境七 泌尿系统

人体在新陈代谢过程中不断产生代谢产物，后者经血液循环运送到肾脏，经过肾脏的过滤与重吸收，这些代谢产物通过尿液排出体外。泌尿系统在排出尿液的同时还具有调节体内水、盐代谢和酸碱平衡、维持体内环境相对稳定的功能。泌尿系统是"人体废物处理场"之一。

#### 学前儿童保健相关知识

##### 一、泌尿系统生理解剖相关知识

人体新陈代谢产生的大部分代谢产物，通过泌尿系统，以尿的形式排出体外。泌尿系统包括肾、输尿管、膀胱和尿道（图1-24）。肾脏生成尿，输尿管、膀胱和尿道排尿，膀胱还能暂时贮存尿液。

1. 肾　肾位于腹腔后部腰椎两侧，左右各一个。外形像蚕豆。血液流经肾脏，肾脏被反复"清洗"，将废物排出体外。

2. 膀胱　膀胱位于盆腔内，底部有通向尿道的开口。尿道开口处是环形括约肌，可控制尿道口，使尿液不外漏。

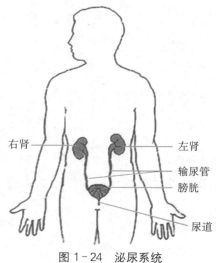

右肾　左肾

输尿管
膀胱

尿道

图1-24　泌尿系统

## 二、学前儿童泌尿系统发育特点及卫生保健措施

（一）学前儿童泌尿系统发育特点

（1）由"无约束"到"有约束"排尿。婴儿大脑皮质尚未发育完善，对排尿不能控制。膀胱受脊髓和大脑的控制，一般1.5岁左右可养成控制排尿的习惯，3岁以后就可以基本自主控制，不容易尿床。

（2）学前儿童尿道短，易发生尿路上行感染。幼儿尿道短，黏膜薄，又与外界相通，因此容易受感染。感染后细菌可以经尿路上行至膀胱、肾脏，引起膀胱炎和肾盂肾炎。

（3）学前儿童肾脏尚未发育成熟，排泄能力不如成人。

（二）学前儿童泌尿系统卫生保健措施

根据学前儿童泌尿系统特点，幼儿园应对学前儿童的泌尿系统采取必要的卫生保健措施。

1. 提高幼儿控制排尿的能力和培养及时排尿的习惯

（1）提醒排尿。在组织集体活动前和睡眠前，教师应提醒幼儿排尿，尤其应提醒贪玩的孩子排尿。

（2）不频繁排尿、不憋尿。注意不要太频繁让幼儿排尿，也不要让幼儿长时间憋尿。

（3）做好幼儿遗尿的防范工作。

（4）训练控制排尿的能力，还要让学前儿童养成不长时间憋尿的习惯。应在活动前、睡觉前提醒学前儿童排尿。

（5）培养幼儿按时排尿的习惯，注意避免睡前剧烈运动，不要让幼儿精神紧张和过度疲劳等。对遗尿幼儿应注意教育，加强训练，建立条件反射，不要责骂。

2. 保持会阴部卫生，预防泌尿道感染

（1）让幼儿养成每晚睡前清洗外阴的习惯。要有专用毛巾、洗屁股盆，不要用洗脚水洗外阴，毛巾要经常消毒。幼儿的衣服要与大人的分开洗。

（2）每天适量喝水，既可满足机体新陈代谢的需要，及时排泄废物，又可通过排尿起到清洁尿道的作用。

（3）教会幼儿大便后擦屁股要从前往后擦，以免粪便中的细菌污染尿道。

（4）应注意饮食，不可因幼儿喜好，任由其暴饮暴食，或口味过重（嗜咸），或随意吃添加剂过多的食品。因为这些代谢产物主要由肾脏排除，幼儿肾脏娇嫩且生长快，摄入过多无疑会加重肾脏负担。

（5）幼儿园的厕所、便盆应每天消毒。

3. 注意尿液的颜色，发现异常及时就医　要预防肾炎，保护肾脏的正常功能。要避免诱发肾炎的因素，如上呼吸道感染、扁桃体炎、皮肤化脓性感染等。如有情况应及时到正规医院就诊，以免延误病情。

4. 对幼儿进行泌尿系统的健康教育　幼儿园开展主题活动"我要小便告诉老师"，通过绘本《我不是尿床大王》《尿床了》《我要尿尿》开展谈话和集体教学等一系列的健康教育活动，让幼儿认识到泌尿系统健康的重要性，增强控制小便的能力。

### 情景再现及防范技能

幼儿泌尿系统容易受感染，应注意尿道清洁卫生，不要憋尿等。

## 一、情景再现

### 情景再现 1

#### 憋尿与尿路感染

【情景描述】　某家长诉说自己的小孩在幼儿园，已经大班了。前几日，孩子说某老师不允许他中午睡觉时间起床小便。孩子在家中哭诉，称小便时肚子痛及想呕吐。家长带孩子就医，医生诊断为尿

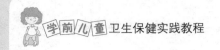

路感染。医生了解情况后强调：幼儿应多喝水、及时排尿，"憋尿"可以导致尿路感染。

【情景分析】 现代医学研究指出，人能抑制尿的排放，是在脑神经支配下，靠膀胱内括约肌、逼尿肌的协调作用形成的结果。长时间憋尿可造成人为的尿潴留。家长和教师应重视和教育幼儿养成良好的饮水、及时排尿习惯。

幼儿午睡时有尿意，保教人员要容许孩子起床排尿。平时，凡幼儿举手要求小便时，保教人员均应予以同意。

### 情景再现 2

#### 幼儿频发尿路感染的原因

【情景描述】 有个3岁的小女孩在幼儿园新生体检做尿检时发现可能有尿路感染。老师通知家长带孩子再检查一次尿液。再次检查的结果证实了尿路感染。家长很疑惑："那么小的孩子，而且平时家长都很注意孩子的卫生问题，怎么会感染呢？"反思后认为，唯一引起孩子感染的原因是，家里的老人将孩子的衣物和大人的合在一起洗，而恰巧老人患尿路感染。

【情景分析】 孩子的每个环节家长们都会小心翼翼，但洗衣服这件看似稀松平常的小事却可能被家长忽视了。正确清洗做法是：孩子的衣物与大人的衣物必须分开清洗。在老观念里，也许有些家长认为，一家人的衣物可以一起洗，不必分开洗。其实，大人的一些疾病，如尿路感染、妇科疾病等通过这种方式可传染给孩子，加上孩子的免疫力没有成人的那么完善，很容易被感染。

## 二、防范技能

泌尿系统各器官（肾脏、输尿管、膀胱、尿道）都可发生疾病，并波及整个系统。泌尿系统的疾病既可由身体其他系统病变引起，又可影响其他系统，甚至全身。其主要表现在泌尿系统本身，如排尿习惯改变、尿的性状改变、腹部肿块、排尿疼痛等，但亦可表现在其他方面，如高血压、水肿、贫血等。泌尿系统疾病的性质与其他系统疾病类似，包括先天性畸形、感染、免疫机制失调、遗传、损伤、肿瘤等；但又有其特有的疾病，如肾小球肾炎、尿石症、肾衰竭等。

### 防范技能

#### 尿 床

**1. 从饮食方面进行调整** 每天下午4点后让幼儿少喝水，晚饭最好避免吃流质或喝很多汤，餐后水果也不宜吃西瓜、橘子、梨等水分丰富的水果，临睡前不宜喝奶，以减少膀胱的贮尿量。

**2. 养成睡前排尿的习惯** 每天睡前2小时，不要再让幼儿喝饮料或水，并养成睡前把尿排净的习惯。如果在临睡之前给幼儿洗个澡，令幼儿舒适入睡也可以减少尿床概率。

**3. 睡前别让幼儿太兴奋** 每天让幼儿按时睡眠，睡前不宜做剧烈活动或太刺激的游戏，以免大脑过度兴奋，促发夜间尿床。

**4. 白天别让幼儿太疲惫** 起居生活要规律，白天避免幼儿过度疲劳和精神紧张，最好能睡午觉，以免过于疲惫夜里睡得太沉，有尿时不容易醒来，也不容易被父母唤醒。

**5. 训练幼儿的膀胱功能** 督促幼儿白天多饮水，并适当延长两次排尿的间隔时间，促使尿量增多，训练幼儿适当地憋尿，提高膀胱控制力。当幼儿排尿时鼓励时断时续，然后再把尿排尽，提高膀胱括约肌的控制能力。

**6. 建立夜里排尿的反射** 治疗初期，父母要查出孩子在夜里容易发生尿床的时间，并提前半小时用闹钟唤醒婴幼儿起床排尿。经过一段时间训练，条件反射就会建立起来，夜里幼儿能够被膀胱的充盈刺激唤醒，自行控制排尿。要提醒的是，唤醒幼儿起来排尿一定要让其在清醒的情况下把尿排净，否则在昏睡中不容易建立起排尿条件反射。

**7. 多些宽容** 尿床会使幼儿产生害羞、畏缩、自卑等情绪。如果保教人员不顾及幼儿的自尊心,采用威胁、惩罚的手段,会使幼儿更加紧张、委屈和忧郁,经常处于诚惶诚恐中,会导致症状加重。应以亲切的态度对待孩子,使孩子消除紧张情绪,放松心情。专家指出,对待尿床的孩子,只能在安慰及鼓励的情况下进行治疗,这一点非常重要,是治疗成败的先决条件。

**8. 努力找出尿床的因素** 从治疗第一天起设置生活日程表,当幼儿尿床时,努力找出可能导致尿床的因素,并用日历每天记录,如未按时睡眠、睡前过于兴奋、白天过于激动或晚餐液体摄入量太多等,以减少导致幼儿尿床的因素。

## 自主学习展示平台

### 一、课堂讨论

讨论:在你周围的人中有无泌尿系统疾病患者?人们应如何预防此类疾病的发生?

### 二、小组讲解和展示

(1)以小组为单位,查阅学前儿童泌尿系统的相关信息,并制作 PPT。

(2)运用 PPT 课件讲解并展示学前儿童泌尿系统的相关知识、在幼儿园活动中有关泌尿系统的操作技能和保健措施。

(3)对本学习情境中的案例或在实习中遇到的真实事件进行案例分析。

(4)回答其他组提出的问题,并向其他组提问。

| 评分标准 | 标准得分 | 实际得分 |
| --- | --- | --- |
| 讲解清晰、全面、正确 | (40分) | |
| 案例分析生动、具体 | (20分) | |
| 能较正确地回答其他组的提问 | (20分) | |
| 能向其他组每组提出 1～2 个问题 | (20分) | |

### 三、小组设计和展示

(1)以健康教育为主题,设计泌尿系统主题海报,应内容充满童趣、图文并茂、易于幼儿理解。

(2)以健康教育为主题,依据绘本设计小班"尿床了"健康活动。

### 四、绘本推荐

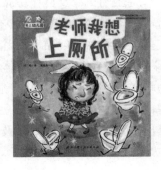
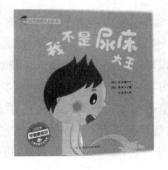
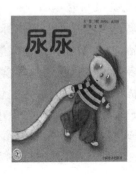

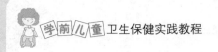

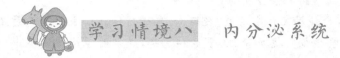
学习情境八　内分泌系统

内分泌系统是除了神经系统以外的另一个重要的调节系统,它释放的化学物质被称为激素。激素可以直接进入血管、淋巴管内,通过血液运送到全身。激素对人体的新陈代谢、生长发育、性成熟以及免疫力的增强均发挥重要作用。激素有"人体化学信使"之称。

## 学前儿童保健相关知识

### 一、内分泌系统生理解剖相关知识

内分泌系统由内分泌腺和分布于其他器官的内分泌细胞组成。内分泌腺是人体内一些无输出导管的腺体。人体主要的内分泌腺有甲状腺、甲状旁腺、肾上腺、垂体、松果体、胰岛、胸腺和性腺等。大多数内分泌细胞分泌的激素通过血液循环作用于远处的特定细胞,少部分内分泌细胞的分泌物可直接作用于邻近的细胞。

### 二、学前儿童内分泌系统发育特点及卫生保健措施

（一）学前儿童内分泌系统发育特点

1. 生长激素分泌旺盛　学前儿童生长激素分泌旺盛,且夜间大量分泌,故应保证学前儿童有充足的睡眠。如果幼年时期因脑垂体疾病生长激素分泌过多,则过度生长,严重者患"巨人症"。如果幼年时期生长激素分泌过少,则会导致生长迟缓,身材矮小,严重者患"侏儒症"。

2. 缺碘影响甲状腺激素合成　碘是合成甲状腺素的主要原料,缺碘会引发克汀病（呆小症）,表现为智力低下,听力下降,出现语言障碍、生长障碍等。但是,碘元素摄入过多则可能导致甲状腺功能亢进（甲亢）、甲状腺癌等,特别是沿海常食用海产品的居民,应少食加碘盐。

3. 肥胖症和代谢综合征　儿童肥胖已经成为世界性的公共卫生问题,我国也不例外。据数据统计,85％～90％的肥胖症儿童出现代谢紊乱。因此,肥胖的儿童特别是皮肤出现黑棘皮表现的儿童应尽早去医院检查。

（二）学前儿童内分泌系统卫生保健措施

根据学前儿童内分泌系统特点,幼儿园必须对学前儿童内分泌系统采取必要的卫生保健措施。

1. 保证幼儿的睡眠,有利于生长发育　儿童在夜间入睡后,生长激素才大量分泌,所以应让孩子睡眠时间充分,睡得踏实。

2. 合理食用加碘盐　常食用海带、紫菜、虾皮等海产品,但也要防止碘摄入过量,造成甲亢和甲状腺癌。

3. 避免乱服用营养品,少看成人电视,防止早熟　儿童生病了应看医生,不要自作主张瞎买补品补药。如果儿童各方面生长指标正常,建议远离以下几种食物:①反季节蔬菜,因其大多含有催熟剂;②大量补品,如牛初乳和蜂王浆等,因其含有性激素;③药膳,成人药食同源的保健品不要乱给儿童服用。④很多儿童喜欢吃油炸类食品,特别是炸鸡、炸薯条和薯片等,过高的热量会在儿童体内转变为多余的脂肪,脂肪细胞中的芳香化酶,会让人体内的雄激素转化为雌激素,因此肥胖者由于脂肪多,体内转化的雌激素就多,进而促进生殖系统的发育。⑤日常提供新鲜的食物,让儿童均衡饮食。⑥肥胖的儿童应预防性早熟。平时多留心观察孩子是否有第二性征过早出现,一旦发现异常,应及时前往正规医院就诊。⑦6岁以上孩子最好每年体检,一旦发生异常,可以及早治疗。

4. 对幼儿进行内分泌系统的健康教育 幼儿园开展主题活动"我是健康的小孩",通过绘本《胖国王 瘦皇后》《我肥胖的秘密》《为什么变胖了呢》开展谈话活动,让幼儿知道肥胖的危害。如应多吃蔬菜、水果,少吃荤菜、油炸食品、甜食、饮料、淀粉类。通过一系列健康教育活动,让幼儿认识到内分泌系统健康的重要性。

## 情景再现及防范技能

内分泌系统是一种整合性的调节机制,通过分泌特殊的化学物质来实现对有机体的控制与调节。它与神经系统相辅相成,共同调节机体的生长发育和各种代谢,维持内环境的稳定,并影响行为和控制生殖等。内分泌失调可导致儿童智力受损、生长发育迟缓、身材矮小、性早熟、糖尿病、肥胖等问题。

### 一、情景再现

#### 情景再现 1

#### 肥胖儿童的观察记录

【情景描述】 X 男孩,出生超重,从小肥胖,长期只喝饮料,不喝水。6 岁 1 个月时就诊,体重 71.5 千克,身高 144.1 厘米,颈后部有黑棘皮症状。血压 145/80 mmHg,体质指数(BMI)44.06。体格检查:乳房发育。实验室、B 超检查提示高血糖、高血脂、胰岛素抵抗及脂肪肝。

【情景分析】 为什么儿童出现高血压、高血糖及高血脂? 男孩还出现乳房发育? 这主要与严重肥胖有关。近几十年来,随着国民经济的飞速发展,居民的膳食结构发生了很大变化,儿童超重或肥胖的发生率也大大增加。虽然儿童肥胖症的发病率不断攀升,但是其治疗却不容乐观。家长重视不够、就诊率低、有效治疗方法少,致使很多孩子丧失了康复的机会。研究发现 70%～80% 的儿童肥胖症患儿将延续为成人肥胖症患者。因此,儿童肥胖症作为一类儿童内分泌、代谢性疾病,寻求科学、专业、安全的治疗非常重要!

#### 情景再现 2

#### 关注孩子的性早熟

【情景描述】 有个 7 岁的女孩,由于不爱吃饭、挑食、爱吃零食,从小长得又瘦又小。为了让她长高长胖,半年来父母每天都要弄许多营养品给她吃。半年下来,她果然长得很滋润,身高也一下子蹿了不少。父母还没来得及高兴,就发现女儿胸部开始隆起,1 年后月经来潮。医生诊断:性早熟。

【情景分析】 性早熟的发病率逐年增加,在许多儿童医院的内分泌门诊中确实占多数。平时要占到总门诊量的 1/3;暑期时更是比平时多了好几倍。这些小患者多半还不到 10 岁,却出现乳房增大、月经来源、遗精等性成熟现象。为何现在性早熟患儿这么多? 这与营养过剩、过度进补,以及受成人影视作品刺激有关。

### 二、防范技能

内分泌紊乱即内分泌失调。内分泌系统分泌各种激素,与神经系统一起调节人体的代谢和生理功能。在正常情况下各种激素是保持平衡的。如因某种原因使这种平衡打破了(某种激素过多或过少),就会造成内分泌紊乱,引起相应的临床表现。

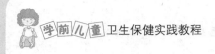

**防范技能 1**

### 如何判断孩子是否患性早熟

我国诊断儿童性早熟的基本标准：女孩8岁前出现乳房发育，10岁前出现月经初潮；男孩9岁前出现睾丸发育。

假如偶然一天给孩子洗澡，发现他们身体的"第二特征"有发育苗头，先不要惊慌失措，可以去医院拍片测骨龄，由医生判定孩子到底属于假性性早熟还是真性性早熟。

假性性早熟：孩子骨龄未超前，往往是由于内分泌出现暂时分泌异常造成，只要注意调节日常饮食习惯，观察孩子日常行为和情绪，无需服药，一段时间后可自行恢复正常。

真性性早熟：一般X线片示骨龄超前，第二性征发育明显，就可认定是性早熟。这时父母不要慌乱，因为药物可以调节生长激素指标，再配合饮食调控方案可推迟性早熟。父母不安情绪不要在孩子面前表现出来，应温和、妥善地与孩子沟通，避免孩子因此事变得自闭、忧郁，影响日后成长。

**防范技能 2**

### 幼儿常见营养障碍性疾病：肥胖症

**1. 病因及危害** ①儿童肥胖症与遗传因素有关。②最常见的原因是由于热量过剩造成。幼儿因精神因素可能导致食欲亢进，进食过多；或饮食中热量过多，食量大；或吃零食多。③由于电脑、电视的普及，儿童的户外活动明显减少。由于运动量小，摄入热量多而不能及时消耗，长期摄入超过身体需要的能量，导致体内脂肪积聚而造成疾病。进食多、运动少造成的肥胖，称为单纯性肥胖症。

**2. 症状** 我国儿童肥胖的发生率为3%～5%，大多属单纯性肥胖（无明显的内分泌、代谢性病因）。如果幼儿的体重超过同性别、同年龄幼儿平均体重的20%，就可称为幼儿肥胖症。超过20%～29%为轻度肥胖，超过30%～49%为中度肥胖，超过50%为重度肥胖。儿童体重一旦超标，会引发各种疾病，是成人期发生高脂血症、动脉硬化、高血压、冠心病、糖尿病、脂肪性肝硬化等一系列"富贵病"的高危因素。

**3. 处理及预防**

（1）减少总热量的摄入。这是防治肥胖的关键，应根据肥胖程度来决定。轻度肥胖少减一些，中度的多减一些。要逐步减，不能操之过急。当体重慢慢地减轻，达到了超过标准体重10%后，即不必要再严格限制。

（2）饮食要有规律。定时进食，不乱吃零食。吃饭速度不可快，要细嚼慢咽。饮食要控制，但应兼顾幼儿的基本营养和生长发育的需要。

（3）碳水化合物的量要合理。碳水化合物是热能的主要来源，对脂肪和蛋白质的代谢有保护作用，摄入量不足，就要动用一部分蛋白质作为热能来消耗。反过来，碳水化合物量过多，则剩余部分就会以脂肪形式储存在体内。主食以标准米、面为好，也可以搭配些杂粮。含纯糖多的糖果、糕点等宜少吃或不吃，含淀粉多的马铃薯、山芋、藕粉等也应少吃。

（4）限制脂肪量。一般不超过总热量的20%，尤其是动物脂肪更应少吃。含油脂多的花生、芝麻、核桃，以及油炸食品、油酥点心等均应少吃。

（5）多吃蔬菜。蔬菜是维生素和无机盐的主要来源，含植物纤维多、体积大而热量不高，所以最适宜多吃。黄瓜含有丙醇二酸，能抑制碳水化合物转变成脂肪；白萝卜含芥子油等物质，能促进脂肪类代谢，可经常食用。

（6）多运动：是促进肥胖儿体内脂肪消耗的有效途径。每次运动应坚持一定时间，15分钟至1小时，以跳绳、慢跑等运动为宜。

**自主学习展示平台**

### 一、课堂讨论

讨论：在你周围的人中有无内分泌系统疾病患者？人们应如何预防此类疾病的发生？

### 二、小组讲解和展示

（1）以小组为单位，查阅学前儿童内分泌系统的相关信息，并制作PPT。

（2）运用PPT课件讲解并展示学前儿童内分泌系统的相关知识、在幼儿园活动中有关内分泌系统的操作技能和保健措施。

（3）对本学习情境中的案例或在实习中遇到的真实事件进行案例分析。

（4）回答其他组提出的问题，并向其他组提问。

| 评分标准 | 标准得分 | 实际得分 |
| --- | --- | --- |
| 讲解清晰、全面、正确 | （40分） | |
| 案例分析生动、具体 | （20分） | |
| 能较正确地回答其他组的提问 | （20分） | |
| 能向其他组每组提出1～2个问题 | （20分） | |

### 三、小组设计和展示

（1）以健康教育为主题，设计内分泌系统主题海报，应内容充满童趣、图文并茂、易于幼儿理解。

（2）以健康教育为主题，依据绘本设计大、中班"不要太胖了"健康活动。

### 四、绘本推荐

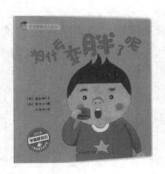 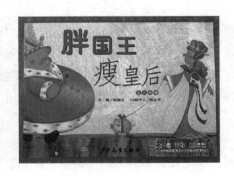

 学习情境九　生殖系统

　　人体生长发育成熟以后，就可生殖后代。后代的生殖是通过生殖系统完成的。生殖系统的主要功能是产生生殖细胞、繁殖后代和分泌性激素以维持第二性征。

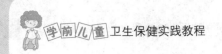

### ◆◆◆ 学前儿童保健相关知识

#### 一、生殖系统生理解剖相关知识 ●

生殖系统的器官男、女有别。按其功能均由生殖腺、生殖管道和附属器官等组成。生殖器官通过其各种活动、受精、妊娠等生理过程,达到繁衍后代的作用。按其所在部位,又可分为内生殖器和外生殖器两部分。

女性的外生殖器为阴阜、阴唇、阴蒂等;内生殖器为阴道、前庭大腺、卵巢、输卵管和子宫。男性外生殖器为阴茎和阴囊;内生殖器为睾丸、输精管和前列腺等(图1-25)。

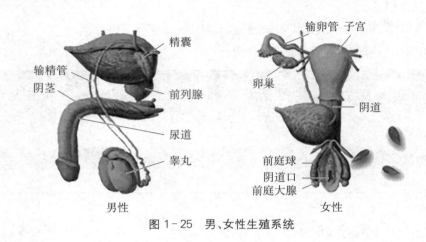

图1-25 男、女性生殖系统

#### 二、学前儿童生殖系统发育特点及卫生保健措施 ●

(一)学前儿童生殖系统发育特点

学前儿童的生殖系统处于雏形,尚未开始发育,因而有关生殖和性方面的保育主要侧重于婴幼儿性心理的教育。

人的生殖系统到青春期才会快速发育,在此之前,生殖系统的发育基本处于停滞阶段。学前儿童生殖器官的发育水平较低。生殖器官在胎儿期已分化形成,从出生后到青春期前都无明显的变化。男、女童的性激素分泌水平基本相同,除生殖器官有差别外,其他的性别特征不明显。

学前儿童的性别意识、自我保护意识比较薄弱,好奇心、求知欲强,应给予他们性别及相关知识的积极教育与引导。

(二)学前儿童生殖系统卫生保健措施

根据学前儿童生殖系统特点,幼儿园应对学前儿童生殖系统采取必要的卫生保健措施。

1. 注重生殖器官的卫生　应嘱咐父母每晚睡前给幼儿清洗外阴,勤换洗内裤,洗臀、洗澡的毛巾要专人专用,并注意用具的清洁与消毒。由于泌尿系统和生殖系统关系密切,所以也要注意保护泌尿系统的健康,以防感染。

2. 无性压抑　学前儿童偶尔会玩弄外生殖器,保教人员可以巧妙地用玩玩具、讲故事、做游戏等转移其注意力。不要对孩子加以训斥,因为这样反而会使其认为性器官是肮脏的。另外,还要保持孩子双手清洁。

3. 性别角色认同　一般3岁的学前儿童就有性别意识,知道自己是男孩还是女孩,但对他人性别的认识最初只是根据外表特征判断,后来才从性征上判断。

4. 避免性早熟 性早熟是指在性发育年龄之前出现了第二性征,如身高、体重迅速增长,毛发生长旺盛,女童乳房发育、月经来潮,男童出现胡须、喉结等。生殖系统的发育受到饮食、内分泌、环境、疾病等多因素影响。随着生活水平的提高,学前儿童大多得到丰富的营养,这为发育提供了物质基础。性早熟的儿童成年后身高往往低于正常发育的同龄人,而因其生理提前发育但心理仍未达到相应的年龄,易引起心理问题。

5. 对幼儿进行内生殖系统的健康教育 幼儿园开展主题活动"我是男孩、我是女孩",通过绘本《小威向前冲》《菲菲出生了》《我是怎么来的?》谈话和集体教学活动等一系列的健康教育活动,让幼儿认识到生殖系统健康的重要性。

## 情景再现及防范技能

幼儿的性教育就是对幼儿进行有关性科学、性知识和性文明教育培养的社会化过程。幼儿期性教育是开始让孩子认识自己的性别,并初步进入性别角色。此时应该同时开始灌输初步的性道德观念,如让男孩爱护、尊重女性等。学会基本的性卫生知识,例如大、小便后要洗手等。

### 一、情景再现

#### 情景再现 1

#### "妈妈,男孩为什么站着尿?"

【情景描述】 晚上,玲玲非常特别地站着小便。妈妈问她为什么,玲玲说:"幼儿园的男生都是站着尿的,为什么女生要蹲着?"妈妈说:"那是因为男生长着小鸡鸡,所以他们可以站着尿而不会把裤子尿湿。"谁知,玲玲紧接着问:"为什么男孩长小鸡鸡?为什么妈妈有两个乳房而爸爸没有?幼儿园的小朋友说我是从妈妈的胳肢窝生出来的,是真的吗?"妈妈吃了一惊,立即说:"这么小就问这种问题,羞死了,等你长大后就会知道了。"

【情景分析】 通常二三岁的幼儿会对"性"产生好奇心,他们想了解许多有关"性"差别的问题,如果大人对他们采取隐瞒或回避的态度,孩子心中会产生"性是不可以知道的"观念,并对"性"产生不正当的好奇心。性教育不只是读一本书、听一次讲座或看一次录像,而是帮助孩子认同自己的性别,依性别规定他(她)的性别角色行为和动情反应,对孩子展示裸体和生殖器,不采取简单斥责或欺骗的态度,培养幼儿与同龄人相处的自然而健康的态度,建构健康的人格。

#### 情景再现 2

#### 孩子的性游戏无大碍

【情景描述】 一位成人的自述:我今年20岁了,我清楚地记得我在幼儿园时和班上几个女孩子在家里做游戏,我们都对对方的生殖器感兴趣。我脱下她们的裤子看她们的,她们也让我看;她们脱下我的裤子看我的,我也让她们看。再后来,我和她们还模仿大人的样子在床上叠在一起玩……虽然这件事过去十几年了,但从那次以后我就不敢再见到她们了,每次见到她们,我心里总咚咚直跳,总认为自己做了一件伤天害理的事,就连见了她们的父母,我都好像要被他们抓住痛打一顿似的,精神总是特别压抑。从那时起,我就口吃了,一直到现在。并且我一见到与性有关的文字、图片、镜头就心跳加速,变得特别敏感,尤其和女孩子们在一起时。我还能像正常人一样生活和与他人交往吗?

【情景分析】 儿童到了四五岁求知欲望大增之后,不仅对自己的身体感兴趣,而且也特别想知道异性的身体与自己的有何不同。事实上,他们往往会寻找机会去观看、探查、触摸彼此的身体,或者模

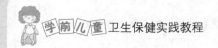

仿大人的某些动作,或分别扮演新娘新郎(过家家)、医生护士等,这些幼稚的模仿大人的举动均属于性游戏的范畴。儿童虽然经常有性游戏和性探究行为,但那不是真正意义上的性,他们并没有什么性意识,有别于成年人的性意识,所以根本谈不上什么道德问题或对健康有无危害。他们只是出于单纯的好奇或好玩,并不可能真的干出什么出格的事。这是人们成长过程的必由之路,没有什么可奇怪的,几乎人人如此,只不过表现形式可能有所不同,所以本案例中的年轻人完全不必为此而苦恼。

## 二、防范技能

男性生殖系统疾病的常见症状包括排尿异常、脓尿、尿道异常分泌物、疼痛、肿块、性功能障碍及男性不育症等。

女性生殖系统疾病即为妇科疾病,包括外阴疾病、阴道疾病、子宫疾病、输卵管疾病及卵巢疾病等。

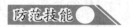

### 幼儿常见心理行为问题:手淫

**1. 原因** 幼儿为什么会出现手淫行为?生物因素和社会因素导致幼儿手淫。生物因素主要由幼儿的性激素和性冲动产生,而社会因素则包括以下3点。

(1)情感需求的匮乏:家庭成长环境不和谐,长期缺乏父母的陪伴和关爱。孩子自身的精神需求与情感需求得不到满足。这时,他们倾向于用手淫方式抛却焦虑不安的情绪,寻求安慰。

(2)生活带来的挫折:当幼儿初入幼儿园进入一个陌生的环境中,与周围小伙伴发生摩擦,被老师批评,或受到家长带来的压力,尚不懂得情感表达的他们内心的小烦恼无人倾听。这些原因导致他们采用手淫这种最原始的方式慰藉自己,带来愉悦感。

(3)父母的消极态度:多数父母发现孩子手淫时常会有羞耻感,打骂、责备孩子。殊不知,这些不仅无法让孩子改正手淫的习惯,反而会适得其反。惩罚并不能阻止孩子的手淫行为,反而会传递给孩子"性行为是不好的、违背道德的、羞耻的"等错误的性观念。

**2. 表现** 一般常见的儿童手淫方式是男孩摸自己的小鸡鸡,女孩夹腿或用桌凳角摩擦下体。

**3. 处理措施**

(1)不要采取暴力手段制止幼儿:家长及老师的严厉批评及打骂、恐吓、威胁,易导致孩子成年后有心理阴影,甚至产生性功能障碍。应该告诉孩子:生殖器官是非常珍贵的东西,要好好保护它。玩过玩具的手很脏,一定不能摸自己的生殖器官,不卫生,更不能用其他东西触碰伤害它们。

(2)巧妙地转移注意力:发现幼儿在手淫,这时可以用一件玩具或孩子更感兴趣的动画影视来转移他(她)的注意力。

(3)多陪伴幼儿:家长及教师平时要多注意观察孩子的动态,及时发现孩子的情绪变化。多花点时间陪伴孩子,带孩子出去旅游、运动、做亲子游戏,使孩子感觉不再孤单、无聊。

(4)为幼儿营造健康的成长环境:避免幼儿接触色情淫秽的书籍或杂志。

**4. 预防策略** 幼儿经常摸下体怎么办?每个家庭在教育孩子的过程中都无法避开"性"这个话题。有的家长发现孩子手淫现象,会非常惊讶生气,但又不知道如何处理妥当,常常是对孩子大声训斥,给孩子幼小的心灵蒙上一层阴影。那么,家长们应如何正确对待孩子手淫行为呢?

对幼儿来说,抚摸自己的生殖器官与吸吮手指的行为是一样的,他们感到好奇、舒服、有意思。这并不是成年人眼中的"性"带来的兴奋感。幼儿的手淫行为更多的是对自己身体的一种正常探索。部分家长采取暴力手段制止孩子这种行为是错误的。

避免幼儿的手淫变成习惯,最好的治疗方法莫过于让他(她)有充分游戏的机会,并消除精神上的不满或不安。研究表明,有手淫癖性的幼儿,以经常被关在家中,少有机会与外界接触的孩子居多。因此,不论是预防或治疗手淫,最好的办法莫过于让孩子充分地游戏。

## 自主学习展示平台

### 一、课堂讨论

讨论:在你周围的人中有无生殖系统疾病患者? 人们应如何预防此类疾病的发生?

### 二、小组讲解和展示

(1) 以小组为单位,查阅学前儿童生殖系统的相关信息,并制作 PPT。

(2) 运用 PPT 课件讲解并展示学前儿童生殖系统的相关知识、在幼儿园活动中有关生殖系统的操作技能和保健措施。

(3) 对本学习情境中的案例或在实习中遇到的真实事件进行案例分析。

(4) 回答其他组提出的问题,并向其他组提问。

| 评分标准 | 标准得分 | 实际得分 |
| --- | --- | --- |
| 讲解清晰、全面、正确 | (40分) | |
| 案例分析生动、具体 | (20分) | |
| 能较正确地回答其他组的提问 | (20分) | |
| 能向其他组每组提出 1~2 个问题 | (20分) | |

### 三、小组设计和展示

(1) 以健康教育为主题,设计生殖系统主题海报,应内容充满童趣、图文并茂、易于幼儿理解。

(2) 以健康教育为主题,依据绘本设计大、中班"小威向前冲"健康活动。

### 四、绘本推荐

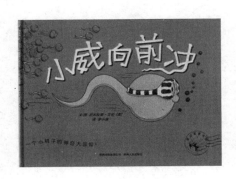
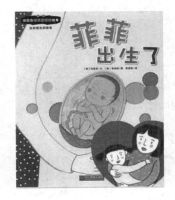
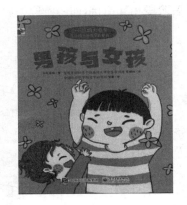

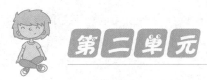

# 学前儿童生长发育测量及健康评价技能

人的生长发育是指从受精卵到成人的成熟过程。生长和发育是儿童不同于成人的重要特点。学前儿童健康评价是对学前儿童生理和心理发展两方面的检查和评定。

生长发育是一个重要的生命现象,同时也是一个复杂的动态变化过程。生长是伴随着细胞数量的不断增加、细胞的增大以及细胞间物质的增多,表现为组织、器官、身体各个部分及全身大小、重量及化学成分的变化。

## 学前儿童保健相关知识

### 一、生长发育测量及健康评价相关知识

生长是指身体各器官、系统的长大和形态变化,可以用测量方法表示其量的变化。发育是指细胞、组织、器官的完善与功能上的成熟。生长是发育的物质基础,生长的量的变化可在一定程度上反映身体器官、系统的成熟状况。生长和发育是密不可分的,因此通常统称为生长发育或发育。

（一）学前儿童生长发育的一般规律

1. 生长发育是一个连续的过程,但也有阶段性　连续性是指整个儿童时期生长发育都在不断地进行。阶段性是指各年龄儿童生长发育并非等速,不同年龄阶段生长速度不同。每一阶段都有其区别于其他阶段的特点。

各年龄阶段按顺序衔接,不能跳跃,一定时期的发展变化总是在前一时期积累的基础上逐渐发生,前后阶段相互衔接,前一阶段为后一阶段发展奠定基础。身体各部分的生长发育有一定的顺序(图2-1)。

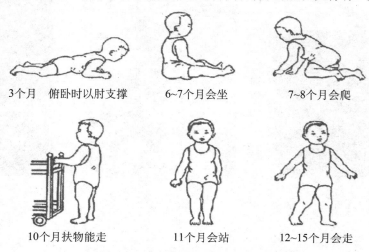

3个月　俯卧时以肘支撑　　6~7个月会坐　　7~8个月会爬

10个月扶物能走　　11个月会站　　12~15个月会走

图2-1　学前儿童生长发育的一般规律

口诀：三翻、六坐、八爬、周会走。

**2. 各系统发育不平衡**

(1) 学前儿童身体各系统的发育是不均衡的，有的早、有的晚，但又是统一协调的。如神经系统最先发育，淋巴系统发育得最快，生殖系统发育较晚(图2-2)。婴幼儿身体的不同器官或系统的发育不是同时进行的，但却是协调的，各系统的生长发育并不是孤立进行的，而是相互影响、相互适应的。因此，任何一种对机体作用的因素都可能影响到多个系统。

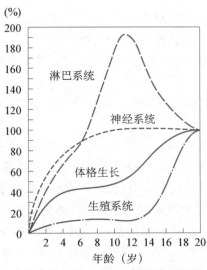

图2-2　出生后主要系统的生长规律

(2) 学前儿童身体各部分的生长速度也不均等。学前儿童生长发育的速度并不是直线上升的，而是呈波浪式的、不等速的、快慢交替的。在人体的整个生长发育期间，全身和大多数器官、系统有两次生长突增高峰。例如，身高、体重的生长高峰出现在出生后的第1年，尤其是前3个月增加很快，出现第1个生长高峰(出生时体重平均2 500～4 000克，5个月时增长1倍，12个月时增长2倍)，第2年后生长速度逐渐减慢；至青春期生长速度又加快，出现第2个生长高峰。

(3) 学前儿童身体各部分的增长幅度也不一样，遵循"1、2、3、4"规律。学前儿童从出生到成年的生长发育过程中，头增长了1倍，躯干增长了2倍，上肢增长了3倍，下肢增长了4倍(图2-3)。

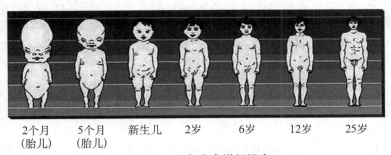

| 2个月<br>(胎儿) | 5个月<br>(胎儿) | 新生儿 | 2岁 | 6岁 | 12岁 | 25岁 |

图2-3　生长发育增长幅度

**3. 学前儿童生长发育一般规律**

(1) 头尾原则：发育的顺序先是头，其次是躯干，最后是四肢。

(2) 近远原则：动作发展从身体中部开始，而远离身体重心的肢端动作发展较迟。

(3) 粗细原则或由大到小原则：先出现大肌肉、大幅度的粗动作，以后才学会小肌肉的精细动作。

（4）有低级到高级、由简单到复杂原则：从看、听、感觉和认识事物到记忆、思维、分析和判断。

4. 学前儿童生长发育的个体差异性 学前儿童生长发育虽有一定的规律，但在一定的范围内受机体内、外因素，如遗传、环境、营养、教养、性别等的影响，存在相当大的个体差异，会表现出高矮、胖瘦、强弱和智愚的不同。保教人员应根据每个学前儿童的特点，对其进行评价及指导，不可"一刀切"。

（二）影响学前儿童生长发育的因素

影响学前儿童生长发育的因素有内部因素和外部因素。

1. 内部因素

（1）遗传：对儿童生长发育的特征、潜力、趋向、身高、体重、体形等影响较大。

（2）性别：男孩比女孩重而高，女孩青春发育期比男孩早。

（3）内分泌功能：脑垂体、甲状腺、肾上腺等内分泌器官及激素都与婴幼儿生长发育有关。

2. 外部因素

（1）母体健康状况：孕母的营养、疾病、情绪、用药等均可影响胎儿的生长发育；哺乳期母亲的营养、情绪也会影响婴儿发育。

（2）营养：保证生长发育的物质基础。供给学前儿童充足的营养能促进学前儿童的生长发育；相反，缺乏营养不仅影响生长发育，还会导致各种疾病。如果长期营养不良，会影响骨骼的生长，致使身材矮小。营养对学前儿童大脑的发育也有影响，长期营养不良会使学前儿童智力的发展受到限制。

（3）疾病：各种急、慢性疾病对学前儿童的生长发育都会产生直接的影响。疾病会使正常的能量代谢受到破坏，尤其是体温升高时，营养物质的消耗增加。有些疾病会影响器官和系统的正常功能，如胃肠道疾病，对消化吸收极其不利。营养不良不仅使体重减轻，而且会推迟语言和动作的发展。有些传染病，如流行性脑脊髓膜炎、流行性乙型脑炎等，不仅可造成严重的后遗症，甚至会威胁学前儿童的生命。严重的慢性疾病对学前儿童的生长发育也有明显的影响。

（4）体育运动和劳动：适宜的锻炼和劳动能促进新陈代谢，对骨骼和肌肉的影响较为明显。它能促进骨骼发育，增强骨骼的强度；使肌肉丰满有力；使神经系统调节能力增强；对呼吸、消化、循环系统都有促进作用；还能提高学前儿童对外界环境变化的适应能力和对疾病的抵抗力；有利于培养学前儿童坚强、勇敢、不怕困难的优良品质。

（5）生活制度：有规律、有节奏的生活制度可以保证学前儿童有足够的户外活动、适当的学习、定时进餐及充足的睡眠。合理的生活制度能使活动和休息交替进行，对学前儿童全身各系统包括脑组织在内的生长发育十分有利。

（6）生活环境：生活环境对学前儿童的影响是综合性的，如贫穷落后、营养缺乏、居住拥挤、疾病流行、父母职业水平低等，都会影响学前儿童的身心健康。学前儿童生长发育还受到城乡差别的影响。

（7）季节：对学前儿童的生长发育有明显的影响，一般而言，春季身高增长最快，秋季体重增长较快。

（8）污染：大气、水、土壤中有害物质的污染以及噪声污染，对学前儿童的生长发育不利，应引起保教人员的足够重视。

（三）定时监测学前儿童生长发育

生长发育监测是世界卫生组织（WHO）推荐的儿童保健适宜技术，对个体儿童的体重、身长（高）进行定期连续地测量，将测量值记录在生长发育图上，观察并分析其曲线在生长发育图中的走向，以早期发现生长偏离的现象，采取相应的措施早期干预，促使儿童充分地生长。

1. 生长监测的时间 出生后第1年每3个月检查1次（一般在出生后3、6、9、12个月进行）；出生后第2、第3年每6个月检查1次（一般在出生后18、24、30、36个月进行）；3～7岁儿童每年检查1次。

2. 生长监测的内容 生长发育的形态指标是指身体及其各部分在形态上可测出的各种量度（如长、宽、围度以及重量等），最重要和常用的形态指标是体重和身长（高）。儿童生长发育监测是对儿童的身高、体重、胸围、头围等进行评测,反映儿童身体发育程度。

3. 生长发育监测的意义

(1)身高检查:将不同年龄间隔测量的数据记录下来,并在生长曲线图上描记。如果儿童自身的曲线沿着其中的一条线平行上升,表明生长速度正常;如果曲线变平或下降,表明生长出了问题;如果用数字估计,3岁以上儿童每年身高增长不足4 cm,则视为生长迟缓。对于青春发育期儿童,则还需结合性发育程度、骨龄等指标综合判断。

(2)体重检查:对于出生体重正常的婴儿来说,出生后头3个月生长的速度最快,以后随月龄增长而逐渐减慢。若一般出生后3个月的体重不足出生体重的2倍,1周岁体重不足出生体重的3倍,1~2岁内全年体重增长不足2.0~2.5千克,2~10岁每年体重增长不足2千克,青春期男孩每年增重不足5千克、女孩不足4千克,皆可视为生长迟缓。

(3)头围检查:头围在出生后第1年增长最快。若出生时头围大于34 cm;1岁时大于46 cm;第2年增长2 cm,第3年增长1~2 cm,3岁时头围大于48 cm,则有脑肿瘤、脑积水的可能。

(4)胸围检查:在幼儿1岁时,胸围小于头围,可视为胸廓异常发育,如鸡胸、漏斗胸等。

4. 生长发育监测步骤　测量、标记、画线、评估和指导。

5. 生长发育监测过程　对儿童身高、体重、头围、胸围进行称重与量取。测量时要脱去鞋、帽、袜子,最好在上午测量,3岁以下的儿童可躺着测量,但膝关节要伸直,头部要有人两手扶定;3岁以上的儿童可站立测量,测量时两脚靠拢直立靠墙,枕后部、肩、臀、足跟要与墙接触。

6. 生长发育监测的方法

1)绘制生长监测图(标记、画线):将测量体重、身长(高)值分别记录在体重和身长(高)生长监测图上。记录方法:在生长监测图的横坐标上,找出相应的月龄,在纵坐标上找出本次体重、身长(高)的测量值,在该月龄的上方于体重、身长(高)测量值相交处画一圆点,将本次圆点与前次画的圆点连接成线。

2)评估曲线的走向:儿童体重、身长(高)曲线与相应的参考曲线平行,说明体重、身长(高)增长正常(图2-4)。曲线平坦或略有上升:曲线走势不与参考曲线走向平行,而于横轴平行,说明体重或身长(高)不增或增加非常缓慢。体重曲线下斜:曲线走势不与参考曲线平行而是向下斜,说明体重减轻。

3)根据曲线的趋势分析儿童生长偏离的原因,并有针对性地进行指导。对营养缺乏的儿童,应从辅食添加、饮食习惯、食欲状况等方面进行询问分析;必要时做营养方面的实验室检查;鼓励母乳喂养,指导家长正确添加辅食,合理喂养,纠正不良饮食习惯;在喂养的同时,每月监测,继续观察体重增长的趋势;若3个月曲线一直没有上升,应转诊。

对照顾不当所致生长偏离的儿童,应要采取综合措施,尽可能改善居住和卫生条件,为儿童提供良好的生活环境,同时加强儿童体格锻炼,积极防治疾病,保证儿童健康成长。

对感染所致体重增长缓慢的儿童,应针对感

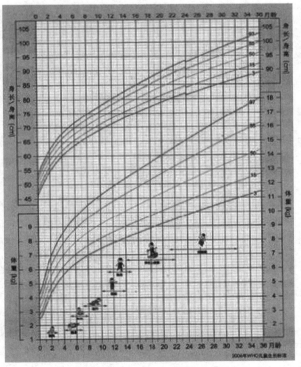

图2-4　0~3岁男童身长(高)/年龄、体重/年龄百分位标准曲线图

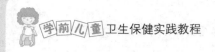

染的病因进行治疗或转诊。

7. 生长发育监测注意事项　①检查时要求：儿童可能会对检查害怕，在检查过程中须对儿童进行安抚与引导；②测量时要脱去鞋、帽、袜子。

### （四）学前儿童健康检查

学前儿童健康检查是了解幼儿健康状况、发现和诊断疾病的基本方法。幼儿健康检查需定期进行：新生儿期 2～3 次；1 岁以内每季度 1 次；1～3 岁每半年 1 次；3～7 岁每年 1 次。检查项目根据需要而定，一般包括身体发育（身高、体重、头围、胸围等）、营养状况、身体各器官系统的结构和功能有无异常等。还要指导父母为孩子办理计划免疫卡，以确保给孩子及时接种疫苗。

儿童健康检查的目的与成人截然不同。成人的健康检查是为了预防疾病的发生，而儿童的健康检查是通过测量身高、体重等指标判断是否在正常地生长，同时通过与同龄儿童比较，判断身体和心理发育是否正常。

（1）了解幼儿的生长发育是否符合标准，如有异常，可以及时发现，并给予指导和防治。

（2）医生可给家长以正确的喂养指导，尤其是怎样添加辅食。

（3）可以定期接受预防接种。健康检查以 3 岁以内的幼儿为主要对象。

### （五）学前儿童卫生检查制度

根据《规范》，幼儿园必须建立"儿童定期健康检查制度""新生入园体检制度""婴幼儿园定期体检制度""坚持晨检和全日观察制度""工作人员体检制度"。

1. 新生入园体检制度　所有新生或转园幼儿必须持当地妇幼保健机构入园体检表按项目进行健康检查，体检合格后方可入园。离园 1 个月以上的幼儿必须重新体检。做好新生体检的统计和分析工作，及时筛查出体弱儿（如肥胖、营养不良、贫血等），列入体弱儿专案管理。了解新生的疾病史、传染病史、过敏史和生活习惯，做好特殊疾病（如哮喘、癫痫、皮肤过敏、习惯性脱白等）的登记工作，便于保健医生和班级教师对其进行特殊的观察和护理。

2. 幼儿定期体检制度　幼儿入园后应定期体检，每年 1 次，每次均按常规进行全面体检。幼儿每半年测身高、体重、视力 1 次。定期体检后要进行幼儿健康状况分析评价和疾病统计，发现疾病或缺点及时矫治。儿童定期健康检查项目包括测量身长（高）、体重，检查口腔、皮肤、心、肺、肝、脾、脊柱、四肢等，测查视力、听力，检测血红蛋白或血常规。

1～3 岁儿童每年健康检查 2 次，每次间隔 6 个月；3 岁以上儿童每年健康检查 1 次。所有儿童每年进行 1 次血红蛋白或血常规检测。1～3 岁儿童每年进行 1 次听力筛查；4 岁以上儿童每年检查 1 次视力。体检后应当及时向家长反馈健康检查结果。儿童离开园（所）3 个月以上需重新按照入园（所）检查项目进行健康检查。转园（所）儿童持原托幼机构提供的"儿童转园（所）健康证明""0～6 岁儿童保健手册"可直接转园（所）。"儿童转园（所）健康证明"有效期 3 个月。

3. 坚持晨检和全日观察制度　每天按要求对幼儿进行晨间检查，认真做好"一摸"，即有无发烧；"二看"，即精神、皮肤和五官（外表）；"三问"，即饮食，睡眠，大、小便和患病情况；"四查"，即有无携带不安全物品，发现问题及时处理。严禁患不宜入园疾病（如传染病）的幼儿入园。晨检时接受服药幼儿家长带来的药品，做好幼儿服药的登记工作，即注明婴幼儿姓名、用药原因、药品名称和剂量、服药时间、服药方法、护理要点、喂服人姓名，并且在保健医生的指导下服用。严禁幼儿私自带药入园，对幼儿私自带来的药品必须向家长问明情况再作处理。喂幼儿服药须在保健医生的指导下进行。对晨检时情绪不好的幼儿，或在家有不适情况、近日患病的幼儿，重点观察并记录其精神、食欲、睡眠等情况，全天予以特别的关注，并按时、准确填写"班级全日观察表"。保健医生重点对在家发热、腹泻、呕吐等情况的幼儿进行观察，在家发热者要量体温。对无故未到的幼儿要及时与家长联系，对有异常的幼儿应立即采取措施。

4. 工作人员体检制度　工作人员每年按要求进行体检，包括胸部 X 线、肝功能、粪便常规检查，以及女性工作人员阴道分泌物霉菌、滴虫检查,体检合格者方可上岗。保健医生做好工作人员体检分析工作,发现患有肝炎或其他传染病不宜在幼儿园工作的人员应及时离职或治疗。待痊愈后,持县(区)以上医疗保健机构证明方可恢复工作。患慢性痢疾、乙型肝炎表面抗原阳性、滴虫性阴道炎、化脓性皮肤病、麻风病、结核病、精神病等的保教人员应调离工作岗位。

## 二、 学前儿童各年龄阶段生长发育特点及卫生保健措施

(一)学前儿童各年龄阶段生长发育特点

1. 学前儿童生长发育年龄期划分　年龄特征是指个体在身心发展的各年龄阶段所表现出来的一般的、典型的、本质的特征。年龄特征是从许多个别的儿童身心发展数据中概括出来的。在我国,不同学科对婴幼儿的年龄界定也不一致。根据学前儿童特点和生活环境的不同,将学前儿童个体的生长发育过程人为地划分为胎儿期、新生儿期、婴儿期或乳儿期、幼儿前期、幼儿期或学龄前期等若干个年龄时期。

2. 学前儿童各年龄阶段生长发育特点及保健

(1)胎儿期(受孕至分娩)

1)特点:胎儿依赖母体生存,组织器官正在形成,母体的健康状况、情绪、营养、卫生环境等都会影响胎儿发育。

2)保健:孕妇生活要有规律,避免情绪激动;摄取富含营养的食物;防止各种疾病的感染;避免接触有毒物品和放射源。

(2)新生儿期(分娩至出生后28天)

1)特点:新生儿离开母体独立生活,面临着内、外环境的巨变,各系统功能从不成熟转变到初建和巩固。

2)保健:合理喂养(提倡母乳喂养);注意保暖及脐带、皮肤和黏膜的清洁;选择衣物;预防感染性疾病。

(3)婴儿期或乳儿期(29天至1岁)

1)特点:婴儿期或乳儿期体格增长迅速;乳牙开始萌出;牙牙学语;逐步学会爬、坐、站、走;哺乳与辅食交替,易发生腹泻和营养不良;免疫力较差,易患多种疾病。

2)保健:合理调配营养,适时增加辅食;按时接种和健康检查;培养良好的卫生习惯,加强生活护理,经常晒太阳,保持口腔、皮肤清洁。

(4)幼儿前期(1～3岁)

1)特点:幼儿前期身长、体重增长减慢,中枢神经系统发育加快;乳牙全部出齐,转为普通饮食;动作发展迅速,语言、思维能力增强,智能发育较快;好奇心强,识别危险能力不足;免疫力仍较低,易患传染性疾病。

2)保健:给予富含营养、质软、易消化的食物;加强预防接种;防止中毒或创伤;注意早期教育,养成良好生活及卫生习惯。

(5)幼儿期或学龄前期(3～6岁)

1)特点:幼儿期或学龄前期体格发育减慢,四肢增长较快;中枢神经系统的功能逐渐完善;智力发育增快,理解能力加强,求知欲强,好奇、好问、好模仿;运动的协调能力逐渐完善;免疫力虽已增强,但接触疾病和受伤的机会增多。

2)保健:加强户外活动,充分利用日光、空气和水进行体格锻炼;供给充足的营养;加强安全教育和卫生习惯的培养;开发智力潜能。

(二)学前儿童生长发育卫生保健措施

1. 对学前儿童进行有关生长发育健康体检教育　幼儿园开展主题活动"我长大了""体检并不可

怕"，通过绘本《我要长高》《你很快就会长高》《今天去体检》《大红狗去体检》开展谈话、集体教学等一系列的健康教育活动，让幼儿认识到生长发育和体检对健康的重要性。

2. 异常情况的处理　与家长沟通，出现下列情况，应及时到正规医院进行生长检测和治疗：①发现孩子身高生长速度明显加快或减慢；②发现孩子身高、体重较明显与同龄孩子存在差距；③患有内分泌疾病、营养疾病和其他可能影响生长发育的慢性疾病；④孩子未到停止发育年龄，提前出现停长、缓长、生长暂停等现象。

3. 学前儿童生长发育的重要因素

（1）儿童生长发育所需的营养素：合理营养是保障儿童生长发育和身心健康的物质基础。儿童处于生长发育阶段，所需的营养素和热量相比成人多。如供应过量或各营养素的比例不均衡，会导致超重、肥胖及一些其他疾病；如果供应不足，则会导致营养不良、发育障碍等。糖类、脂肪、蛋白质、维生素、无机盐(矿物质)和水是人体所需的六大营养素，也是保障儿童生长发育的基本物质。

（2）保证充足的睡眠：充足的睡眠也是儿童增长身高的必要条件，俗话说"睡得好，长得高"，是有科学根据的。睡眠与促进身材增高的生长激素有着十分密切的关系。在正常情况下，夜间分泌的生长激素比白天多，为白天的 3 倍。一般睡眠后 45～90 分钟开始分泌生长激素，平均在睡眠后 70 分钟达到分泌高峰。如果入睡时间推迟，生长激素的释放便随之延迟，直到睡熟，生长激素才开始分泌。如夜间不睡觉，则生长激素分泌减少。睡眠时，脊柱、双腿、关节的骺软骨全部处于放松状态，摆脱了身体压迫及重力影响，可以自由伸展，所以早晨起床时身高比晚上要高出 0.5～1.5 厘米，可见睡眠有利于骨骼发育。睡眠不仅要保证时间，还应注意质量。

（3）足够的运动

学前儿童在幼儿园每天有 2 小时的户外活动时间，教师可以组织幼儿球类等有氧运动，促进新陈代谢；跳绳、跳皮筋、蛙跳等弹跳运动，促进骨骼生长；还可以跳舞、跳韵律操等伸展运动，增加身体的柔韧性和灵活性。有条件的幼儿园还可以组织幼儿游泳。

（4）保持良好的心态：有的儿童因家庭暴力、虐待、居住拥挤、父母缺乏必要的卫生知识等，以及辱骂、讥讽、嘲笑、歧视等"心理暴力"，使孩子感受到痛苦，从而使其体内的生长激素分泌量减少，他们的身高比在和谐环境中得到多方关爱的孩子矮，国外学者把因为缺乏爱抚和关心而停止发育，身高进展缓慢，矮身材的表现称为"社会-心理-矮小综合征"，也有称为"社会心理型侏儒"。

4. 幼儿园入园体检和定期体检　给幼儿做了全面健康体检之后，医生和家长可以根据体检结果对孩子的疾病和致病危险因素进行早期干预。

（1）补种疫苗：疫苗接种集中在婴幼儿时期，孩子一旦上学这方面往往被忽视，有些疫苗需要打加强针。如通过检查，可以确定孩子体内乙型肝炎表面抗体水平是否下降，如果下降则需补种。

（2）弱视治疗不能错过关键期：孩子弱视的治疗必须在低龄，如果错过治疗的关键期将无法挽回，而父母很难在生活中发现孩子弱视，只有通过体检才能发现。

（3）脊柱侧弯早期可用非手术疗法：脊柱侧弯是儿童常见病，如果发现早可采取非手术疗法，以减少孩子的痛苦。

（4）肥胖儿体重控制应从早期开始：现在家长都知道孩子太胖了不好，可是孩子怎样才算超重，如何把孩子体重降下来，还是需要医生来指导的。因为孩子正处在生长发育期，幼儿减肥与成人减肥不太一样。对"小胖墩儿"越早进行干预越好，因为肥胖会影响幼儿各方面发育。

（5）早发现幼儿的心理问题：通过心理体检可以发现"问题儿童"的问题所在。对那些只是有些心理问题苗头的孩子，通过心理咨询与沟通，可还孩子一个健康的心理。

5. 学龄前儿童体检注意点

（1）体检当天早上不要进食、进水，家长最好随身携带一些食物，在抽血化验肝功能结束后让孩子进食。

（2）抽血是孩子们在体检中要过的最大一关,所以家长最好给孩子提前做好思想工作,用一些孩子感兴趣的东西转移其注意力。

（3）如果在幼儿园做定期体检,保健员、教师、保育员应配合体检医生,组织幼儿有秩序地体检。

## 情景再现及监测技能

很多家长对儿童定期体检不以为然,他们认为预防接种要比体检重要得多。其实,体检和预防接种一样,对于孩子来说都具有很重要的作用。通过体检了解儿童的生长发育和营养状况是否符合正常指标。发现体格发育异常时,可以及时查明原因,进行矫正或治疗。早期发现儿童的生理缺陷和某些疾病,以便及时进行矫治,如眼的弱视、耳的听力低下、吐字不清和"口吃"、智力缺陷等,只有尽早发现,及早查明原因,才能给予适当的治疗与教育。

### 一、情景再现

#### 情景再现 1

##### 入园体检发现3岁幼儿600度近视

【情景描述】 周末,一对夫妻带着3岁大的孩子到医院做入园体检,意外发现孩子竟然已经有600度近视。

【情景分析】 医生表示,孩子的视力还在发育中,如果控制不当容易持续增长,在成年后发展到上千度。据了解孩子爸爸本身有高度近视,并且没有正规检查过具体度数,更没有配适合的近视眼镜。孩子小时候吵闹,家长就会给他手机让他安静下来。似乎可以得出结论,除了遗传因素外,这么小的孩子患上近视,手机这种电子产品祸害不小。

#### 情景再现 2

##### 入园体检问题多

【情景描述】 某地数千名宝宝入园体检啦……异常信号灯亮个不停,缺铁性贫血、肥胖、龋齿、视力异常、"X"形腿……小胖墩越来越多,不过小胖墩们可不全是营养过剩,也有营养不良的。

【情景分析】 在医生眼里,有很多问题都是不良的饮食习惯和不合理的营养搭配造成的。孩子挑食、偏食的毛病得改,不能由着孩子的性子胡吃。多吃蔬菜中的绿叶菜,其中所含的叶酸和维生素$B_{12}$就能满足机体需要。一般每周让孩子选择吃些动物肝、猪肉、牛肉、羊肉、菠菜、芝麻、木耳、香菇及绿叶菜,可以防止贫血。

### 二、监测技能

#### 监测技能 1

##### 身长（高）测量

**1. 身长（高）测量工作要求** 身长（高）是反映身体长度的重要指标,是从头顶到足底的全身长度,包括头、躯干（脊柱）、下肢的长度。身长（高）是正确估计儿童全部身体发育特征和评价发育速度不可缺少的依据,反映长期营养状况。身长（高）增长规律与体重增长相似,年龄越小增长越快,也同样出现婴儿期和青春发育期两个高峰。

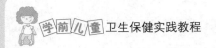

**2. 身长（高）测量工作方法**

（1）按身长（高）增长的倍数来计算：如出生身长（高）按50厘米计算，周岁时身长（高）为出生身长的1.5倍，4岁时身长（高）为出生身长（高）的2倍。

（2）按身长（高）增长的速度来计算：1～6个月，平均每月身长（高）增长2.5厘米；7～12个月平均每月身长（高）增长1.5厘米；周岁时达75厘米；2岁时达85厘米。

（3）按公式推算：幼儿2岁以后，平均每年身长（高）增长5厘米；2～7岁身长（高）为年龄×5+75（厘米）。

**3. 测量时注意事项**

（1）脱去鞋、帽；直立，两眼正视前方；脚跟靠拢，脚尖分开60°；两足后跟、臀部、肩胛同时接触墙壁，在一条直线上。

（2）体位：＜3岁取卧位（图2-5A）；≥3岁取立位（图2-5B）。

（3）记录：以厘米为单位，精确到0.1厘米。

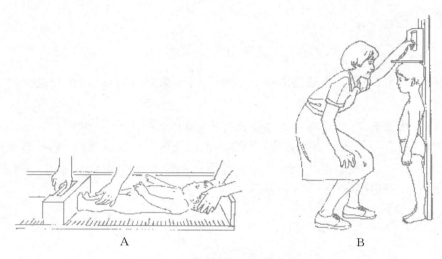

A　　　　　　　　　　　　　　　　　　　B

图2-5　身长（高）测量的方法

**监测技能 2**

**体重测量**

**1. 体重测量工作要求**　体重是全身各组织、器官的总重量，在一定程度上反映幼儿骨骼、肌肉、皮下脂肪和内脏重量增长的综合情况。

**2. 体重测量工作方法**

（1）按体重增长的倍数来计算。已知出生体重，6个月时体重为出生体重的2倍左右，周岁时约3倍，2岁时约4倍，3岁时约4.6倍。

（2）按体重增长的速度来计算，在出生后3个月内，每周体重增加200～190克；3～6个月每周增加180～150克；6～9个月每周增加120～90克；9～12个月每周增加90～60克。

（3）按公式推算出生体重按3 000克计算。6个月以内体重：一出生体重＋月龄×600（克）；7个月至1岁体重：出生体重＋月龄×500（克）；2～7岁体重：年龄×2＋8（千克）。

**3. 测量时的注意事项**

（1）调零点；排空大小便；脱去外衣、鞋、帽。

（2）体位：＜1岁的婴儿取卧位（图2-6A）；1～3岁幼儿取坐位（图2-6B）；＞3岁幼儿取立位（图2-6C）。

（3）记录：以千克为单位，精确到 0.01 千克。

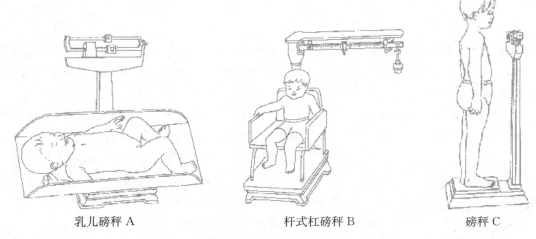

乳儿磅秤 A　　　　　　杆式杠磅秤 B　　　　　　磅秤 C

图 2-6　体重测量方法

监测技能 ❸

## 胸　围　测　量

**1. 胸围测量工作要求**　胸围是胸廓的最大围度。胸围经胸前乳头下缘至后背肩胛骨下角绕胸一周的长度。可以间接反映肺、胸廓骨骼、肌肉和皮下脂肪的发育程度。

**2. 胸围测量工作方法**

（1）胸围的增长规律和估算方法。新生儿：平均为 32 cm；胸围 < 头围（相差 1～2 cm）。婴儿期增长最快，约 14 cm，1 岁时约为 46 cm；胸围＝头围。1 岁至青春期前：胸围 > 头围，胸围超过头围的厘米数约等于周岁数减 1。

（2）测量方法：被测者处于平静状态，两手自然平放或下垂，两眼平视，测量者立于其前方或右方，用左手拇指将软尺零点固定于被测者胸前乳头下缘，右手拉软尺经两肩胛骨下角下缘，经左侧面回至零点，取平静呼、吸气时的中间读数（图 2-7）。

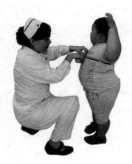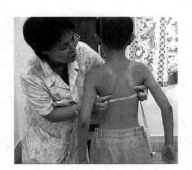

图 2-7　胸围测量方法

**3. 测量时的注意事项**

（1）注意被测者姿势是否正确，有无低头、耸肩、挺胸、驼背等，及时予以纠正，严格掌握软尺的松紧度，软尺轻轻接触皮肤（1 岁以下婴儿皮下脂肪松厚者宜稍紧），肩胛下角如触摸不到，可令被测者挺胸，触摸清楚后被测者应恢复正确检测姿势。

（2）体位：< 3 岁儿童卧位或立位；≥ 3 岁儿童取立位。

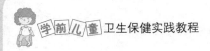
(3)记录：以厘米为单位,精确至0.1厘米。

**监测技能 ④**

### 头 围 测 量

**1. 头围测量工作要求**　头围经眉弓上方、枕后结节绕头一周的长度。与脑和颅骨的发育密切相关。异常表现有：小头畸形(大脑发育不全)；头围过大：脑积水、佝偻病。2岁以内测量最有价值。

**2. 头围测量工作方法**

(1)头围的增长规律和估算方法。新生儿：平均为34厘米；1岁：46厘米(前半年增加9厘米,后半年增加3厘米)；2岁：48厘米；5岁：50厘米左右；15岁：54～58厘米,接近成人。

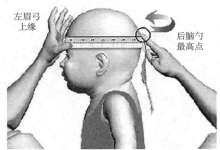

图2-8　头围测量方法

(2)测量者立于被测者之前或右方,用左手拇指将软尺零点固定于头部右侧齐眉弓上缘处(软尺下缘恰于眉毛上缘),软尺从头部右侧绕经枕骨粗隆最高处回至零位(图2-8)。

**3. 测量时的注意事项**

(1)严格掌握软尺的松紧度。女孩头顶的发辫、发结要放开,饰物要取下,头发蓬松者要适度压实,测量时软尺应紧贴皮肤,左右对称。

(2)体位：取立位或坐位。

(3)记录：以厘米为单位,精确至0.1厘米。

**监测技能 ⑤**

### 入园(所)健康检查

**1. 入园(所)健康检查工作要求**　儿童入托幼机构前应当经医疗卫生机构进行健康检查,合格后方可入园(所)。承担儿童入园(所)体检的医疗卫生机构及人员应当取得相应的资格,并接受相关专业技术培训。

**2. 入园(所)健康检查工作方法**

(1)应当按照《管理办法》规定的项目开展健康检查,规范填写"儿童入园(所)健康检查表(见附件1)",不得违反规定擅自改变健康检查项目。

(2)儿童入园(所)体检中发现疑似传染病者应当"暂缓入园(所)",及时确诊治疗。对有传染病接触史的儿童,必须经过医学观察,观察期满且无症状再做检查,正常者可入园。

(3)幼儿转园,应凭原在园的健康检查表无传染病接触史的转园证明。幼儿离园3个月以上,需要重新体检后方可再入园。

(4)有严重先天性心脏病、裂腭、癫痫、中度以上智力低下(不适应集体生活不能接受教育)等疾病的儿童未矫治前不宜入园。

(5)入园体检时发现疾病应及时治疗,患营养不良、贫血等可以入园后矫治、患传染病应隔离治疗,痊愈后凭医疗单位的证明方可入园。

(6)儿童入园(所)时,托幼机构应当查验《儿童入园(所)健康检查表》《0～6岁儿童保健手册》《预防接种证》。发现没有预防接种证或未依照国家免疫规划受种的儿童,应当在30日内向托幼机构所在地的接种单位或县级疾病预防控制机构报告,督促监护人带儿童到当地规定的接种单位补证或补种。托幼机构应当在儿童补证或补种后复验预防接种证。

儿童入园(所)
健康检查表

**监测技能 ⑥**

### 幼儿园定期健康检查

**1. 定期健康检查工作要求**　承担儿童定期健康检查的医疗卫生机构及人员应当取得相应的资格。熟悉并配合保健医生对儿童进行体检的过程和方法。

儿童定期健康检查项目：测量身长（高）、体重（图2-9）；检查口腔、皮肤、心肺、肝脾、脊柱、四肢等；测查视力、听力；检测血红蛋白或血常规。

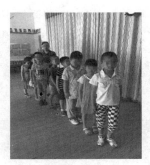
排队体检

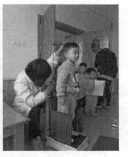
测身高、体重

图2-9　体检的儿童

**2. 定期健康检查工作方法**

（1）协助保健医生组织儿童排队。

（2）协助保健医生请点人数。

（3）帮助保健医生核对体检儿童的名单。

（4）搀扶或抱较小的儿童上、下身高和体重仪。

（5）帮助儿童迅速穿脱衣服和鞋。

（6）协助保健医生对体检的情况做认真的记录。

（7）安抚儿童情绪。

学年（上、下）儿童健康检查统计分析表

**监测技能 ⑦**

### 晨、午检及全日健康观察

**1. 晨、午检及全日健康观察工作要求**　保健人员认真对儿童进行晨、午检和全日健康观察。

**2. 晨、午检及全日健康观察工作方法**

（1）做好每日晨间或午间入园（所）检查。检查内容包括询问儿童在家有无异常情况，观察精神状况、有无发热和皮肤异常，检查有无携带不安全物品等，发现问题及时处理。

（2）应当对儿童进行全日健康观察，内容包括饮食、睡眠、大便和小便、精神状况、情绪、行为等，并做好观察及处理记录。

（3）保健人员每天深入班级巡视2次，发现患病、疑似传染病儿童应当尽快隔离并与家长联系，及时到医院诊治，并追访诊治结果。

（4）患病儿童应当离园（所）休息治疗。如果接受家长委托喂药时，应当做好药品交接和登记，并请家长签字确认。

卫生保健工作记录（登记）表

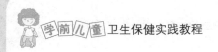

### ⋯⋯ 自主学习展示平台

**一、课堂讨论** ●

讨论：人们是如何看待幼儿生长发育和体检的？

**二、小组讲解和展示** ●

（1）以小组为单位，查阅学前儿童生长发育和体检的相关信息，并制作 PPT。

（2）运用 PPT 课件讲解并展示学前儿童生长发育和体检的相关知识、在幼儿园活动中有关生长发育和体检的操作技能和保健措施。

（3）对本学习情境中的案例或在实习中遇到的真实事件进行案例分析。

（4）回答其他组提出的问题，并向其他组提问。

| 评分标准 | 标准得分 | 实际得分 |
|---|---|---|
| 讲解清晰、全面、正确 | （40分） | |
| 案例分析生动、具体 | （20分） | |
| 能较正确地回答其他组的提问 | （20分） | |
| 能向其他组每组提出 1～2 个问题 | （20分） | |

**三、小组设计和展示** ●

（1）以健康教育为主题，设计儿童生长发育和体检主题海报，应内容充满童趣、图文并茂、易于幼儿理解。

（2）以健康教育为主题，依据绘本设计大、中、小班"我要长高""体检并不可怕"健康活动。

**四、绘本推荐** ●

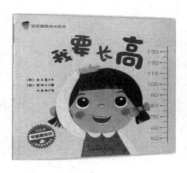 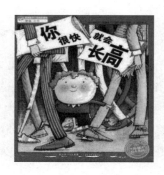 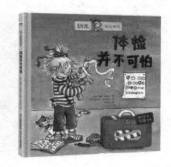

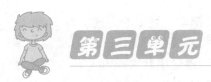

# 第三单元

# 学前儿童心理行为问题及卫生保健技能

根据世界卫生组织(WHO)的定义,心理健康不仅指没有心理疾病或变态、个体社会生活适应良好,还指人格的完善和心理潜能的充分发挥,亦即在一定的客观条件下将个人心境发挥成最佳状态。

《指导纲要》中明确指出:"幼儿园必须树立正确的健康观念,在重视幼儿身体健康的同时,要高度重视幼儿的心理健康。"学前儿童心理能力比较脆弱,很容易受到外界的影响,而一些不良影响会给儿童带来心理上和行为上的适应问题。因此,讲究心理卫生,维护婴幼儿的心理健康,是托幼机构卫生保健工作的一项重要内容。

## ❖❖ 学前儿童保健相关知识

### 一、学前儿童心理卫生及心理健康相关知识 ⬤

心理卫生也称精神卫生,是指维持和增进人们的心理健康、预防心理疾病的发生以及矫治各种不健康心理的心理学原则、方法和措施。

心理健康是指个体不仅没有心理疾病或变态,而且在心理上以及社会行为上均能保持最佳的状态。心理疾病是指一个人在情绪、观念、行为、兴趣、个性等方面出现一系列的失调,亦称心理障碍或心理问题。

(一)学前儿童心理健康的标准

学前儿童心理健康的标准:精力充沛;心情愉快;开朗合群;睡眠良好;坏习惯少。

1. 智力发展正常 智力正常的儿童在认知方面一般表现出想象力丰富、好奇心强、求知欲旺盛、动手能力和动作协调能力较强。智力落后的儿童较难适应社会生活,很难完成学习任务。

智商在 130 以上,为智力超常;智商在 90 以上,为智力正常;智商在 70~89,为智力偏低;智商在 70 以下,为智力落后。如果某个儿童的智力明显低于同龄儿童的平均发展水平,那么该儿童智力发展就可能是不正常的,其心理也就不可能是健康的。

智力正常或超常只能作为心理健康的标志之一,而不是唯一的标志。婴幼儿正处于智力迅速发展的时期,为幼儿做智力测验,要考虑智力的年龄标准和发展效应,要防止滥贴标签的现象。

2. 情绪稳定、愉快 情绪是一个人对客观事物是否符合自己的需要而产生的内心体验,它既是一种心理过程,又是心理活动赖以进行的背景。良好的情绪,反映了中枢神经系统功能活动的协调性,表示人的身心处于积极的平衡状态。

心理健康的儿童表现为情绪安定,积极向上,具有对他人的爱心和同情心。在他们身上,愉快、乐观、满意等积极情感总是多于消极情感,能较长时间保持良好的心境,没有不必要的紧张感和不安感。对待环境中的各种刺激能表现出与其年龄相符的适度反应,逐渐学会调节和控制情绪。如果情绪太

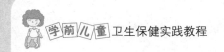

易变,反复无常,情绪的表现与内心体验不一致或与外部环境不协调,都是不健康的心理状态。

3. 人际关系和谐　我国心理学家丁瓒认为:"人类的心理适应,最主要的就是对于人际关系的适应,所以人类的心理病态主要是由于人际关系的失调而来。"个体的心理健康状态是在与他人的交往中表现出来的。心理健康的儿童,在与环境相互作用的过程中,能逐渐学会与环境建立起和谐的关系。他们乐于与人交往、合群、能理解和接受别人,也容易被别人理解和接受,能与他人友好相处。他们希望通过交往获得别人的了解、信任和尊重。心理不健康的儿童不能与人合作,甚至侵犯他人;对人漠不关心,缺乏同情心;斤斤计较,猜疑、嫉妒、退缩;不能置身于集体,与他人格格不入。

4. 行为统一协调　随着年龄的增长,儿童的思维变得有条理,主动注意的时间逐渐延长,能较好地控制自己的行为,情绪、情感的表达方式日趋合理和成熟,对客观事物的态度渐趋稳定。心理健康的儿童,心理活动和行为方式是协调一致的。其行为通常表现为既不过敏,又不迟钝,面对新的刺激情境能做出合理的反应,具有与大多数同龄儿童基本相符的行为特征。相反,心理不健康的儿童,注意力不能集中,兴趣时常转移,思维混乱,语言支离破碎,行为经常出现前后矛盾的现象,自我控制和自我调节能力很差。

5. 性格乐观、开朗　性格是个性的最核心、最本质的表现,它反映在对客观现实的稳定态度和习惯化了的行为方式之中。性格良好反映了人格的健全与统一。学前儿童的性格是儿童在与周围环境的相互作用中逐渐形成的,儿童的性格一经形成,就表现出相对稳定性。心理健康的儿童一般具有活泼开朗、乐观、自信,积极主动、独立性较强,谦虚、诚实、勇敢、热情、慷慨等性格特征;对自己、对别人、对现实环境的态度和行为方式比较符合社会规范。相反,心理不健康的儿童与别人和现实环境经常处于不协调的状态,表现出冷漠、自卑、孤僻、胆怯、执拗、依赖、吝啬和敌意等不良的性格特征。

6. 自我意识良好　自我意识是主体对自己及自己与客观世界关系的意识。自我意识在性格形成中起着关键的作用。当幼儿在语言中出现"我"时,就可以说他(她)已经开始有了自我意识。具有良好自我意识的儿童能了解自己,悦纳自己,体验到自己存在的价值;在他们身上积极、肯定的自我观念占优势,对自己表现出自爱、自尊、自豪感,对他人则表现出友善、同情、尊敬和信任。

(二)学前儿童心理健康的影响因素

学前儿童心理健康状态的维持以及问题行为和心理障碍的发生和发展,都是因为生理(生物)、心理和社会这三方面因素共同作用的结果。

1. 生理(生物)因素

(1)遗传因素。

(2)胎内环境:①营养不良的影响;②患病或用药不慎的影响;③情绪状态的影响。此外,妊娠期环境污染、放射线、烟酒等也会对胎儿的发育造成损害,从而影响儿童青少年期的心理发展。

(3)脑损伤或疾病:①分娩中的脑损伤;②脑外伤和脑疾病。

(4)生理发育迟缓。

2. 心理因素

(1)气质与性格

1)易养型(40%):"容易护理的"儿童。他们的生理活动的规律性强;喜欢探究新事物;适应性强;遇困难能坚持。

2)难养型(10%):"护理困难的"儿童。他们的生理活动没规律;对新事物难以适应;对外界刺激反应强烈;情绪波动;遇挫折易灰心。

3)兴奋缓慢型(15%):"慢慢活跃起来的"儿童。他们的生活节律多变;初遇新事物或陌生人时往往会退缩,对环境的适应较慢;对外界刺激的反应强度弱;心境带有否定性;活动量小。

性格是个性的核心,是人对客观现实表现出的比较稳定的态度以及与之相适应的习惯化的行为方式。性格是幼儿最明显、最主要的心理特征。

（2）需要与动机：儿童从出生开始就有了生理的需要。随着身心的发展以及与社会接触面的扩大，儿童的需要也越来越复杂，如产生被爱、被尊重、被别人称赞等需要。儿童年龄越小，对低层次的生理需要就越迫切。婴幼儿对食物、水、氧气、睡眠、休息、衣着和运动等方面的基本生理需求十分敏感。当环境不能及时提供条件以满足他们的这些需求时，就会使他们产生消极情绪或紧张状态。儿童就会体验到挫折。儿童受到挫折以后，会发生一些行为上的变化。儿童的某些合理需要得不到满足，就会产生不良的情绪，导致一些问题行为和心理障碍。

（3）情绪：情绪是人对客观现实的一种态度体验，主要反映了客观现实与人的需要之间的直接关系。学前儿童心理的紧张状态和平衡失调往往与他们的消极情绪联系在一起。

焦虑与人类身心需要能否得到满足有关，几乎所有的儿童都期望需要的满足，假如儿童安全、爱与归属、自尊等需要得不到满足，或者儿童怀疑自己的需要未得到满足，都可产生焦虑情绪。

恐惧常与焦虑联系在一起，恐惧是儿童时期经常产生的情绪。许多正常的儿童不仅对某些特殊事物感到恐惧，而且常常害怕多种事物的发生，如欺骗、攻击等。

（4）自我意识：个性的一个组成部分，是衡量个性成熟水平的标志，是整合统一个性各部分的核心力量，也是推动个性发展的重要因素，对人的心理活动和行为起着调节作用。正确地认识自我是儿童使自己的行为适应环境的基本条件之一，对幼儿个性的发展和行为的适应性具有重要的影响作用。

3. 社会因素

（1）家庭：①家庭结构；②家庭氛围；③家长的文化和心理素质；④教养态度和方式：专制型、溺爱型、放任型或冷漠型、民主型。

（2）托幼机构

1）师幼关系：教师亲切和蔼的教学态度可以使儿童产生良好的情绪和情感。

2）同伴关系：同伴关系是幼儿亲社会性行为发展的基本途径，是幼儿心理健康发展的重要因素。

积极行为表现为友好、帮助、分享、合作、同情、谦让。消极行为表现为打人、说难听话、抢占玩具、招惹别人、吵闹、引起冲突等。

研究发现，受欢迎幼儿表现出较多的积极、友好行为和很少的消极行为；被拒绝幼儿则表现出较多的消极、不友好行为，积极友好行为则很少；被忽视幼儿表现出的积极、友好行为和消极、不友好行为均较少；一般幼儿在各项研究中均居于中间水平。可见，为幼儿提供同伴的共同活动，创设一个良好的同伴集体，形成良好的同伴关系，对促进其亲社会性行为的正常发展是非常重要的。

（3）社会生活环境：社会人群、社会价值观、人口密集以及电视、计算机、网络等先进科学技术与幼儿的生活日益密切，幼儿与各种社会传媒的接触，直接影响了幼儿道德观念和行为的形成，对其身心发展产生重要影响。

在学前儿童心理发展过程中，生物因素、心理因素和社会因素相互影响、相互制约。生物因素是基本因素，社会因素通过心理因素来实现，它们错综复杂地交织在一起，对学前儿童的心理健康产生影响。因此，在对学前儿童进行心理健康教育时，必须充分考虑各种因素的作用，采取合理有效的措施促使学前儿童心理健康地发展。

## 二、学前儿童心理行为问题及卫生保健措施

（一）学前儿童常见心理行为问题

1. 情绪障碍　情绪障碍主要有恐惧症、强迫症、焦虑症、抑郁症等，学前儿童的情绪问题不少见。据有关研究人员所作的调查，至少有3%～5%的儿童有较为严重的情绪障碍，如果衡量的标准再放松一点，概率就更高。情绪障碍在男、女童中发生率相接近。其预后相对较好，随着儿童年龄的增长，大部分儿童的情绪障碍会自然消失，只有少数人才会影响成年后的生活。

2. 睡眠障碍　睡眠障碍主要有夜惊、梦魇。夜惊是指睡眠时所产生的一种惊恐反应。梦魇是指

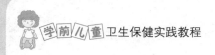

以做噩梦为主要表现的一种睡眠障碍。

3. **进食障碍** 进食障碍以进食行为异常为显著特征的一组综合征,主要指神经性厌食、神经性贪食和神经性呕吐。一般不包括拒食、偏食和异嗜癖。

4. **排泄障碍** 遗尿症属于儿童行为障碍中的排泄障碍。

5. **语言障碍** 语言障碍是由于大脑发育迟缓而造成的言语障碍。有语言发育迟缓和口吃等。

6. **品行障碍** 学前儿童中比较常见的品行障碍有攻击性行为、说谎、偷窃、残害小动物、破坏公物等。男童中的发生率明显高于女童。

7. **神经性习惯** 神经性习惯由于不当的环境和教育,部分儿童会产生多种不良习惯。这些习惯是一些比较固定的、自动化的动作倾向,主要有吸吮手指和衣服、舔嘴唇、咬指甲等,还有拔头发、习惯性阴部摩擦等。

8. **多动症** 多动症是多动综合征的简称,是一类以注意力障碍为最突出表现,以多动为主要特征的儿童行为问题,故也称注意缺陷多动障碍。该症以注意力涣散、活动过度、情绪冲动和学习困难为特征,属于破坏性行为障碍,在儿童行为问题中颇为常见。多动症一般在幼儿3岁左右就会起病,通常男童多于女童。

9. **选择性缄默症** 选择性缄默症是指已经获得语言能力的儿童,因精神因素的影响,而出现的一种在某些场合保持沉默不语的现象。其实质是社交功能障碍而非语言障碍。患儿的语言生理结构和智力都没有障碍,只是由于精神因素引起缄默不语。选择性缄默症多在3～5岁时起病,女童多见。

**(二)学前儿童心理行为问题卫生保健措施**

1. **家庭方面** 家庭中注意家庭成员要创造温馨和谐的家庭氛围,教养态度要一致。幼儿心理问题,其实都是家庭问题。家庭是健康的,孩子就是健康的。孩子出问题了,其实是家庭系统出了问题,如果不改善这个系统,是解决不了孩子问题的。现今,孩子的心理特点绕不开独生子女问题。独生子女家庭基本上是6个大人爱1个孩子,集全家的财力和情感于一身:他们见多识广,所以智商高;他们不缺爱也不缺物质,所以善良、富有同情心;他们从小受到尊重,所以要求平等和话语权。

(1)幸福的家庭有一个共同点——家里没有控制欲很强的人,夫妻俩都比较成熟。成熟与学历、收入、社会地位无关,农民也可以很成熟,主要的体现是没有很强的控制欲,做事情比较独立,家庭中各个成员各自做各自的事情,有困难的时候就互相帮助。家庭成员之间彼此关心,但又不是彼此控制,这样的家庭就比较健康。

家里有一个控制欲很强的人,其他人就会有压力,慢慢就会出现问题。比如做作业本是孩子自己的事情,如果家长总想去控制的话,孩子就学不会独立做作业,而是拖拖拉拉一会儿要喝水,一会儿要吃东西。

(2)夫妻关系不和。夫妻关系不和非常不利于孩子的成长,两人常年冷战就是不离婚,这样家庭的孩子也会有问题。

(3)亲子关系问题。独生子女家庭教育里,亲子关系是一个非常隐蔽的问题。有时亲子之间的关系是爱,但却用怨恨的形式表现出来。

2. **幼儿园方面** 构建适宜的幼儿园环境,减少幼儿的心理问题。幼儿园应注重培养儿童的自尊、社会性和自主性。幼儿园提供幼儿社交环境,不把幼儿园变成竞争的场所;评价幼儿以过程为导向;教师要会与孩子沟通。

具体做法:

(1)注意对幼儿说话的口气。

(2)吓唬这招不可取。

(3)正确对待幼儿的"毛病",不要斥责、耻笑。

(4)幼儿学习口语阶段,说话不流畅,不要认为是"口吃"。不要因为大人的态度,使幼儿不敢说话，或怕说不好。越紧张，越容易张口结舌。

（5）幼儿有"习惯性擦腿动作"，并非见不得人的毛病，要与家长取得联系，共同采取矫正的方法。

（6）新入园的幼儿，可能因为紧张不安而尿裤子，或总跑厕所，要正确对待。

（7）幼儿"说瞎话"，要认真分析，是"无意"还是"有意"，要区别对待。

（8）幼儿提出有关性的问题，回答时，表情要自然，语气要自然，回答要合理、简单。

3．社会方面　要有鼓励儿童个人竞争技巧发展的社会支持系统。幼儿园开展主题活动"情绪管理"，通过绘本《爱发脾气的孩子》《不要霸道自己做》《为什么我不能打人》开展谈话、集体教学等一系列的健康教育活动，让幼儿认识到心理健康的重要性及学习正确宣泄情绪的方法。

4．学前儿童常见心理行为问题的矫治措施

（1）行为矫正法：根据学习的原理运用奖罚的方法去改变或消除不良行为或症状，并教给学前儿童顺应社会的良好行为。这一方法在学前儿童的补偿性教育中已被最广泛地采用，在认知发展水平较低的学前儿童身上应用，也大多收到明显的效果。

（2）游戏矫治法：为儿童创设一个特别的游戏室（角），通过游戏，让学前儿童自发地、自然地将自己的心理感受与问题充分表现出来，获得情绪上的放松，最终认识自我，并在教师的指导下学会控制自我。个体性的游戏矫治对解决由学前儿童本身的情绪而导致的问题较有效，而集体性的游戏矫治则对解决由社会适应困难而引起的问题较为有效。

（3）家庭治疗法：家庭心理治疗是一类以家庭为单位，通过治疗性会谈、行为作业及其他非言语性技术来消除心理、病理现象，促进个体和家庭成员心理健康的心理治疗方法。首先对学前儿童进行心理障碍的评估和诊断，再对问题儿童进行家庭干预，这对少年儿童心理行为障碍的治疗有良好的效果。

（4）团体训练法：团体训练法是一个既可以加强团体成员关系，同时又可以有效消除自闭行为的方法，如对在幼儿园有自闭表现的孩子，可以由教师组织一个简单但较适合团体成员性格的活动，比如种树、种花或者简单的团体体育运动，这样可以强化团体成员对自身角色的认同，增强彼此的认同感。

（5）动物辅助疗法：动物辅助治疗是以动物为媒介，通过人与动物的接触，而使病弱或残疾个体身体状况得到改善或维持；或者使个体的心理状况透过有动物参与的活动，加强与外界环境的互动，进而能适应社会的一种以目标为导向的干预方法。动物辅助治疗有助于缓解儿童的焦虑，促进儿童社会化进程，尤其是可减少智力落后、注意力缺陷、脑瘫等心理障碍儿童的问题行为并促进他们的发展。

（6）感觉统合：是指人们如何对身体及外在环境感觉所提供的讯息作出回应。简单地说，大脑整合了视觉、听觉、触觉、嗅觉、味觉及动作，并将这些感觉经验赋予意义，做出正确的回应与行动。

## 情景再现及防范技能

心理学家经过长期研究认为，儿童时期是培养健康心理的黄金时期，如果有一个好的开始，将来可使孩子的品德智力得到健康的发展；如果在此时忽略了孩子的心理卫生，那么，希望孩子成人后有健全的人格和健康的心理就比较困难。

### 一、情景再现

#### 情景再现 1

**孩子"吃手"**

[情景描述]　某家长反映孩子最近总是喜欢吃手，不光把手指甲露在外面的部分咬没了，还把一部分指甲从肉上剥了下来，手指头都流血了。有两个手指头上面的皮肤还被她扯掉了，整个手看起来很吓人（图3-1）。家长什么方法都用过了，道理也讲了，骂也骂了，还给她涂过苦药水，可是都不管

用。她当着家长的面是不咬了,可是每天从幼儿园回到家手上都有新鲜咬的痕迹,有时候家长发现她晚上躲在被子里咬指甲或者用两个手在被子里剥指甲。

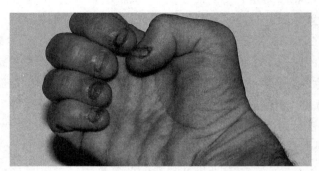

图3-1 "吃手"后的表现

【情景分析】 从这位家长描述的语言和提供的图片可以看得出来,孩子咬指甲的情况已经十分严重。对于严重持续性的损伤性吃手行为,首先需要认真了解更多的背景信息,因为孩子的行为表现往往只是一些外显的信号。跟家长沟通后了解到孩子在很小时候父母闹离婚经常吵架,孩子在这种环境成长缺少安全感和依恋感,就产生吃手行为。

**情景再现❷**

### 孩子"习惯性阴部摩擦"

【情景描述】 家长自述:我女儿4岁半,她有一种奇怪的行为。经常晚上睡前都要双腿夹紧,肚子一起一伏,目光凝视,直到一头大汗后才能入睡。发作时不愿意别人打扰,且随着年龄增长,越来越频繁,实在令人焦急。

【情景分析】 幼儿习惯性将两腿交叉在一起上下摩擦,或骑坐在某些物体上来回活动身体的行为,称为习惯性阴部摩擦,常因阴部瘙痒,躺卧成一定体位,摩擦外阴进行止痒,逐渐成为一种习惯,不是儿童早熟的现象,多数发生在入睡之前或者醒来时。当发生上述行为时,一般可设法转移其注意力。不要让儿童过早卧床或醒来后赖床,衣着勿过暖,内裤不要太紧,衣服应舒适宽松,最好选用纯棉布料,避免对皮肤的刺激。讲究卫生,经常洗澡,经常清洗阴部,男童要用水除去包皮垢,女童清洗外阴,保持外阴的清洁、干燥。

## 二、防范技能

据世界卫生组织(WHO)统计,在发达国家中3～5岁的儿童,有心理问题的占5％～15％,其中语言发育迟缓的占1％～5％,阅读困难的占3％～5％,明显智力弱的4‰,轻度智力弱的占3％,遗尿的占3％,注意力不集中、活动过多的占8.9％,情绪不稳、容易激动的占16.8％,依赖心理的占21％,挑食、偏食的占34.1％,吸咬指甲的占11.6％,其余尚有睡眠不安、夜惊、说谎等。

**防范技能❶**

### 幼儿常见心理行为问题:神经性习惯表现

**1. 幼儿神经性习惯表现及其矫正工作要求** 根据孩子神经性习惯表现采取相应矫正措施。

**2. 幼儿神经性习惯表现及其矫正操作方法**

(1)吮手指

1)吮手指表现:吸吮是一种本能的反射,凡接触到婴儿口唇的任何物体,都会引起婴儿吸吮反射。

　　2)吮手指的原因:早期喂养不当;生活环境单调。

　　3)吮手指的防治:①运用正确的喂养方法,定时、定量;②丰富儿童的物质和精神生活;③给予心理上的满足;④在手指上涂抹苦味剂。

　　(2)咬指甲

　　1)咬指甲的表现:儿童经常不由自主地咬指甲和周围的表皮、各小关节侧的皮肤、衣袖、领子以及其他各种物品。有些儿童还伴有多动、睡眠不安、挖鼻孔等多种行为问题。在情绪不安时,咬指甲的行为表现更为突出。

　　2)咬指甲的原因:①与儿童紧张的心理状态有关;②孩提时代的模仿;③家庭不和睦等。

　　3)咬指甲的防治:①消除引起心理紧张的各种因素;②引导儿童参与各种游戏活动;③培养良好的卫生习惯;④在指甲上涂苦味剂;⑤对于较严重的患儿,可采取行为治疗的方法进行矫正。

**防范技能 2**

### 幼儿常见心理行为问题:  选择性缄默症

　　**1. 幼儿选择性缄默症表现及其矫正工作要求**　　根据幼儿选择性缄默症表现采取相应矫正措施。

　　**2. 幼儿选择性缄默症表现及其矫正操作方法**

　　(1)选择性缄默症的表现:患儿智力发育正常,主要表现为在某些场合拒绝讲话,而在另外一些场合则能进行正常的语言交流。缄默时,可以用手势、点头、摇头等躯体语言进行交流,有时也用书写的方式来表达。拒绝讲话的场合,一般在学校或在陌生人面前。少数儿童正好相反,在学校说话而在家里不说话。有缄默症的患儿,在学龄前常易被忽视。当患儿不愿与陌生人讲话时,往往被父母误认为是胆小、害羞。直到上学以后,老师发现他不愿意回答任何问题,也从不与同学交谈,才被老师注意。但患儿能照常参加学习。

　　(2)选择性缄默症的原因:①器质性因素,患儿病前往往有个性缺陷,如敏感、胆怯、害羞、孤僻、脆弱、依赖性较强等;②社会心理因素,许多患儿幼年有精神创伤的经历。如家庭矛盾冲突、父母关系不和及离异,受虐待、惊吓,环境突然变迁等。

　　(3)选择性缄默症的矫正:①避免精神刺激;②消除心理紧张因素;③转移法;④行为矫正;⑤药物治疗。

### 自主学习展示平台

#### 一、课堂讨论 ●

讨论:在你周围的人中有无心理问题患者? 人们应如何面对和处理心理问题?

#### 二、小组讲解和展示 ●

　　(1)以小组为单位,查阅学前儿童心理行为问题及卫生保健的相关信息,并制作PPT。

　　(2)运用PPT课件讲解并展示学前儿童心理行为问题及卫生保健的相关知识、在幼儿园活动中有关心理行为问题的操作技能和保健措施。

　　(3)对本学习情境中的案例或在实习中遇到的真实事件进行案例分析。

　　(4)回答其他组提出的问题,并向其他组提问。

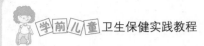
| 评分标准 | 标准得分 | 实际得分 |
|---|---|---|
| 讲解清晰、全面、正确 | （40分） | |
| 案例分析生动、具体 | （20分） | |
| 能较正确地回答其他组的提问 | （20分） | |
| 能对其他组每组提出1～2个问题 | （20分） | |

### 三、小组设计和展示

（1）以健康教育为主题，设计儿童心理行为问题及卫生保健主题海报，应内容充满童趣、图文并茂、易于幼儿理解。

（2）以健康教育为主题，依据绘本设计大、中、小班"我不发脾气"健康活动。

### 四、绘本推荐

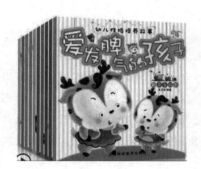
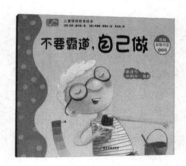
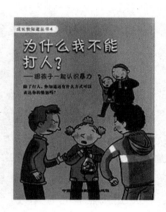

## ✻ 上篇小结

1. 本篇涉及学前儿童生理解剖特点、生长发育和心理行为问题3个单元内容。其中第一单元涉及学前儿童生理解剖九大系统，这九个系统相对独立，又是重要生理解剖理论基础，所以设置9个“学习情境”表述。

2. 第二单元涉及学前儿童生长发育测量及健康评价，设置2个“学习情境”表述。

3. 第三单元将学前儿童心理行为问题作为工作过程，因为幼儿园目前有心理行为问题的孩子增加，目的是让保教人员重视学前儿童心理行为问题并掌握其操作要领。

4. 在各单元或学习情境框架结构有“学前儿童保健相关知识”“情景再现及防范/矫正技能”“自主学习展示平台”三大板块，目的是帮助学生理解此三大板块的幼儿园实践环节，与幼儿园保育、教育见习和实习接轨，让保教人员既掌握理论又联系实际。

5. 为了促进学生自学，在“自主学习展示平台”中，让学生以小组为单位，先查阅相关信息，制作并讲解PPT；为了帮助学生与幼儿园健康教育接轨，在此板块中推荐与幼儿园健康教育相关的绘本，让学生依据绘本组织健康教育活动，设计健康主题海报。

## ✻ 反思探究

1. 人体九大系统的生理解剖相关知识要点有哪些？学前儿童的生理解剖特点有哪些？如何将人体九大系统的相关知识渗透到幼儿园健康教育主题之中？

2. 在生活中与生长发育相关的案例有哪些？学前儿童生长发育特点有哪些？学前儿童生长发育测量和健康检查有哪些？如何操作？如何将生长发育和健康检查的相关知识渗透到幼儿园健康教育主题之中？

3. 在生活中与心理行为问题相关的案例有哪些？学前儿童常见的心理行为问题有哪些？如何矫正？如何将学前儿童心理行为问题的相关知识渗透到幼儿园健康教育主题之中？

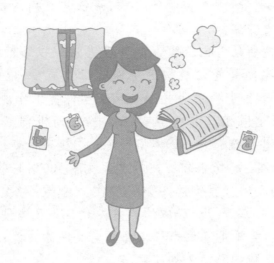

中篇

托幼机构卫生保健篇

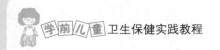

托幼机构卫生保健工作的主要任务：贯彻以预防为主、保教结合的工作方针，为学前儿童集体创造良好的生活环境，预防控制传染病，降低常见病的发病率，培养健康的生活习惯，保障学前儿童的身心健康。

国家为贯彻落实《托儿所幼儿园卫生保健管理办法》（以下简称《管理办法》），加强托幼机构卫生保健工作，切实提高托幼机构卫生保健工作质量，依据 1985 年印发的《托儿所、幼儿园卫生保健制度》，特制定《托儿所幼儿园卫生保健工作规范》（以下简称《规范》）。

在《规范》第 2 部分卫生保健工作内容与要求中，托幼机构卫生保健工作规范有十大内容：①一日生活安排；②儿童膳食；③体格锻炼；④健康检查；⑤卫生与消毒；⑥传染病防控；⑦常见病预防管理；⑧伤害预防；⑨健康教育；⑩信息收集。

幼儿园卫生保健工作必须把贯彻落实《规范》作为主要任务。幼师生在"学前儿童卫生保健"这门课的学习中，应掌握《规范》中的相关内容。为了方便学生掌握《规范》中的内容与要求，本篇重点阐述：学前儿童营养与膳食卫生及保健技能；学前儿童常见病及传染病防范技能；学前儿童安全防护及意外伤害防范技能。

### ✳ 学习目标

1. 掌握学前儿童营养与膳食卫生保健技能。
2. 熟悉学前儿童常见病和传染病保健与预防技能。
3. 熟悉学前儿童安全防护及意外伤害预防与处理技能。

### ✳ 关键词

营养、膳食、蛋白质、脂肪、碳水化合物、无机盐（钙、铁、碘、锌）、维生素（维生素 A、维生素 $B_2$、维生素 C、维生素 D）、水。膳食计划、食谱制作。

疾病、非传染性疾病、传染病、甲类传染病、乙类传染病、丙类传染病；病毒性传染病、细菌性传染病；计划免疫、重大传染病应急预案。

安全防护、意外伤害、儿童意外伤害急救技术：呼吸道异物急救、心肺复苏、紧急止血技术等。特殊意外伤害、重大意外事件应急预案。

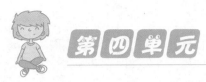

# 第四单元

# 学前儿童营养与膳食卫生及保健技能

学前儿童正处于生长发育旺盛时期,每天必须从膳食中充分获得营养物质,才能满足其生长发育和生活活动的需要。如果学前儿童长期缺乏某种营养和热能供应不足或过量,不但影响学前儿童的生长发育,还能引起许多疾病。目前,我国学前儿童营养方面存在两种现象:营养不足和营养过剩。营养不足是指儿童每天得不到足够的营养,后果是儿童身体、智力发育得不到充分营养,免疫力下降,导致死亡率上升,同时,成年后患慢性病的概率增加;营养过剩是指儿童每天摄入的营养过剩,后果是儿童出现肥胖症,成年后易患心血管病、脂肪肝、糖尿病等非传染病。有关报道,2岁以前肥胖幼儿成年后80%以上终身肥胖,因而从幼儿时期每天合理膳食是非常重要的。

我国幼儿园保教内容中明确指出:要保证幼儿必需的营养和做好膳食卫生保健工作,培养幼儿良好的生活卫生习惯和独立生活能力。全日制幼儿园一般安排幼儿在园进行三餐两点,也就是说,幼儿一天纳入的营养较大比例是在幼儿园,再加之现在的幼儿父母基本上都是双职工家庭,没有太多的精力去为孩子做营养搭配食物,因此,全日制幼儿园的营养配餐就显得尤为重要。

## ⋯⋯▶ 学前儿童保健相关知识

### 一、营养膳食相关知识 ●

(一)营养与营养素

1. 营养与营养素　营养是指人体摄取、消化、吸收和利用食物中营养物质以满足机体生理需要的生物学过程。营养素是指食物中可给人体提供能量、机体构成成分和组织修复以及生理调节功能的化学成分。营养素主要包括蛋白质、脂肪、碳水化合物(糖类)、无机盐(矿物质)、维生素和水六大类。热能是人体维持基本的生命活动和日常的劳动、运动等需要做功而消耗的能量。

2. 产能营养素与非产能营养素　产能营养素是指提供热能的营养素,主要包括碳水化合物、脂肪和蛋白质。非产能营养素是指不提供热能的营养素,包括维生素、无机盐和水等。

3. 营养生理需要量与供给量　营养生理需要量是指能保持人体健康,达到应有的发育水平和能充分发挥效率完成各项体力和脑力活动的、人体所需要的能量和各种营养素的必需量。低于这个量将对健康产生不利影响。膳食营养素供给量是指每日通过膳食对机体提供的各种营养素的数量。膳食营养素供给量略高于营养生理需要量。

长期热能摄入不足:会动用机体储存的糖原及脂肪,发生营养不良,临床主要表现为消瘦、贫血、神经衰弱、皮肤干燥、脉搏缓慢、体温低、抵抗力低,儿童出现生长发育停滞等。

长期热能摄入过多:会造成人体超重或肥胖,血糖升高,脂肪沉积,肝脂肪增加,肝功能下降。过度肥胖还可造成肺功能下降,易造成组织缺氧。肥胖并发症主要有脂肪肝、糖尿病、高血压病、胆石

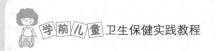

症、心脑血管疾病及某些癌症。

（二）学前儿童营养需求

1. 人体热能消耗的 5 个方面　见图 4-1。

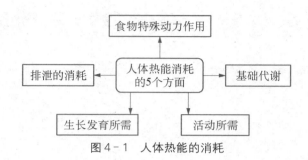

图 4-1　人体热能的消耗

基础代谢：人体在清醒安静、空腹情况下，于 18～25℃ 环境中，维持基本生命活动所需的最低能量。学前儿童占 60％ 左右。

食物特殊动力作用：又称食物热效应，是指人体摄食过程中引起的额外的能量消耗。原因是摄食过程中，营养素的消化、吸收、转化、合成所消耗的能量。学前儿童占 10％ 左右。

生长发育所需：这部分能量消耗是儿童所特有的。学前儿童占 25％ 左右。

生活活动所需：这部分能量消耗波动较大。

排泄的消耗：排泄人体废物也会消耗部分热量。

2. 膳食中热能的供应量和食物来源　一切生物都需要热能来维持生命活动（图 4-2）。

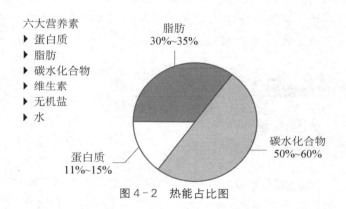

图 4-2　热能占比图

（1）能量单位

1）焦耳（J）：焦耳相当于 1 牛顿的力使 1 千克的物质移动 1 米所消耗的能量。营养学上常使用千焦耳（kJ）。

2）卡（cal）：1 卡是使 1 克纯水由 15℃ 升到 16℃ 所需要的能量。营养学上常使用千卡（kcal）。

3）单位换算：1 kcal＝4.184 kJ

（2）能量来源：人体需要的能量主要来自于食物中的碳水化合物、脂肪和蛋白质。

（3）能量系数：每克碳水化合物、脂肪、蛋白质在体内氧化产生的能量值。

碳水化合物　16.7 kJ（4 kcal）/g

脂肪　　　　37.7 kJ（9 kcal）/g

蛋白质　　　16.7 kJ（4 kcal）/g

人类所需的热能来源于蛋白质、脂肪和碳水化合物三大产能营养素。

一般建议，学前儿童每日膳食中，蛋白质占总热能的 11％～15％、脂肪占 30％～35％、碳水化合物占50％～60％(图2-2)。

3.产能营养素　产能营养素是指提供热能的营养素,主要包括蛋白质、脂肪、碳水化合物。

(1)蛋白质:是一切生命的物质基础,没有蛋白质就没有生命,约占人体总重的20％,占总固体量的45％,是构成肌肉、血液、皮肤、骨骼等多种机体组织的主要物质。

1)蛋白质的生理功能:①新生和修补机体组织,蛋白质是构成一切细胞的基本物质,是体液的主要成分。②调节生理功能,蛋白质是构成酶、激素等的基本原料。③防御功能,蛋白质是人体内免疫物质的重要组成部分。④供给热能,蛋白质能够供给热能。

2)蛋白质的组成:蛋白质由20种氨基酸组成。凡在体内能够合成的氨基酸,称为非必需氨基酸;凡体内不能合成、必须从食物中获取的氨基酸,称为必需氨基酸。对成人来说,必需氨基酸共8种:赖氨酸、色氨酸、蛋氨酸、苯丙氨酸、亮氨酸、异亮氨酸、苏氨酸和缬氨酸。对婴幼儿来说,必需氨基酸有9种,还包括组氨酸。

3)蛋白质营养价值和食物来源:蛋白质的营养价值,取决于所含必需氨基酸的种类和比例。动物性蛋白质中所含必需氨基酸的种类齐全,比例适当,为优质蛋白质。动物性蛋白质食物来源:肉类、鱼类、蛋类、奶类等。

植物性蛋白质因所含必需氨基酸种类不全,营养价值较低。植物性蛋白质食物来源:豆类、谷类、干果类。大豆蛋白质所含氨基酸很丰富,属于优质蛋白质。

食物蛋白质的营养评价包括食物蛋白质的含量、蛋白质的消化率和利用率。

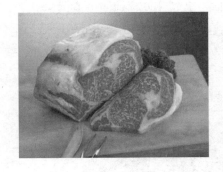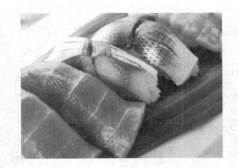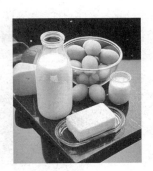

4)机体对蛋白质需要量:学前儿童因为生长发育,不但需要蛋白质补充消耗,还要构成新的组织,所以需要的蛋白质较成人多。若长期缺乏蛋白质,尤其是优质蛋白质,可导致生长发育迟缓、体重过轻、贫血、免疫力降低,甚至智力障碍等;但如果饮食中蛋白质过多,易产生便秘及食欲减退,大量蛋白质的代谢产物还会增加肾脏的负担。

5)学前儿童蛋白质的参考摄入量:动物性蛋白质和豆类蛋白质不宜少于每日所需蛋白质总量的50％。动物性蛋白质与豆类蛋白质为优质蛋白。学前儿童生长发育旺盛,蛋白质需求量相对比成人多。学前儿童摄取的蛋白质最好有一半是动物性蛋白质和豆类蛋白质。

(2)脂肪:脂肪是重要的产热营养素,是人体热能的储存库。存在于人体和动物的皮下组织及植物体中,是生物体的组成部分和储能物质。

1)脂肪生理功能(图4-3):①构成人体细胞的成分。脂肪是构成细胞膜及各种细胞器的重要物质,脑组织是含脂质最多的物质。②具有维持体温和保护脏器的功能。脂肪具有减少体热散发和固定内脏器官,使之免受撞击、震动损伤的作用。③促进脂溶性维生素的吸收。脂肪能够促进脂溶性维生素(A、D、E、K)的吸收。④增进食欲,增加饱腹感。脂肪能够改善

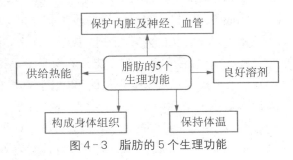

图4-3　脂肪的5个生理功能

食物的滋味,增加食物的美味和饱腹感,延缓胃的排空。⑤供给热能。脂肪是人体热能的重要来源,每克脂肪在体内氧化可供能量 9 kcal。

2)脂肪的食物来源:脂肪的食物来源主要有植物性脂肪和动物性脂肪两大类。主要有各种植物油、油料种子和动物性食物。必需脂肪酸的最好食物来源是植物油类。分为饱和脂肪酸(肉类、鱼类等动物的脂肪组织)和不饱和脂肪酸(植物种子,还有干果类,如核桃、杏仁、花生、芝麻等)。

3)机体对脂肪的需要量:长期缺乏易致营养不良、生长迟缓、各种脂溶性维生素缺乏;脂质供给过多,热能的摄入超过消耗,可导致肥胖。

4)学前儿童脂肪的参考摄入量:学前儿童每日每千克体重需要脂肪约 4 克,6 岁以上每日每千克体重需 2.5～3 克。脂肪所供给的热能应占总热能的 25%～30%。

(3)**碳水化合物**:是由碳、氢和氧 3 种元素组成,由于它所含的氢氧的比例为 2:1,与水一样,故称为碳水化合物。它是为人体提供热能的 3 种主要的营养素中最廉价的营养素。

1)碳水化合物的生理功能:①构成机体的重要生命物质之一。它是糖蛋白、黏蛋白和糖脂不可缺少的成分。②解毒功能。合成肝糖原,增强机体的解毒能力。③储存和供给能量。它是热能的主要来源。人体健康所需的能量中,55%～65% 由碳水化合物提供。④抗生酮作用。脂肪在体内分解代谢,需要葡萄糖的协同作用。当膳食中碳水化合物供应不足时,会导致酮血症和酮尿症。⑤增强肠道功能。非淀粉多糖类,如纤维素、果胶等,虽然不能在小肠消化吸收,但能刺激肠道蠕动,增强肠道的排泄功能。

2)碳水化合物的食物来源:食物中的碳水化合物分成两类,即机体可以吸收利用的有效碳水化合物如单糖、双糖、多糖和机体不能消化的碳水化合物,如纤维素(也是人体必需的物质)。碳水化合物分单糖、双糖、低聚糖和多糖 4 类。糖的结合物有糖脂、糖蛋白和蛋白多糖 3 类。碳水化合物的主要食物来源有:糖类、谷物(如水稻、小麦、玉米、大麦、燕麦、高粱等)、水果(如甘蔗、甜瓜、西瓜、香蕉、葡萄等)、干果类、干豆类、根茎蔬菜类(如胡萝卜、番薯等)等。

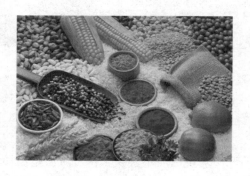 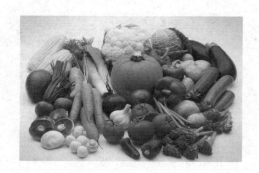

3)人体对碳水化合物需要量:碳水化合物摄入量不足,会使体内蛋白质消耗增加,体重减轻,导致生长发育迟缓;摄入过多,会刺激肠蠕动引起腹泻。

4)学前儿童碳水化合物的参考摄入量:1 岁以内婴儿,每日每千克体重约需 12 克。2 岁以上儿童每日每千克体重约需 10 克。膳食所供碳水化合物的热能应占每日热能总量的 55%～60%。

供应不足:机体将动用蛋白质和脂肪来保证热量需求,既不经济,还会引起代谢紊乱。

摄入过量:在体内转变成脂肪储存起来,导致肥胖。

4. **非产能营养素** 非产能营养素是指不提供热能的营养素,包括无机盐、维生素和水等。

(1)**无机盐**:人体所有各种元素中,除碳、氢、氧、氮主要以有机化合物形式存在外,其他各种元素无论含量多少统称为无机盐,又称矿物质。

1)无机盐分为常量元素和微量元素。①常量元素:在机体中的含量大于体重的 0.01%;日需要量在 100 mg 以上,如钙、磷、钠、钾、氯、镁、硫等。②微量元素:在机体中的含量小于体重的 0.01%;

日需要量在 100 mg 以下,如铁、铜、碘、锌、锰、钴、铬、氟、钼、硒、硅、硼、镍、钒等。

2) 学前儿童较易缺乏的几种无机盐

A. 钙

a. 生理功能:①钙是构成牙齿和骨骼的主要成分,人体内的 99% 以上的钙在骨骼和牙齿中;②钙能维持神经、肌肉的兴奋性,如血钙降低,神经、肌肉的兴奋性增强,会引起手足搐搦症;③钙能参与血凝过程,是血液凝固的要素;④钙参与机体能量代谢和激活酶。

b. 食物来源:乳类含钙量最高,且易于吸收和利用。鱼、虾、豆类、绿叶蔬菜等含钙量亦较高。有些蔬菜,如菠菜、苋菜等虽含钙丰富,但草酸、植酸含量亦高,导致钙难于吸收。

c. 机体对钙的吸收:人体对钙的吸收很不完全,应注意食物中植酸、草酸、纤维素和脂肪的含量。成人对钙的吸收率为 20%,特殊人群为 50%。影响钙吸收的因素:①维生素 D、赖氨酸、精氨酸、色氨酸、乳糖和适量的钙磷比例均能够帮助机体吸收钙。②谷类和豆类的外皮中含有的植酸,一些蔬菜如菠菜、苋菜中含有的草酸,均可与钙结合成才钙盐、植酸钙和草酸钙,降低钙的吸收率。

d. 学前儿童钙的参考摄入量:学前儿童正处在生长时期,需钙量较多,每日约需 800 毫克。食物中若植酸、草酸含量过高,钙的吸收率就会降低。

e. 钙缺乏症:学前儿童缺钙,不仅会造成发育迟缓,牙齿不整齐,严重的还会引起手足搐搦症或佝偻病(图 4-4)。

B. 铁

a. 生理功能:铁是人体必需的微量元素中含量最多的一种元素,成人体内含铁 3~5 克,主要存在于两大物质——血红蛋白和肌红蛋白。铁是合成血红蛋白的重要原料之一,参与体内氧的运输和利用。铁和免疫力关系密切,可提高机体免疫力等。

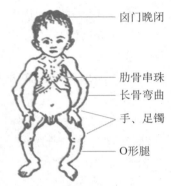

图 4-4　佝偻病表现

b. 食物来源:动物性食物中,如动物肝脏、动物全血、畜禽肉类、鱼类等含铁量较多,吸收率高。植物性食物中,如绿叶蔬菜虽然含铁量不低,但吸收率较低。

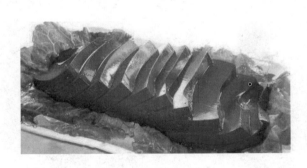 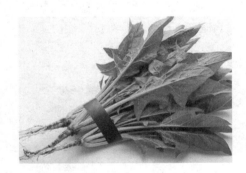

c. 影响铁吸收的因素:①维生素 C 可以促进三价铁还原成二价铁,利于铁的吸收。②乳类中含铁极少,用牛奶喂养的孩子要及时添加含铁丰富的食物。谷物中含有的植酸,蔬菜中含有的草酸,均会影响铁的吸收。

d. 学前儿童铁的参考摄入量:学前儿童的每日膳食中铁的参考摄入量为 10 毫克。

e. 铁缺乏症:人体内铁的数量不足即可发生缺铁性贫血,影响幼儿体格及智力的发育。

C. 碘

a. 生理功能:碘是人体必需微量元素之一。①合成甲状腺素,碘是合成甲状腺素的主要原料;②促进物质和能量代谢,甲状腺素能刺激物质代谢,使人体产生的热能增加;③促进生长发育,参与调节机体的新陈代谢。

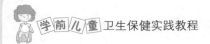

b. 食物来源：食物中含碘最丰富的是海产品，如海带、紫菜、淡菜、海鱼、海虾、贝类等。

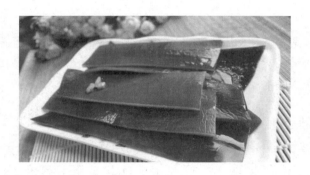
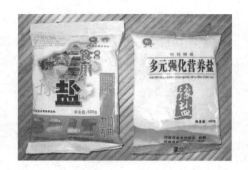

c. 学前儿童碘的参考摄入量：6 个月内 40 微克/天；6 个月～1 岁 50 微克/天；1～6 岁 70 微克/天。

d. 碘缺乏症：食物中如长期缺碘会引起甲状腺肿大、呆小症，主要表现为矮小、痴呆、聋哑、神经系统症状等（聋、哑、傻、瘫、矮）。孕妇摄取碘不足，胎儿会患上严重的碘缺乏症，称为克汀病，又称为呆小症。

采用碘化食盐（也有采用碘化油）方法，可以预防碘缺乏。

D. 锌

a. 生理功能：在人体内含量约为 2 克。60% 存在于肌肉中；30% 存在于骨骼和牙齿中；10% 存在于皮肤、头发和内脏组织中。人体必需微量元素之一。可促进生长发育、性器官发育、消化系统功能、免疫功能和皮肤健康等。

b. 食物来源：动物性食物含锌丰富且吸收率高，如贝壳类海产品、红色肉类、动物内脏。植物性食物中以花生、玉米含锌量较多。大豆、花生、芝麻、谷类胚芽、麦麸中也富含锌。

c. 学前儿童锌的参考摄入量：6 个月内 1.5 毫克/天，6 个月～1 岁 8 毫克/天，1～4 岁 9 毫克/天，4～7 岁 12 毫克/天。

d. 锌缺乏症。若儿童饮食中长期缺锌，会使食欲减退，生长发育迟缓，味觉异常，可有异食癖。生长发育迟缓，严重时导致侏儒症。

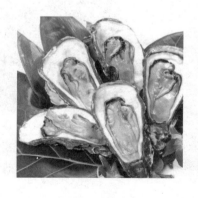
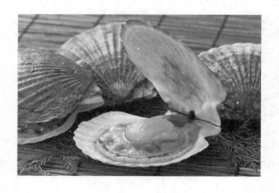

（2）维生素：是维持人体正常生命活动必不可少的一类营养素，需要量甚微。它们不能在体内合成，必须由食物供给。

1）维生素的共同特点：①不提供能量，也不是机体的组成成分；②维生素或其前体都在天然食物中存在；③必须经常由食物来供给；④需要量少，但是当膳食中缺乏或吸收不良时可产生营养缺乏症。

2）维生素的分类：按维生素的溶解性质，可分为脂溶性维生素和水溶性维生素两大类。脂溶性维生素有维生素 A、维生素 D 等；水溶性维生素有 B 族维生素和维生素 C 等。

A. 维生素 A

a. 生理功能：维生素 A 维持上皮组织的正常功能，促进机体的生长发育，与正常视觉有密切关系，维持和增强免疫功能。

b. 食物来源：维生素 A 只存在于动物性食物中，如肝脏、蛋黄、乳类等。某些植物性食物，如菠菜、豌豆苗、红心甜薯、胡萝卜中含有胡萝卜素，在肠道内可转变为维生素 A。

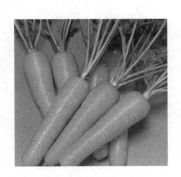
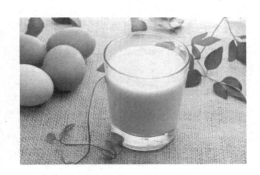

c. 维生素 A 参考摄入量：1 岁以内 400 微克/天；1～4 岁 600 微克/天；4～7 岁 700 微克/天。

d. 维生素 A 缺乏症：维生素 A 缺乏会导致夜盲症，即在弱光下看不清东西；还可引起眼干燥症。还容易患呼吸道感染，皮肤粗糙、脱屑，生长发育迟缓，免疫力下降。人体摄入过量维生素 A 又可导致维生素 A 中毒。

B. 维生素 D

a. 生理功能：维生素 D 能够促进小肠吸收钙和磷，具有抗佝偻病的作用。

b. 食物来源：经常接受日照是幼儿获得维生素 D 的主要来源，此外，动物肝脏、鱼肝油、蛋类等食物中也含有少量的维生素 D。

c. 维生素 D 参考摄入量：10 岁以内儿童每日需要维生素 D 10 微克。

d. 维生素 D 缺乏症：幼儿缺乏维生素 D 会得佝偻病和手足搐搦症；但服用维生素 D 制剂过多，会引起维生素 D 中毒。

C. B 族维生素：B 族维生素包括维生素 $B_1$、维生素 $B_2$、维生素 $B_3$、维生素 $B_5$、维生素 $B_6$、维生素 $B_{12}$、叶酸和尼克酸等。

a. 维生素 $B_1$

生理功能：维生素 $B_1$ 是体内参与碳水化合物的代谢和促进能量代谢的重要物质，可维护神经系统的正常功能。

食物来源：谷类、豆类、麦胚、硬果类及动物内脏、蛋类等食物中，含有较多的维生素 $B_1$。谷类粮食皮中含维生素 $B_1$ 最丰富，因而粗粮中比精细粮食中含量多，杂粮中比精米中含量多。

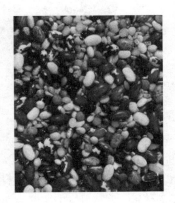
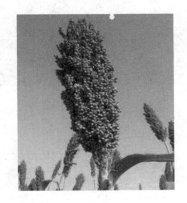

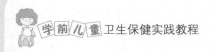

维生素 $B_1$ 参考摄入量：6个月内 0.3毫克/天，6个月~1岁 0.6毫克/天，1~4岁 0.7毫克/天，4~7岁 0.9毫克/天。

维生素 $B_1$ 缺乏症：缺乏可导致消化、循环、神经和心血管系统功能紊乱。维生素 $B_1$ 缺乏症即脚气病，主要症状为乏力、四肢无力、肌肉萎缩、感觉迟钝，甚至心力衰竭。

b. 维生素 $B_2$

生理功能：它是构成许多辅酶的重要成分，有促进细胞氧化，促进碳水化合物的中间代谢，促进生长发育，保护眼睛和皮肤健康等作用。

食物来源：乳类、肝脏、肉类、禽蛋、鱼虾、绿叶蔬菜、豆类、粗粮等食物含较丰富的维生素 $B_2$。

维生素 $B_2$ 参考摄入量：6个月内 0.4毫克/天，6个月~1岁 0.6毫克/天，1~4岁 0.7毫克/天，4~7岁 1毫克/天。

维生素 $B_2$ 缺乏症：缺乏维生素 $B_2$ 时，细胞代谢受阻，常见表现有口腔溃疡、口角炎、舌炎、唇干裂及角膜炎等。长期缺乏还可导致儿童生长迟缓，轻、中度缺铁性贫血。

c. 叶酸

生理功能：叶酸是B族维生素中的一种，微溶于水，易被光、酸、热破坏。叶酸对氨基酸代谢、核酸合成及蛋白质的生物合成均有重要影响，还有促进骨骼造血的功能。

食物来源：叶酸广泛存在于食物中，一般不会缺乏，良好的食物来源有酵母、绿叶蔬菜、肝脏、豆类等，但乳类中缺乏。叶酸在烹调时易被破坏。

叶酸参考摄入量：6个月内 80微克/天，6个月~1岁 150微克/天，1~7岁 200微克/天。

叶酸缺乏症：缺乏叶酸，可发生巨幼红细胞贫血，引起动脉硬化和心血管疾病，也可导致婴儿神经管畸形。

D. 维生素C

a. 生理功能：维生素C是维持骨骼、牙齿、血管、肌肉正常功能，促进伤口愈合的必需物质，具有解毒作用，能增强机体的抵抗力。

b. 食物来源：维生素C广泛存在于新鲜的蔬菜和水果中，尤其是深色蔬菜，如韭菜、菠菜、青椒等，柑橘、山楂、鲜枣、猕猴桃、刺梨等水果中含量较高。

c. 维生素C参考摄入量：6个月内 40毫克/天，6个月~1岁 60毫克/天，1~4岁 70毫克/天，4~7岁 80毫克/天。

d. 维生素C缺乏症：缺乏时易患坏血病，表现为毛细血管脆弱，皮下出血；牙龈出血、溃烂等。

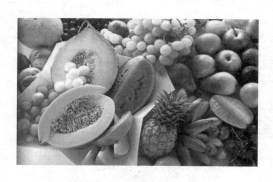 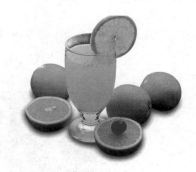

（3）水：水是人体的重要组成部分，是维持生命活动的必需物质，其对人类生存的重要性仅次于空气。儿童体内水分相对比成人多。

1）生理功能：①细胞的主要成分。儿童体内的水分占体重的70％～75％。②运输作用。水是血液和尿液的主要成分，具有运输营养物质和排泄的功能。③调节体温。机体通过汗腺分泌和血液循环散发热量，以保持体温的相对恒定。④润滑作用。水是体腔、关节、眼球等器官的润滑剂。⑤代谢的媒介。水是机体物质代谢所必不可少的溶液媒介。

2）机体需要的水有 3 个来源：饮水、食物中含有的水以及代谢水。对学前儿童来说，理想的饮用水是白开水。

3）水的参考摄入量：儿童每日每千克体重需水量为 1 岁以内 110～155 毫升；1～3 岁 100～150 毫升；4～7 岁 90～110 毫升。学前儿童如果摄取的水量低于每日每千克体重 60 毫升，可发生脱水症状。儿童如果摄入水超过需要量，也会对身体产生危害。

### （三）合理安排学前儿童膳食

1. 学前儿童膳食原则　《中国居民膳食指南》（2016）积极倡导"合理营养、平衡膳食"的理念，专门针对学龄前儿童提出 5 个关键推荐：①规律就餐，进食不挑食，培养良好的饮食习惯。②每天饮奶，足量饮水，正确选择零食。③食物应合理烹调，易于消化，少调料，少油炸。④参与食物选择与制作，增进对食物的认知和喜爱。⑤经常户外活动，保障健康生长。

"合理营养、平衡膳食"具体原则如下（图 4-5）：

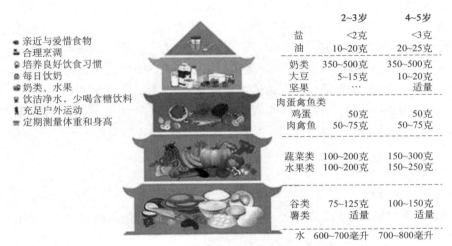

| | 2～3岁 | 4～5岁 |
|---|---|---|
| 盐 | <2克 | <3克 |
| 油 | 10～20克 | 20～25克 |
| 奶类 | 350～500克 | 350～500克 |
| 大豆 | 5～15克 | 10～20克 |
| 坚果 | … | 适量 |
| 肉蛋禽鱼类 | | |
| 鸡蛋 | 50克 | 50克 |
| 肉禽鱼 | 50～75克 | 50～75克 |
| 蔬菜类 | 100～200克 | 150～300克 |
| 水果类 | 100～200克 | 150～250克 |
| 谷类 | 75～125克 | 100～150克 |
| 薯类 | 适量 | 适量 |
| 水 | 600～700毫升 | 700～800毫升 |

亲近与爱惜食物
合理烹调
培养良好饮食习惯
每日饮奶
奶类、水果
饮洁净水，少喝含糖饮料
充足户外运动
定期测量体重和身高

图 4-5　中国学前儿童平衡膳食宝塔

（1）食物多样，谷类为主：各种食物所含的营养成分不完全相同，没有一种天然食物能够提供人体所需要的全部营养。平衡膳食就是提倡广泛选用多种食物，经过适当搭配做出膳食，满足人们对能量及各种营养素的需求，达到合理营养，促进健康的目的。

尽管谷物价格较为低廉，但它是人体最经济、最主要的能量来源，是平衡膳食的基本保证。如果因为生活水平的提高，而过多地选择动物性食物，对儿童健康的影响是弊多利少。

（2）多吃新鲜蔬菜和水果：新鲜的蔬菜和水果中含有丰富的维生素、矿物质和膳食纤维。对保持心血管健康，增强抗病能力，减少儿童发生眼干燥症的危险及预防某些癌症等方面，起着十分重要的作用。

（3）经常吃适量的鱼、禽、蛋、瘦肉：此类动物性食物富含优质蛋白质，是矿物质如铁、锌、碘和脂溶性维生素的主要来源，还是幼儿生长发育所必不可少的营养素，应体现在每天的食谱中，但不可毫无节制地摄入。

（4）每天饮奶，常吃大豆及其制品：奶类不仅含有丰富的优质蛋白质和维生素，含钙量也很高，是儿童天然钙质的极好来源。豆类及其制品中的蛋白质均为优质蛋白质，有利于儿童的生长发育。

（5）膳食清淡少盐，正确选择零食，少喝含糖高的饮料：清淡少盐的膳食有利于预防高血压等疾病的发生。自幼形成清淡的健康口味，养成良好的进食习惯，有利于儿童一生的健康。为满足幼儿生长发育的需要，在一日三餐之间适当补充些零食。

（6）食量与体力活动要平衡，保证正常体重增长：幼儿的新陈代谢旺盛，相对成人而言，摄取的食物量更大。通过定期测量儿童的身高和体重，不仅可以防止因营养不良造成的生长发育迟缓，还可以避免因多食、少动而引起的肥胖，确保幼儿的正常生长。

（7）不挑食，不偏食，培养良好饮食习惯：如果让幼儿养成挑食或偏食等不良的饮食习惯，就无法满足幼儿对营养的需求。要经常变换花样制作色香味俱全的食品，引起幼儿的食欲，提供全面营养。

（8）吃清洁卫生的食物：幼儿消化器官发育不完善，消化力弱，吸收功能强，肝细胞发育不全，肝脏的解毒功能差，饮食的卫生安全直接影响幼儿的身体健康，必须严格要求。

2. 学前儿童每日所需的营养素　学前儿童的合理营养是指膳食中含有机体所需的一切营养素和热量，摄入的食物满足幼儿身心需要；易消化，促进食欲，不含对机体有害的物质；幼儿能按时、有规律地进餐。合理营养体现在膳食上就称为平衡膳食。

学前儿童每天所需的营养素除了蛋白质、脂肪、碳水化合物、矿物质、维生素、水外，还应包括膳食纤维。

蛋白质：占膳食总热量的 10%～15%，以优质蛋白为主。

脂肪：每日每千克体重需 4～6 克，以植物油、动物油为主。

碳水化合物：每日每千克体重需约 15 克，以谷类、豆类为主。

矿物质：幼儿每天需要微量元素，钙 800 毫克、铁 12 毫克、碘 50 微克、锌 12 毫克。

膳食纤维：谷类、蔬菜、水果是膳食纤维的主要来源，幼儿每天需要量平均约为 9.5 克。

维生素：幼儿每天的维生素需要量，维生素 A 500～600 微克、维生素 B 0.7 毫克、维生素 C 70 毫克。

水：幼儿每天需要的水量必须保证，2～3 岁为 100～140 毫升/（千克·天）；4～7 岁为 80～110 毫升/（千克·天）。

3. 学前儿童膳食制度

（1）学前儿童膳食管理

1）热能来源：蛋白质占总热能的 10%～15%；脂肪不超过总热能的 30%；碳水化合物达到总热能的 55%～65%。

2）食物分配

早餐：要有干、有稀，以富含蛋白质和碳水化合物的食物为宜，产热占全天热能的 25%～30%。

中餐：应是三餐中获得能量最多、营养最全面的一餐。主、副食并重，荤素搭配，热能占全天总热能的 35%～40%。

晚餐：以主食为主，配制易于消化的菜肴，既保证营养，又避免给肠胃造成过重的负担，热能占全天总热能的 25%～30%。

早点：除牛奶或豆浆外，可搭配谷类食物（如面包）和水果等。

午点：选用水果、面点、羹和奶等为宜。两次点心热能占全天总热能的 10% 左右。

3）进餐次数：幼儿一日进餐 5 次，早、中、晚三餐，上、下午各加一次点心，两餐间隔以 4～5 小时为宜。加餐与正餐之间应间隔 1.5～2 小时。加餐分量宜少，以免影响正餐进食量。根据季节和饮食习惯更换和搭配食物。要严格遵守进餐时间，符合幼儿消化系统活动的规律。

营造愉快、安静的进餐氛围，能够充分发挥膳食的营养作用，更有利于幼儿的消化吸收。

（2）幼儿园膳食管理：①幼儿的饮食有专人负责，建立膳管会定期研究伙食问题。②伙食费要专用、精打细算、计划开支、合理使用。③根据季节供应情况，制订适合幼儿年龄的定量食谱，并定期更换。④准确掌握幼儿出勤数，做到按人按量供应伙食，不吃隔日饭菜。⑤工作人员伙食和幼儿伙食要严格分开，不允许侵占儿童伙食。⑥保健人员要定期计算幼儿进食量、营养量，每月做营养分析一次，保证儿童的进食量，蛋白质摄入量应占总热能的 80% 以上。⑦按时开饭，幼儿进餐时间不少于 30 分钟，保证幼儿吃饱每餐饭。

（3）幼儿伙食：①幼儿园按一次饭、两次点心定幼儿食谱，食谱要适合幼儿的年龄，操作要规范，使幼儿能吃到多种多样的食物，把一日的食物定量标准恰当地分配到食谱中，以保证得到各种营养素和足够的热能。②要注意调配花样，增加幼儿进食量，科学烹调，尽最大努力保存营养素，尤其防止维生素的损失。③少吃甜食、油炸食品、腌制食品，多吃蔬菜、水果和豆制品。

## 二、学前儿童膳食特点及卫生保健措施

（一）学前儿童营养膳食的特点

1. 吃零食　①吃零食打乱胃肠蠕动节律，降低食欲。②零食中的色素是引起多动症的原因之一。③快餐食品含钠量高，易引发高血压。④需要限制的零食：甜果冻、膨化食品、泡泡糖、干脆面、蜜饯。⑤允许吃的零食：上、下午两餐之间补充些饼干、蛋糕、巧克力、水果、干果，睡前加牛奶、饼干是可取的。

2. 贪食

（1）表现：①进食数量大、进餐速度快（较慢产生饱觉感）；②食欲特别强，不饿也要吃，吃了还想吃；③偏食煎炸品，喜爱甜点心。

（2）原因：①错误的家庭饮食观念导致膳食安排的失衡；②病后的过度调养；③经常食入含激素的伪劣保健食品；④进食不专心，边玩边吃、"追食"，一顿饭要用1～2小时。

（3）后果：易患肥胖、糖尿病、高血脂、脂肪肝。

（二）学前儿童营养膳食卫生保健措施

1. 对幼儿进行有关营养膳食健康教育　幼儿园开展主题活动"食物营养"，通过绘本《怎么吃饭才营养》《让我更强壮的食物》开展谈话、集体教学等一系列的健康教育活动，让幼儿认识到营养对健康的重要性，养成良好的饮食习惯。

2. 做好幼儿园营养膳食管理

（1）做好每周带量食谱的制订，并严格监督执行；幼儿膳食实行花样化、多样化，稀稠搭配，根据季节、气候特点对食谱进行科学、合理的调整，定期召开"伙委会"，幼儿食堂不允许有凉拌菜、色素蛋糕、生海鲜食品；对伙食中存在的问题及时解决；开展幼儿心理教育，促进幼儿身心的健康成长。

（2）制订合理的进餐时间与次数，幼儿进餐提倡定时、定点、定量，各餐合理热能，供给分配，以保证幼儿生长发育的需要。

（3）随时为幼儿提供饮水机会，水温符合要求。

（4）遵守开饭时间，不宜提早或推迟，做好餐前准备，餐后管理工作，分餐时要洗手，分发干菜、干点不直接用手接触。

（5）幼儿在进餐过程中，教师要让幼儿情绪愉快，专心用餐，细嚼慢咽，不挑食，不剩饭菜；教师经常向幼儿宣传食物的营养价值及对生长发育的好处。

（6）食堂从业人员具有健康证，按食品卫生法烹饪，食物煮熟煮透，生熟分开，操作时注意保存食物中的营养素，制作食品色、香、味俱全。

3. 做好家长工作

（1）每月向家长开展宣传营养膳食卫生保健专栏。教育幼儿不挑食、偏食，养成良好饮食习惯。

（2）建立家园联系，利用各种方式与家长持续联系并了解幼儿在家饮食状况，并配合幼儿园，养成良好进餐行为。

### ▶▶ 情景再现及保健技能

3～6岁幼儿处于生长发育的关键时期，其生长发育的特点是新陈代谢旺盛，身高增长速度大于体重增长的速度，神经系统发育迅速，脑的重量已接近成人，对蛋白质、钙的需求量较大。随着幼

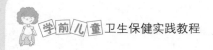

儿年龄的增长,运动量不断增加,热能的消耗亦增加,因此提供合理膳食是保证幼儿健康成长的基础。

## 一、情景再现

### 情景再现 1

#### 幼儿"超重"

【情景描述】 3岁的爱丽,身高1米,体重21千克,比正常的同龄女童体重超出了6千克左右。尽管这样,爱丽的父母还是认为孩子就应该是"胖乎乎"的。为了让父母认识到爱丽有超重问题,医生要求他们为爱丽做一个生活记录,列出爱丽最爱吃的东西、喝的饮料和玩的游戏。从记录中医生发现,爱丽每天摄取的热能远远超过她所必需的。她最爱喝的是汽水,饿了喜欢用炸薯条填饱肚子,而且她不爱动,最喜欢的游戏是坐在沙坑里玩沙子。

【情景分析】 肥胖也属于营养不良。超重儿童的饮食习惯往往不好,摄入过多高热量、高脂食物,却又排斥蔬菜、水果等有益身体的食物,再加上体育锻炼不足,就容易导致营养不良的发生。因此,肥胖儿童更要注意均衡膳食,摄入种类丰富的食物,同时要控制总热能的摄入;少吃高油、高糖、高能量食物;多吃全谷物和杂豆、蔬菜、水果和豆类,适量吃瘦肉;逐步增加身体活动,以达到健康减肥的目的。

### 情景再现 2

#### 幼儿园食物中毒事件

【情景描述】 新闻报道:××××年×月×日,×县一幼儿园发生食物中毒事件,中午在食堂就餐的幼儿为90余名,部分幼儿出现呕吐症状。当时全部幼儿均已送当地县级医院进行检查治疗,症状明显患儿13名,均无生命危险。经医院检查治疗后35名幼儿离院回家,59名仍在留院观察,13名症状较明显的患儿腹痛、呕吐等症状基本消除。

【情景分析】 经调查,确定为幼儿园食堂工作人员误将亚硝酸盐当做食盐使用导致。X县相关部门已查封涉事幼儿园,对幼儿入园问题进行了妥善安置,并对幼儿园负责人和炊事员等相关人员开展深入调查;县市场监管局已对现场和可疑问题食品及用具进行查封,并委托第三方对相关样品进行应急抽检;县纪委已对相关责任部门和责任人启动问责程序;有关执法部门已经立案调查。同时,在全县中小学校、幼儿园及所有食品加工销售场所开展安全大检查。

## 二、保健技能

幼儿营养不足可导致生长育迟缓,如体重不增、消瘦、佝偻病、贫血等。而过量的营养则可导致幼儿肥胖、反应慢、动作协调性差,心脏病和糖尿病的患病率增加。所以,幼儿园应将幼儿膳食工作作为一项重要工作内容来抓。

### 保健技能 1

#### 儿童膳食计划的制订

(1)托幼机构应当根据儿童生理需求,以《中国居民膳食指南》为指导,参考"中国居民膳食营养素参考摄入量(dietary reference intakes,DRI)"和各类食物每日参考摄入量(表4-1),制订儿童膳食计划。

表 4-1　儿童各类食物每日参考摄入量

| 食物种类 | 1~3 岁 | 3~6 岁 |
|---|---|---|
| 谷类 | 100~150 克 | 180~260 克 |
| 蔬菜类 | 150~200 克 | 200~250 克 |
| 水果类 | 150~200 克 | 150~300 克 |
| 鱼虾类 | | 40~50 克 |
| 禽畜肉类 | 100 克 | 30~40 克 |
| 蛋类 | | 60 克 |
| 液态奶 | 350~500 毫升 | 300~400 毫升 |
| 大豆及豆制品 | — | 25 克 |
| 烹调油 | 20~25 克 | 25~30 克 |

注：资料来源于《中国孕期、哺乳期妇女和 0~6 岁儿童膳食指南》(中国营养学会妇幼分会,2010 年)

(2) 根据膳食计划制订带量食谱,1~2 周更换 1 次。食物品种要多样化且合理搭配。

(3) 在主、副食的选料、洗涤、切配、烹调的过程中,方法应当科学合理,减少营养素的损失,符合儿童清淡口味,达到营养膳食的要求。烹调食物注意色、香、味、形,提高儿童的进食兴趣。

(4) 托幼机构至少每季度进行 1 次膳食调查和营养评估。儿童热能和蛋白质平均摄入量全日制托幼机构应当达到 DRI 的 80% 以上,寄宿制托幼机构应当达到 DRI 的 90% 以上。维生素 A、$B_1$、$B_2$、C 及矿物质钙、铁、锌等应当达到 DRI 的 80% 以上。三大营养素热量占总热量的百分比是,蛋白质占 12%~15%,脂肪占 30%~35%,碳水化合物占 50%~60%。每日早餐、午餐、晚餐热能分配比例为 30%、40% 和 30%。优质蛋白质占蛋白质总量的 50% 以上。

(5) 有条件的托幼机构可为贫血、营养不良、食物过敏等儿童提供特殊膳食。不提供正餐的托幼机构,每日至少提供 1 次点心。

### 保建技能 2

#### 儿童膳食计划操作方法

**1. 选择食物种类** ①主食:含有幼儿生长发育所必需营养素的主要食品。②辅食:根据幼儿生长发育的不同阶段对各种营养素需求的增加,而添加的辅助食品。

**2. 计算食物数量** 每日所需的食物种类和数量的计划:①计划中各种食物在质量上要有较高的营养价值,在数量上营养素的摄入量要达到供给量的 80% 以上。②各类食品的数量应按不同年龄组分别计算,力求做到各营养素之间有合理的比值。

**3. 确定烹调方法** 选择恰当的方法,减少营养素的流失:①食物做到碎、细、软、烂,适宜于儿童肠胃的特点。②品种多样化,促进食欲。③选择恰当的烹调方法。④确保膳食卫生,严防中毒。

**4. 建立膳食制度**

(1) 饮食次数和间隔时间:制订每日进餐次数和间隔,合理分配各餐食品数量和质量的制度。两餐间隔以 3.5~4 小时为宜,不宜少于 3 小时。2~6 岁每日 3 餐 1(2)点,每餐用 20~30 分钟。

(2) 各餐食物数量和质量的分配:早餐应质量好、热量高;午餐应更丰富,数量充足,热能最高;晚餐宜清淡好消化。每餐热能分配:早餐占 25%~30%,午餐占 35%~40%,晚餐占 20%~25%,午点占 10%~15%。

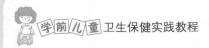

（3）编制食谱：托幼机构的食谱是反映婴幼儿膳食的食品制配和烹调方法的一种简明文字形式，内容包括食物的种类、数量以及制成的食品名称和烹调方法等。

（4）托幼机构膳食的评价：通过调查，计算儿童每日从膳食中摄取的营养素和热能的量。与推荐摄入量相比较，进行评价。常用的方法：称量法、查账法、询问法。

**保健技能 3**

### 拟制科学的幼儿食谱操作方法

根据幼儿营养需要量、每日三餐热能的比例、饮食习惯、市场供应情况等，制订的一周内每日三餐和午点用量及菜肴配制的计划。

**1. 带量食谱** 食前食物生重（平均每人量）见表4-2。

表4-2 幼儿园一周带量食谱表

| | 星期一 | | 星期二 | | 星期三 | | 星期四 | | 星期五 | |
| --- | --- | --- | --- | --- | --- | --- | --- | --- | --- | --- |
| | 品名 | 带量 | 品名 | 带量 | 品名 | 带量 | 品名 | 带量 | 品名 | 带量 |
| 早餐 | 纯牛奶 | 中大班 240 ml | 江米绿豆粥 | 江米 30 g | 南瓜粥 | 大米 25 g | 杂粮粥 | 杂粮 40 g | 金银稀饭 | 大米 20 g |
| | | 托小班 120 ml | | 绿豆 10 g | | 南瓜 10 g | | 黄瓜 30 g | | 小米 10 g |
| | | 中小班 60 g | 红萝卜黄瓜炒鸡蛋 | 红萝卜、黄瓜 各 20 g | | 菠菜 30 g | 温拌三丝 | 豆皮/胡萝卜 20 g | | 玉米粒 30 g |
| | 卤鸡蛋 小班 | 30 g | | 鸡蛋 10 g | 果仁菠菜 | 杏仁 10 g | | 面粉 30 g | 玉米蔬菜丁 | 红萝卜 20 g |
| | 虎皮蛋糕 | 50 g | 蝴蝶卷 | 面粉 30 g | | 花生米 10 g | 芝麻花卷 | 芝麻 5 g | | 青笋 20 g |
| | | | | 豆沙 5 g | 金银馒头 | 面粉 30 g | | | 红枣糕 | 面粉 30 g |
| | | | | | | 玉米面粉 30 g | | | | 红枣 5 g |
| 早点 | 点心 | 30 g | 纯牛奶 | 120 ml | 点心 | 30 g | 纯牛奶 | 120 ml | 山楂卷 | 30 g |
| 午餐 | 南瓜米饭 | 大米 50 g | 咖喱炒饭 | 大米 50 g | 水晶米饭 | 大米 70 g | 红烧牛肉面 | 面粉 50 g | 红豆米饭 | 大米 70 g |
| | | 南瓜 20 g | | 猪肉 30 g | | 10 g | | 香菇 30 g | | 红豆 10 g |
| | 红烧排骨 | 精排 40 g | | 彩椒 10 g | 西芹木耳肉片 | 猪肉片 30 g | | 土豆 10 g | 清蒸龙利鱼 | 龙利鱼 40 g |
| | | 土豆 50 g | | 黄瓜 20 g | | 西芹 40 g | | 青菜 20 g | | 大葱 5 g |
| | | 红彩椒 10 g | | 胡萝卜 10 g | | 木耳 20 g | | 牛肉 30 g | | 生姜 5 g |
| | | 葱姜蒜 10 g | | 洋葱 10 g | | 青菜 40 g | | 甜青椒 10 g | | 香菜 5 g |
| | 蒜蓉西兰花 | 西兰花 40 g | | 土豆 20 g | 蘑菇青菜 | 鲜蘑菇 20 g | 青菜汤 | 青菜 30 g | 番茄西葫芦 | 西葫芦 40 g |
| | | 木耳 5 g | | 咖喱 5 g | 西红柿鸡蛋汤 | 西红柿 10 g | | | | 番茄 20 g |
| | | 胡萝卜 10 g | | 青菜 30 g | | 鸡蛋 20 g | | | | 排骨 30 g |
| | 大骨海带汤 | 棒骨 30 g | 青菜豆腐汤 | 豆腐 20 g | | | | | 玉米排骨汤 | 玉米棒 30 g |
| | | 海带 20 g | | | | | | | | 香菜 5 g |
| | | 小葱 5 g | | | | | | | | 香葱 5 g |
| 午点 | 红枣银耳汤 | 200 ml | 冰糖雪梨水 | 200 ml | 红枣银耳汤 | 200 ml | 冰糖雪梨水 | 200 ml | 红枣银耳汤 | 200 ml |
| | 时令水果 | 100 g | 时令水果 | 100 g | 时令水果 | 100 g | 时令水果 | 100 g | 时令水果 | 100 g |
| 晚餐 | 意大利肉酱面 | 面粉 50 g | 香脆肉馅饼 | 面粉 50 g | 鲜肉大包 | 粉条 2 g | 米饭 | 大米 60 g | 孜然肉炒面 | 面粉 50 g |
| | | 牛肉末 30 g | | 肉末 20 g | | 面粉 60 g | 可乐鸡翅 | 鸡腿 80 g | | 猪肉丝 30 g |
| | | 西红柿 20 g | | 大葱 5 g | | 萝卜 30 g | 三鲜烩菜 | 豆腐、土豆 各 20 g | | 甜青椒 10 g |
| | | 木耳 10 g | 青笋炒鸡蛋 | 青笋 10 g | | 大肉 30 g | | 土豆、肉丸 各 20 g | | 莲花白 10 g |
| | | 蒜薹 20 g | | 鸡蛋 10 g | | 大葱 5 g | | 粉条、海带 各 10 g | | 香菇 10 g |
| | | 番茄酱 5 g | | 木耳 5 g | 黑米薏仁粥 | 黑米 20 g | | 娃娃菜 20 g | | 红萝卜 10 g |
| | | 洋葱 20 g | 小米枸杞粥 | 小米 25 g | | 薏仁 10 g | | 茶树菇 20 g | | 孜然粉 3 g |
| | 猪肝汤 | 猪肝 30 g | | 枸杞 3 g | | | 增健汤 | 猪棒骨 30 g | 双菌汤 | 鲜蘑菇 20 g |
| | | 菠菜 20 g | | | | | | 枸杞 5 g | | 香菇 10 g |

g 为克，ml 为毫升

**2. 拟制食谱的依据** ①各类食物应互相搭配；②幼儿每日膳食中应保证充足的蔬菜，一般要求蔬菜量与粮食的进食量相等（有色蔬菜应占摄入蔬菜总量1/2以上为佳）；③拟制膳食时还要根据季节变化,做适当调整。

## 保健技能 ④

### 幼儿食谱制作

**1. 幼儿园食谱制作工作要求**　做出色香味俱全的,幼儿喜欢吃的餐点。

**2. 幼儿园食谱制作方法(举例说明)**

(1) 鲜虾蒸水蛋:①鸡蛋 200 克、鲜虾 100 克、香油适量、盐适量、葱适量、白开水适量。②虾去头、去壳、去虾线,用清水冲洗干净,加适量料酒去腥。鸡蛋磕开打散,打匀之后过筛去掉蛋液泡沫,加入鸡蛋液两倍的白开水,打匀,然后放入盐。③倒入上蒸锅的碗里。放入洗净的虾仁,虾仁可以不用先焯水,直接放入蛋液里面蒸能保留虾的鲜味。盖上保鲜膜用牙签扎几个小眼,冷水入蒸锅大火蒸 10～15 分钟即可,根据各人口味淋香油、生抽,撒香葱碎。

(2) 鸡肉西兰花丸子:①鸡肉 100 克、西兰花 100 克、豆腐渣 100 克、油、盐、鸡蛋 1 个、姜、葱、五香粉、胡椒粉、生抽、淀粉。②鸡肉剁碎,西兰花剁碎,葱姜剁碎。③鸡肉里打入 1 个鸡蛋,加入生抽、五香粉、胡椒粉,然后顺时针打发,鸡肉里加入豆渣、西兰花末及适量盐,拌匀后用手和成小丸子。烤箱预热,180℃,10 分钟。④再备好葱丝和姜丝。坐锅烧油,油热后加葱姜丝爆香,加入一碗清水,加入一点白糖,加入食盐,加入蚝油,煮开后把丸子下入煮 2～3 分钟,让它入味,没有烤熟的话多烧一下。备好水淀粉,加入已经入味的丸子锅里。搅拌均匀即可。

(3) 豌豆豆腐蛋花汤:①鲜豌豆 200 克、豆腐 200 克、鸡蛋 50 克、淀粉、调料汁、上汤。②把豆腐切成小丁备用。豌豆洗净后沥干水分。把上汤倒入汤锅中。加入豆腐丁,烧开后转小火煮至 5 分钟。倒入豌豆继续煮至 2 分钟。把豌豆煮熟。加入一勺调味汁搅拌均匀。勾入薄芡后烧开。煮至汤汁略微黏稠,关火轻轻地倒入蛋液。淋入香油即可。

## 保健技能 ⑤

### 肥胖幼儿减肥的饮食方法

**1. 肥胖幼儿减肥的饮食方法工作要求**　肥胖症的判断标准:如果幼儿的体重超过同性别、同年龄幼儿平均体重的 20%,就可称为幼儿肥胖症。超过 20%～29% 为轻度肥胖,超过 30%～49% 为中度肥胖,超过 50% 为重度肥胖。儿童体重一旦超标,会引发各种疾病,是成人期发生高脂血症、动脉硬化、高血压、冠心病、糖尿病、脂肪性肝硬化等一系列"富贵病"的高危因素。

**2. 肥胖幼儿减肥的饮食方法操作方法**

(1) 减少总热能的摄入。这是防治肥胖的关键,应根据肥胖程度来决定。轻度肥胖少减一些,中度肥胖多减一些。要逐步递减,不能操之过急。当体重慢慢地减轻,达到仅超过标准体重 10% 后,即不必要再严格限制。

(2) 饮食要有规律。定时进食,不要乱吃零食。吃饭速度不可快,要细嚼慢咽。饮食要控制,但应兼顾幼儿的基本营养和生长发育的需要。

(3) 碳水化合物量要合理。碳水化合物是热能的主要来源,对脂肪和蛋白质的代谢有保护作用,如摄入量不足,就会动用一部分蛋白质作为热能来消耗。反之,碳水化合物量过多,则剩余部分就会以脂肪形式储存在体内。主食以标准米、面为好,也可以搭配些杂粮,含纯糖多的糖果、糕点等宜少吃或不吃,含淀粉多的马铃薯、山芋、藕粉等也应少吃。

(4) 限制脂肪量。一般不超过总热能的 20%。尤其是动物脂肪更应少吃,含油脂多的花生、芝麻、核桃,以及油炸食品、油酥点心等均不适宜吃。

(5) 饮食清淡。蔬菜是维生素和无机盐的主要来源,含植物纤维多、体积大而热量不高,所以最适

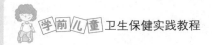

宜多吃。黄瓜含有丙醇二酸,能抑制碳水化合物转变成脂肪;白萝卜含芥子油等物质,能促进脂肪类代谢,可经常食用。

## 保健技能 6

### 膳食营养分析表

**1. 平均每人进食量** 见表4-3。

表4-3 平均每人进食量

年　　月

| 食物类别 | 细粮 | 杂粮 | 糕点 | 干豆类 | 豆制品 | 蔬菜总量 | 绿橙蔬菜 | 水果 | 乳类 | 蛋类 | 肉类 | 肝 | 鱼 | 糖 | 食油 |
|---|---|---|---|---|---|---|---|---|---|---|---|---|---|---|---|
| 数量(克) | | | | | | | | | | | | | | | |

**2. 营养素摄入量** 见表4-4。

表4-4 营养素摄入量

| | 热量 | | 蛋白质(克) | 脂肪(克) | 视黄醇当量(微克) | 维生素A(微克) | 胡萝卜素(微克) | 维生素B₁(毫克) | 维生素B₂(毫克) | 维生素C(毫克) | 钙(毫克) | 锌(毫克) | 铁(毫克) |
|---|---|---|---|---|---|---|---|---|---|---|---|---|---|
| | (千卡) | (千焦) | | | | | | | | | | | |
| 平均每人每日 | | | | | | | | | | | | | |
| DRI | | | | | | | | | | | | | |
| 比较% | | | | | | | | | | | | | |

**3. 热能来源分布** 见表4-5。

表4-5 热能来源分布

| | | 脂肪 | | 蛋白质 | |
|---|---|---|---|---|---|
| | | 要求 | 现状 | 要求 | 现状 |
| 摄入量 | (kcal) | | | | |
| | (kJ) | | | | |
| | 占总热能(%) | 30%～35% | | 12%～15% | |

**4. 蛋白质来源** 见表4-6。

表4-6 蛋白质来源

| | 优质蛋白质 | | |
|---|---|---|---|
| | 要求 | 动物性食物 | 豆类 |
| 摄入量(克) | | | |
| 占蛋白质总量(%) | ≥50% | | |

**5. 膳食费使用**　见表4-7。

表4-7　膳食费使用(元/人)

| 月份 | 总收入 | 总支出 | 盈亏 | 占总收入(%) |
|------|--------|--------|------|-------------|
| 1月 | | | | |
| 2月 | | | | |
| 3月 | | | | |
| 4月 | | | | |
| … | | | | |

## 自主学习展示平台

### 一、课堂讨论 ●

讨论：在你周围的人中有无营养性疾病患者？人们应如何预防此类疾病的发生？

### 二、小组讲解和展示 ●

(1) 以小组为单位，查阅学前儿童营养与膳食的相关信息，并制作PPT。

(2) 运用PPT课件讲解并展示学前儿童营养与膳食的相关知识、在幼儿园活动中有关营养与膳食的操作技能和保健措施。

(3) 通过本学习情境中的案例或在实习中遇到的真实事件进行案例分析。

(4) 回答其他组提出的问题，并向其他组提问。

| 评分标准 | 标准得分 | 实际得分 |
|----------|----------|----------|
| 讲解清晰、全面、正确 | (40分) | |
| 案例分析生动、具体 | (20分) | |
| 能较正确地回答其他组的提问 | (20分) | |
| 能向其他组每组提出1～2个问题 | (20分) | |

### 三、小组设计和展示 ●

(1) 以健康教育为主题，设计儿童营养与膳食主题海报，应内容充满童趣、图文并茂、易于幼儿理解。

(2) 以健康教育为主题，依据绘本设计大、中班"营养金字塔"健康活动。

### 四、绘本推荐 ●

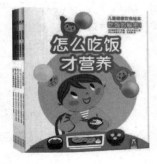
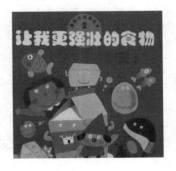

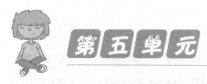
# 学前儿童常见病及传染病防范技能

　　疾病是指由一定诱因造成人体的形态或功能发生变化,正常的生命活动受到限制或破坏,或早或迟地表现出可觉察的症状,其结果是康复或长期残存,甚至导致死亡。生命存在的这种状态称为疾病。

　　疾病分为传染病和非传染性疾病两大类。传染病是由病原体引起的,能在人与人之间或人与动物之间传播的疾病。非传染性疾病是指因为身体细胞、组织或器官损伤,功能缺失或非传染性病变而发生的疾病。

## 学前儿童保健相关知识

### 一、学前儿童常见病及传染病相关知识

（一）学前儿童常见病基础知识

世界卫生组织（WHO）将"婴幼儿四病",即缺铁性贫血、佝偻病、肺炎、腹泻,列为世界范围内的重点防治病种。

学前儿童常见病种类如下（详见上篇第一单元"学习情境"）。

（1）呼吸系统疾病：如上呼吸道感染（上感）、扁桃体炎、肺炎等。

（2）消化系统疾病：如腹泻、便秘等。

（3）营养障碍性疾病：如佝偻病、缺铁性贫血、肥胖症等。

（4）感觉系统疾病：如弱视、急性结膜炎、急性化脓性中耳炎等。

（5）寄生虫病：如蛔虫病、蛲虫病等。

（二）学前儿童传染病基础知识

传染病是一种可以从一个人或其他物种,经过各种途径传染给另一个人或物种的感染性疾病。通常这种疾病可借由直接接触已感染个体、感染者的体液及排泄物、感染者所污染到的物体传播,可以通过空气传播、水源传播、食物传播、接触传播、土壤传播、垂直传播等。"预防"就是在人们估计到有一件事情可能要发生,在发生之前事先做好应对的准备,或者采取一些有效的措施防止这一事件的发生,也就是"防患于未然"。预防传染病的 3 个关键点是控制传染源、切断传播途径和保护易感人群。

1. 传染病及其分类　传染病是由病原微生物引起的,能在人与人、动物与动物或动物与人之间相互传播的疾病。

（1）传染病分类：根据传染病病种的传播方式、传播速度、流行强度以及对人体健康、对社会危害程度的不同,参照国际统一分类标准,我国将列为法定管理的 37 种传染病分为甲类、乙类和丙类 3 类。

1）甲类传染病：鼠疫、霍乱。

2）乙类传染病：传染性非典型肺炎、艾滋病、病毒性肝炎、脊髓灰质炎、人感染高致病性禽流感、麻疹、流行性出血热、狂犬病、流行性乙型脑炎、登革热、炭疽、细菌性和阿米巴性痢疾、肺结核、伤寒和副伤寒、流行性脑脊髓膜炎、百日咳、白喉、新生儿破伤风、猩红热、布鲁菌病、淋病、梅毒、钩端螺旋体病、血吸虫病、疟疾。

3）丙类传染病：流行性感冒、流行性腮腺炎、风疹、急性出血性结膜炎、麻风病、流行性和地方性斑疹伤寒、黑热病、包虫病、丝虫病，除霍乱、细菌性和阿米巴性痢疾、伤寒和副伤寒以外的感染性腹泻，手足口病（2008年新加）。

上述传染病以外的其他传染病，根据其暴发、流行情况和危害程度，需要列入乙类、丙类传染病的，由国务院卫生行政部门决定并予以公布。

（2）学前儿童常见传染病及其分类：学前儿童免疫功能较差，容易受病原体的感染，发生传染病。学前儿童常见传染病主要有以下3种（详见上篇第一单元"学习情境"）。

1）病毒性急性出疹性传染病：如麻疹、风疹、幼儿急疹、水痘等。

2）其他病毒性传染病：如流行性感冒、腮腺炎、流行性乙型脑炎（乙脑）、传染性肝炎、带状疱疹、狂犬病、手足口病等。

3）细菌性传染病：如百日咳、猩红热、流行性脑脊髓膜炎（流脑）、小儿结核病、细菌性痢疾等。

学前儿童在托幼园所生活，一旦发生传染病，很容易流行。因此，预防传染病是托幼机构卫生保健工作的一项重要内容。

2. 传染病的基本特征

（1）有病原体：病原体是指周围环境中能使人感染疾病的微生物。每种传染病都有特异的病原体，如麻疹的病原体是麻疹病毒，肺结核的病原体是结核杆菌等。

（2）有传染性：病原体经过一定途径进入易感者体内，使之感染发病，如感冒患者在咳嗽、打喷嚏时排出感冒病毒，可使周围易感者受传染而患病。

（3）有流行性、季节性：传染病可在人群中散在发生，或在局部地区人群中大量出现，甚至在许多地区大面积发生，称为传染病的流行。季节性是指传染病易在某个季节内发生、流行，如呼吸道传染病多发于冬春季，消化道传染病多发于夏秋季。

（4）有免疫性：传染病痊愈后，人体对该传染病有了抵抗能力，产生不感受性。有些传染病痊愈后可获终生免疫，如麻疹；而有的如感冒，则免疫时间很短。

3. 传染病的临床分期

从病原体侵入人体到发病以至恢复，一般经过4个阶段。

（1）潜伏期：从感染病原体到出现最初症状前，称为潜伏期。潜伏期的长短因病原体的种类、数量、毒力及人体免疫力的不同而异。有的数小时（如感冒），有的数日（如麻疹），有的数月（如狂犬病），有的可达数年（如麻风）；多数传染病的潜伏期较恒定。

（2）前驱期：病原体不断生长繁殖产生毒素，可引起患者头痛、发热、乏力等全身反应，称为前驱期，一般1～2天。有的发病急骤，可不出现前驱期。前驱期患者已具有传染性。

（3）症状明显期：患病后逐渐出现某种传染病特有的症状，如猩红热患者出现细密皮疹，乙脑患者出现颈项强直等典型特征。多数传染病发病过程中伴随发热，但不同传染病发热持续的时间长短不同。

许多传染病发病时可出现皮疹。皮疹可分为丘疹、斑疹及疱疹等类型。出疹顺序、部位及疹子特点，可作为诊断不同传染病的依据。

（4）恢复期：症状逐渐减轻至完全康复。

4. 传染病发生和流行的3个环节

（1）传染源：体内有病原体生长、繁殖并能排出病原体的人或动物。一般可分为3种。

1）患者：感染了病原体，并表现出一定症状的人。患者是传染病的主要传染源。在其发病过程中，患者排出病原体的整个时期称为传染期。

2）病原携带者：健康携带者、病后携带者及潜伏期携带者。

3）受感染的动物：如狂犬传播狂犬病。

（2）传播途径：病原体自传染源排出，侵入他人体内的过程称为传播途径。主要有6种传播方式。

1）空气飞沫传播：病原体随着患者或携带者说话、咳嗽、打喷嚏等产生的飞沫散布到空气中，使他人受感染。例如，流感、麻疹等呼吸道传染病主要由飞沫传播。

2）饮食传播：病原体污染了食物或饮水，经口进入人体，造成传染。例如，甲型肝炎、细菌性痢疾等消化道传染病多由饮食传播。

3）虫媒传播：病原体由昆虫作为媒介（如蚊、虱、蚤等）进入易感者体内造成感染。例如，蚊虫传播乙脑。

4）日常生活接触传播：又称间接接触传播，患者或携带者排出的分泌物或排泄物污染了日常用品，如毛巾、衣被、食具等，被易感者接触后造成感染。例如，公用毛巾、脸盆可传播沙眼；餐具等可传播结核病、肝炎。

5）医源性传播：由医务人员在检查、治疗及预防疾病或实验室操作过程中造成的传播。例如，注射针头消毒不严格可造成乙型肝炎传播。

6）垂直传播：由传染源直接将病原体传给易感者，比如母婴之间，经胎盘、分娩损伤、哺乳等途径由母亲传染给婴儿。例如，乙型肝炎等。

（3）易感者：对某种传染病缺乏特异性免疫力，容易受感染的人。人群中对某种传染病的易感者越多，则发生该传染病流行的可能性就越大。通过有计划的预防接种，可降低人群中某传染病的易感率。

5．传染病的预防

（1）控制传染源

1）早发现患者：多数传染病在疾病早期传染性最强，及早发现患者是防止传染病流行的重要措施。

学前儿童入园前必须进行健康检查。凡传染病患者、接触者暂不接受。工作人员参加托幼机构工作前必须进行健康检查。经医疗保健机构检查健康合格者，可参加工作。入园后，无论儿童还是工作人员一律定期进行健康检查。一定要做好儿童的每日晨间检查及全日健康观察。

2）早隔离患者：一旦发现处于传染期的患者，应予以隔离，限制其活动范围，避免与其他无关人员接触，并对其造成的污染采取必要的消毒等卫生措施，以防止传染病的传播。隔离工作进行得越早越好。

托幼机构可根据自己的条件建立隔离室，使传染患者及可疑传染病患者及时得到隔离和个别照顾，隔离室工作人员不要与健康儿童接触，不进厨房。隔离室的用具应专用。注意患者排泄物和分泌物的消毒。

3）对传染物的接触者进行检疫：凡与传染源有密切接触的人，从脱离接触后至该病的最长潜伏期是检疫期限。

托幼机构内一旦发现传染病病例，同班的学前儿童是接触者，因各种原因与患者有过接触的其他人也是接触者。检疫的目的是尽可能缩小传染范围，并尽早发现患者。

检疫期间，不接受新生入班，一日生活安排照常进行，但该班单独活动。要对接触者进行必要的医学检查，详细了解其在家中的饮食，睡眠，大、小便情况，通过晨间和全日间检查注意有无疾病的早期症状。如有可疑发病征象，立即隔离观察。检疫期间要对接触者进行防护，如给麻疹接触者注射丙种球蛋白,给流脑接触者服用磺胺类药物等。检疫期间,未发现新患者,则检疫解除。

（2）切断传播途径

1）经常性预防措施：托幼机构应保持环境的清洁、卫生,室内要定时通风,保持空气清新。同时,要注意饮水卫生和培养学前儿童良好的个人卫生习惯,尤其是餐前便后一定要洗手。此外,做好经常性的消毒工作十分重要。消毒的目的是消除或杀灭环境中可能存在的病原体,这是切断传播途径的重要措施。常用的消毒方法有物理消毒法和化学消毒法。

A．物理消毒法：该方法简便易行,较为有效。可分为机械法、煮沸法和日晒消毒法。

机械法：通过对房间的通风换气、衣物的洗涤等方法,排出全部或者部分病原体,但不能有效地杀灭之。

煮沸法：将被消毒的物品全部浸入沸水中消毒。在水中煮沸,一般的病原体在煮沸1～2分钟后即可杀死,甲型和乙型肝炎病毒需煮沸15～30分钟。各种耐热的餐具、玩具等均可煮沸消毒。

日晒法：利用日光中的紫外线进行消毒灭菌。多数附着在衣物、被褥等物品表面的病原体,在阳光下暴晒3～6小时即可被杀死。流感、百日咳、流脑、麻疹等病原体的杀灭,在阳光直射下需时很短。

B．化学消毒法：常用的方法有以下5种。

煤酚皂溶液：可用3％～5％的溶液擦拭消毒用具。

石灰：可用10％～20％石灰乳剂消毒肠道传染病患者的粪便,1份粪便加2份石灰乳剂,消毒4小时,可达到杀菌目的。

含氯石灰：干粉可用于尿及稀便的消毒。0.2％～1％澄清液一般可用于用具、家具、便盆等的消毒。

过氧乙酸：0.1‰～0.5‰的溶液可用于不锈钢、塑料制品、体温表、水果的消毒。

苯扎溴铵：0.5‰的溶液,可用于食具消毒。

2）发现传染病患者后应采取的措施：①立即隔离患者。一旦发现传染病或可疑患者,应立即利用隔离室予以隔离,并有专人负责,以切断传染给其他儿童的途径。②进行终末消毒。根据传染病的分类（呼吸道或消化道传染病）对患者隔离前待过的场所或用过的物品进行一次有重点的、彻底的消毒。

（3）保护易感者：最主要的措施是积极采用预防接种的方法,提高儿童的免疫力。预防接种又称人工免疫,是指将特定的疫苗通过适当的途径接种到人体内,使人体产生对该传染病的免疫力,从而达到预防目的。

1）基础免疫：根据不同年龄阶段儿童的免疫特点和常见传染病的发病情况,有重点地选择数种对幼儿威胁较大的传染病预防疫苗,按照规定程序接种到幼儿体内,使其获得对这些传染病的免疫力,并为今后的免疫打下基础,这种初次接种称为基础免疫。有的疫苗只需接种一次就可达到基础免疫的效果,而有的疫苗要达到基础免疫的效果必须接种数次。

2）加强免疫：基础免疫后,体内获得相当的免疫力,经一段时间以后,免疫力会逐渐下降。此时,如重复接种一次,就可使免疫力再次提升,达到巩固免疫效果的目的,这种复种称为加强免疫（表5-1）。

表5-1 计划免疫程序（供参考）

| 年龄 | 疫苗名称 | | | | | |
| --- | --- | --- | --- | --- | --- | --- |
| | 卡介苗 | 乙肝疫苗 | 脊髓灰质炎疫苗 | 百白破 | 麻疹活疫苗 | 乙脑疫苗 |
| 出生时 | 初种 | 第1针 | | | | |
| 1足月 | | 第2针 | | | | |
| 2足月 | | | 初免第1次 | 初免第1针 | | |
| 3足月 | | | 初免第2次 | 初免第2针 | | |

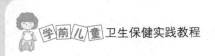
| 疫苗名称 | | | | | | |
|---|---|---|---|---|---|---|
| 年龄 | 卡介苗 | 乙肝疫苗 | 脊髓灰质炎疫苗 | 百白破 | 麻疹活疫苗 | 乙脑疫苗 |
| 4 足月 | | | 初免第 3 次 | 初免第 3 针 | | |
| 5 足月 | | | | | | |
| 6 足月 | | 第 3 针 | | | | |
| 7 足月 | | | | | | |
| 8 足月 | | | | | 初免 | |
| 1 岁 | | 复种 | | 加强 | 复种 | 初免第 2 针 |
| 2 岁 | | | | | | 加强 |
| 3 岁 | | | | | | |
| 4 岁 | 加强 | | | | | |
| 5～6 岁 | | | | 加强 | 加强 | 加强 |
| 12～13 岁 | | | | 加强 | 加强 | |
| 18～19 岁 | | | | 加强 | 加强 | |

## 二、学前儿童常见病和传染病特点及卫生保健措施

### （一）学前儿童常见病和传染病特点

春、秋两季是各种疾病与传染病的高发季节,而儿童为传染病的高发人群。原因是:①幼儿免疫系统发育还不成熟,为生理性免疫功能低下时期;②幼儿上呼吸道功能不健全,特别容易受到侵害;③上呼吸道直接与外界相连,在正常情况下,咽部有病毒、细菌等微生物寄生,当突然受凉、免疫力低下时,局部组织极易受到细菌的侵害,引起炎症。④幼儿对周围环境冷热变化的适应力比较差。

学前儿童生病的基本表现如下。

（1）神情:精神萎靡、眼神无光或发呆。

（2）肤色:肤色异常发白、黄染、发绀等。

（3）饮食:食欲缺乏。肝炎表现为恶心、呕吐、厌油。贫血表现为脸色苍白。异食症表现为吃各种不能吃的东西,可能缺锌、铁或患寄生虫病。食欲亢进,如糖尿病表现为多食、多饮、多尿。

（4）排泄:大、小便异常。

（5）睡眠:嗜睡,有可能患脑炎;睡不踏实,可能患佝偻病、蛲虫病或夜惊、梦游;打鼾,可能患鼻咽部疾病。

（6）囟门:前囟凹陷,可能有脱水;前囟鼓出有可能患脑膜炎、脑炎等。

（7）体温:正常体温是维持人体正常生命活动的重要条件之一。体温高于 41℃ 或低于 25℃ 时将严重影响各系统的功能活动,甚至危及生命。正常口腔温度为 36.3～37.2℃,腋下温度比口腔温度低 0.2～0.4℃。

（8）其他:头痛、肚子痛、咳嗽、气喘等表现,也需注意观察。

### （二）学前儿童常见病和传染病卫生保健措施

1. 对学前儿童进行有关预防疾病健康教育　幼儿园开展主题活动"不生病",通过绘本《发烧了》《肚子疼》《细菌是什么》《大战感冒》《流感大人》开展谈话、集体教学等一系列的健康教育活动,让幼儿认识到预防疾病对健康的重要性。

2. 常见病、传染病预防与管理

（1）常见病预防与管理

1）托幼机构应当通过健康教育普及卫生知识，培养儿童良好的卫生习惯；提供合理平衡膳食；加强体格锻炼，增强儿童体质，提高对疾病的抵抗能力。

2）定期开展儿童眼、耳、口腔保健，发现视力异常、听力异常、龋齿等问题进行登记管理，督促家长及时带患病儿童到医疗卫生机构进行诊断及矫治。

3）对贫血、营养不良、肥胖等营养障碍性疾病儿童进行登记管理，对中重度贫血和营养不良儿童进行专案管理，督促家长及时带患病儿童进行治疗和复诊。

4）对先天性心脏病、哮喘、癫痫等疾病儿童，及对有药物过敏史或食物过敏史的儿童进行登记，加强日常健康观察和保育护理工作。

5）重视儿童心理行为保健，开展儿童心理卫生知识的宣传教育，发现心理行为问题的儿童及时告知家长到医疗保健机构进行诊疗。

（2）传染病预防与管理

1）强化自身管理，加强监督检查：①幼儿园将卫生防疫工作纳入幼儿园工作计划与管理体系中，并经常开展监督检查，发现问题及时整改，消除隐患；②医务室根据不同季节和情况宣传呼吸道传染病、肠道传染病和食物中毒等突发公共卫生事件的预防保健知识，减少传染病的暴发；③不断改善幼儿园卫生基础设施和条件，消除隐患。

2）采取有效措施，强化幼儿园卫生规范化管理：①幼儿园食堂工作人员必须注意个人卫生，患有慢性传染病的人员必须调离。②严格执行食品卫生管理条例，把好食品卫生关，防止病从口入。③协助社区医院做好幼儿预防接种工作，确保计划内疫苗接种率达100%。④搞好环境卫生，及时清除生活垃圾，消灭卫生死角，定期请有关部门喷药、熏蒸，消灭病媒昆虫、鼠类等疾病传播媒介。⑤保持课室、睡室和活动场所的空气流通。⑥加强疾病监控，幼儿入园要经过保健员晨检，晨检合格方可进班，晨检时发现可疑传染病要及时隔离；做好幼儿出勤记录，对缺勤幼儿进行登记。⑦定期进行卫生消毒：各班课室桌面、地面、柜面每日用消毒水擦洗一次；幼儿玩具每周清洗消毒一次。⑧科学组织幼儿一日活动，注意运动要适量、休息要充足。督促幼儿多饮水，及时增减衣服。督促幼儿饭前、便后、活动后用七步洗手法洗手，回园时在幼儿园门口洗手后再回班，保持双手洁净。

3）加强健康教育，提高幼儿及家长的防疫抗病能力：①按照教育部的要求普及公共卫生知识，引导幼儿树立良好的卫生意识。②结合季节性、突发性传染病的预防，通过宣传会、板报、宣传橱窗、幼儿园网站等宣传途径，大力宣传、普及防治传染病的相关知识，提高幼儿的自我防护意识。③督促和组织幼儿加强体育锻炼，养成良好的生活习惯和生活方式，提倡合理营养，不断增强体质。

3. 清洁卫生、消毒隔离工作

（1）实行一人一杯、一巾专用制度，各班做好标记。做到口杯、毛巾每日消毒。

（2）各室定期、定时消毒，及时记录。

（3）定期利用空气和日光中的紫外线消毒一些不宜清洗的玩具、图书等。及时换洗被褥、枕套（每月清洗1次），晾晒（每2周1次）。

（4）食堂：清洗消毒工作严格按照食堂卫生标准及本园制定的各种制度、规定执行，每周定时对餐具、用具及空气进行消毒。做好每天每餐的食物品尝、留样、观察、登记等工作，杜绝购买无证、腐烂、变质等有损健康的食品。

（5）建立健全室内外环境清洁制度，职责到班，班级每天一小扫，每月大扫除，随时保洁。玩具每周消毒一次，定期检查和不定期抽查相结合，检抽查结果及时公布，并纳入期末考核。

（6）做好流行病的预防工作，对体弱儿加强检疫，防止水痘、流感等传染病的蔓延，对有传染病患儿所在班级的玩具、物品要彻底消毒、暴晒。

4. 幼儿园发生重大传染病的应急预案

(1) 幼儿园一旦发生重大传染病疫情,学校主管领导首先要向上级主管部门和防疫部门,及时报告。准确报告传染病的症状、发病对象、年龄结构、人员数量,请示应急措施。

(2) 幼儿园对传染病要采取应急措施,组织指挥系统,及时防护、隔离病源,配合有关部门调查传染病因。做好隔离、疏散、消毒、治疗、统计记录、教育等项工作。

(3) 做好传染病的预防宣传教育工作,幼儿园行政部门、保健医生和教师要针对发生的疫情做好宣传防护工作、充分利用广播、家园栏、宣传画、家长会等大力宣传卫生常识,注意传染病的发生与防治。

5. 做好家长宣传工作　根据季节以家园联系栏、通知单、告家长一封信、家长讲座等形式向家长及全体教职工宣传有关常见病、季节性传染病的防治知识及预防保健常识等。

## ⋙ 情景再现及防范技能

为了提高幼儿的健康水平,应积极开展幼儿常见病、传染病的防治工作,对幼儿时期各种常见病、传染病做到早发现、早预防、早隔离、早治疗,控制和降低患病率。

### 一、情景再现

#### 情景再现①

远离手足口病

【情景描述】　家长自述:我儿子班上发现有小朋友得了手足口病,现在已经放假两天了,我儿子目前没出现手足口病的症状,老师说这病的潜伏期为2周,我需要提前去医院给儿子做个检测吗?

幼师自述:我是一名幼师,我们班上有小朋友患手足口病,我今天还抱过他,给他换过衣服,我会被传染吗?

【情景分析】　手足口病是由肠道病毒引起的传染病,多发生于5岁以下儿童,可引起手、足、口腔等部位的疱疹,少数患儿可引起心肌炎、肺水肿、无菌性脑膜脑炎等并发症。个别重症患儿病情发展快,导致死亡。如果班内有得手足口病的小朋友,建议不要去幼儿园了。家长可带孩子去医院做相关检查。与患儿密切接触的教师也应隔离。

#### 情景再现②

警惕轮状病毒感染

【情景描述】　家长自述:我儿子白天出现腹泻了,精神差,有发热(38℃)。我和孩子爸给孩子做物理降温,到了20:30,儿子腹泻更为严重,1小时2～3次,并伴随呕吐,中低热。23:00,儿子又开始频繁腹泻并呕吐。我们立刻带着儿子赴医院,诊断结果是轮状病毒感染。

【情景分析】　轮状病毒是引起婴幼儿腹泻的主要病原体之一,其主要感染小肠上皮细胞,从而造成细胞损伤,引起腹泻。轮状病毒每年在夏秋冬季流行,感染途径为粪-口途径,临床表现为急性胃肠炎,病程一般为7天,发热持续3天,呕吐2～3天,腹泻5天,严重者出现脱水。

### 二、防范技能

幼儿园可能出现或已经出现各类传染病突发公共卫生事件时,应采取及时有效的控制措施,防止疫情蔓延,保证全园教师和幼儿的身体健康和教学工作的顺利开展。保教人员应掌握做好学前儿童疾病基本护理技能。幼儿园传染病应急预案是指面对突发传染病事件,如麻疹、风疹、幼儿急疹、水痘、腮腺炎、乙脑、传染性肝炎、带状疱疹、狂犬病、手足口病等的应急管理、指挥、救援计划等。

**防范技能 ①**

### 学前儿童疾病基本护理技能

**1. 测体温** 用体温表测腋下体温,测前将刻度甩至 35℃ 以下,测时将水银球一端放入幼儿腋窝并让其夹紧,5 分钟后取出并读数。正常腋下温度为 36～37℃。

**2. 测脉搏** 以右手的食指、中指和无名指按压幼儿手腕处的桡动脉。在幼儿处于安静状态时,测 1 分钟的脉搏数。3～4 岁幼儿心率 100～110 次/分钟,5～6 岁 90～100 次/分钟。

**3. 测呼吸** 观察幼儿腹壁的起伏次数或用棉线放在幼儿鼻孔处看吹动次数。一般 4～7 岁幼儿呼吸频率为 20～25 次/分钟。

**4. 物理降温** 患儿体温升至 39℃ 以上时应立即降温。

(1)头部冷敷:小毛巾折叠数层于凉水中浸湿,拧成半干敷在额头,5～10 分钟换一次;或用热水袋灌凉水或碎冰块,枕在患儿后脑。适合于一般发热患儿。

(2)酒精擦浴:将酒精(70%)或白酒加水一倍,用毛巾浸泡后擦患儿腋下、肘窝、腘窝、颈部两侧等处。擦时注意避风。适合于发热较高患儿。

**5. 喂药** 可将药片研成末溶于水中,用奶瓶喝或小勺喂;1 岁左右婴儿可采取灌药;2 岁以上幼儿鼓励其自己吃药。

**6. 滴药水** 操作前查看药名,将手洗干净。

(1)滴眼药水:令幼儿头后仰向上看,滴时分开其上、下眼皮,在离眼 2 厘米处将药水滴入下眼皮内,闭上眼轻提上眼皮,转动眼球。最好在幼儿睡觉时或未醒来时进行。

(2)滴鼻药水:让幼儿平躺或坐在椅上,头后仰,鼻孔向上。食指轻推幼儿鼻尖,在距鼻孔 2～3 厘米处将药液滴入鼻孔,轻按鼻翼。保持原姿势 3～5 分钟。

(3)滴耳药水:幼儿侧卧,患耳向上,擦净分泌物。牵拉幼儿耳郭,使外耳道变直,将药水由外耳道后壁滴入,轻揉耳屏。保持原姿势 5～10 分钟。

**7. 止鼻血** 安慰幼儿不要紧张,安静坐着,张口呼吸,头略低。捏住鼻翼压迫 10 分钟;湿毛巾冷敷鼻部或前额;出血较多时,可用消毒后的脱脂棉卷塞入鼻腔塞紧。止血后,2～3 小时内不要做剧烈运动。

**8. 简易通便** 有 3 种:肥皂条通便法、开塞露通便法和手抠干便法。

最常用的是开塞露通便法,方法:让幼儿取侧卧位,将开塞露尖端剪除,口部修光滑,轻轻插入肛门,挤压塑料壳后端使药液(1/4、1/2 或全部,根据幼儿年龄大小)注入肛门内。保留空壳不动(一般 10 分钟左右),直到有便意,让幼儿排便。

幼儿园传染病应急预案和应急演练

**防范技能 ②**

### 托幼机构环境和物品预防性消毒方法(表 5-2)

表 5-2 托幼机构环境和物品预防性消毒方法

| 消毒对象 | 物理消毒方法 | 化学消毒方法 | 备 注 |
|---|---|---|---|
| 空气 | 开窗通风每天至少 2 次;每次至少 10～15 分钟 | | 在外界温度适宜、空气质量较好、保障安全性的条件下,应采取持续开窗通风的方式 |

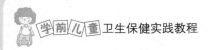

续表

| 消毒对象 | 物理消毒方法 | 化学消毒方法 | 备 注 |
|---|---|---|---|
| 空气 | 采用紫外线杀菌灯进行照射消毒每天1次,每次持续照射60分钟 | | ① 不具备开窗通风空气消毒条件时使用<br>② 应使用移动式紫外线杀菌灯。按照每立方米1.5瓦计算紫外线杀菌灯管需要量<br>③ 禁止紫外线杀菌灯照射人体体表<br>④ 采用反向式紫外线杀菌灯。在室内有人环境持续照射消毒时,应使用无臭氧式紫外线杀菌灯 |
| 餐具、炊具、水杯 | 煮沸消毒15分钟或蒸汽消毒10分钟 | | ① 对食具必须先去残渣、清洗后再进行消毒<br>② 煮沸消毒时,被煮物品应全部浸没在水中;蒸汽消毒时,被蒸物品应疏松放置,水沸后开始计算时间 |
| | 餐具消毒柜、消毒碗柜消毒<br>按产品说明使用 | | ① 使用符合国家标准规定的产品<br>② 保洁柜无消毒作用。不得用保洁柜代替消毒柜进行消毒 |
| 毛巾类织物 | 用洗涤剂清洗干净后,置阳光直接照射下暴晒干燥 | | 暴晒时不得相互叠夹。暴晒时间不低于6小时 |
| | 煮沸消毒15分钟或蒸汽消毒10分钟 | | 煮沸消毒时,被煮物品应全部浸没在水中;蒸汽消毒时,被蒸物品应疏松放置 |
| | | 使用次氯酸钠类消毒剂消毒使用浓度为有效氯250~400 mg/L,浸泡消毒20分钟 | 消毒时将织物全部浸没在消毒液中,消毒后用生活饮用水将残留消毒剂冲净 |
| 抹布 | 煮沸消毒15分钟或蒸汽消毒10分钟 | | 煮沸消毒时,抹布应全部浸没在水中;蒸汽消毒时,抹布应疏松放置 |
| | | 使用次氯酸钠类消毒剂消毒使用浓度为有效氯400 mg/L,浸泡消毒20分钟 | 消毒时将抹布全部浸没在消毒液中,消毒后可直接控干或晾干存放;或用生活饮用水将残留消毒剂冲净后控干或晾干存放 |
| 餐桌、床围栏、门把手、水龙头等物体表面 | | 使用次氯酸钠类消毒剂消毒使用浓度为有效氯100~250 mg/L,消毒10~30分钟 | ① 可采用表面擦拭、冲洗消毒方式<br>② 餐桌消毒后要用生活饮用水将残留消毒剂擦净<br>③ 家具等物体表面消毒后可用生活饮用水将残留消毒剂去除 |
| 玩具、图书 | 每2周至少通风晾晒1次 | | 适用于不能湿式擦拭、清洗的物品<br>暴晒时不得相互叠夹。暴晒时间不低于6小时 |
| | | 使用次氯酸钠类消毒剂消毒使用浓度为有效氯100~250 mg/L,表面擦拭、浸泡消毒10~30分钟 | 根据污染情况,每周至少消毒1次 |
| 便盆、坐便器与皮肤接触部位、盛装吐泻物的容器 | | 使用次氯酸钠类消毒剂消毒。使用浓度为有效氯400~700 mg/L,浸泡或擦拭消毒30分钟 | ① 必须先清洗后消毒<br>② 浸泡消毒时将便盆全部浸没在消毒液中<br>③ 消毒后用生活饮用水将残留消毒剂冲净后控干或晾干存放 |

| 消毒对象 | 物理消毒方法 | 化学消毒方法 | 备　注 |
|---|---|---|---|
| 体温计 | | 使用75％～80％乙醇溶液、浸泡消毒3～5分钟 | 使用符合《中华人民共和国药典》规定的乙醇溶液 |

参考:《托儿所幼儿园卫生保健管理办法》附件3

备注:①表中有效氯剂量是指使用符合卫生部《次氯酸钠类消毒剂卫生质量技术规范》规定的次氯酸钠类消毒剂;②传染病消毒根据国家法规《中华人民共和国传染病防治法》规定,配合当地疾病预防控制机构实施

## 防范技能 3

### 卫生保健工作记录（登记）表（表5-3～表5-6）

#### 表5-3　儿童传染病登记表

| 姓名 | 性别 | 年龄 | 发病日期 | 传染病名称 | | | | | | | | | | 诊断单位 | 诊断日期 | 处置 |
|---|---|---|---|---|---|---|---|---|---|---|---|---|---|---|---|---|
| | | | | 手足口病 | 水痘 | 流行性腮腺炎 | 猩红热 | 急性出血性结膜炎 | 痢疾 | 麻疹 | 风疹 | 传染性肝炎 | 其他 | | | |
| | | | | | | | | | | | | | | | | |
| | | | | | | | | | | | | | | | | |
| 合计 | | | | | | | | | | | | | | | | |

参考:《托儿所幼儿园卫生保健管理办法》附件4

备注:患某种传染病在该栏内划"√"

#### 表5-4　传染病发病统计表

托幼机构名称:

| 年份 | 月份 | 在册儿童数 | 传染病发病数 | 各类传染病发病人数 | | | | | | | | | |
|---|---|---|---|---|---|---|---|---|---|---|---|---|---|
| | | | | 手足口病 | 水痘 | 流行性腮腺炎 | 猩红热 | 急性出血性结膜炎 | 痢疾 | 麻疹 | 风疹 | 传染性肝炎 | 其他 |
| | 9月 | | | | | | | | | | | | |
| | 10月 | | | | | | | | | | | | |
| | 11月 | | | | | | | | | | | | |
| | 12月 | | | | | | | | | | | | |
| | 1月 | | | | | | | | | | | | |
| | 2月 | | | | | | | | | | | | |
| | 3月 | | | | | | | | | | | | |
| | 4月 | | | | | | | | | | | | |
| | 5月 | | | | | | | | | | | | |
| | 6月 | | | | | | | | | | | | |
| | 7月 | | | | | | | | | | | | |
| | 8月 | | | | | | | | | | | | |
| 合计 | | | | | | | | | | | | | |

参考:《托儿所幼儿园卫生保健管理办法》附件4

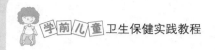

表5-5　儿童营养障碍性疾病及常见病登记表

| 班级 | 姓名 | 疾病名称 | 确诊日期 | 干预与治疗 | 转归 |
|------|------|----------|----------|------------|------|
|      |      |          |          |            |      |

参考:《托儿所幼儿园卫生保健管理办法》附件4
备注:登记范围包括营养不良、贫血、单纯性肥胖、先心病、哮喘、癫痫、听力障碍、视力低常、龋齿等

表5-6　班级卫生消毒检查记录表

| 日期 | 班级 | 消毒物体 | | | | | | | | | | |
|------|------|----------|------|--------|--------|--------|----------|------|------------|------|------|---|
|      |      | 开窗通风 | 餐桌 | 床围栏 | 门把手 | 水龙头 | 图书晾晒 | 玩具 | 被褥晾晒 | 厕所 | 其他 | — |
|      |      |          |      |        |        |        |          |      |            |      |      |   |

参考:《托儿所幼儿园卫生保健管理办法》附件4
备注:以"√"的方式完成此表

## 自主学习展示平台

### 一、课堂讨论

讨论:在你周围的人中有无常见病与传染病患者?人们应如何进行疾病预防?

### 二、小组讲解和展示

(1) 以小组为单位,查阅学前儿童疾病传染病预防与护理的相关信息,并制作 PPT。

(2) 运用 PPT 课件讲解并展示学前儿童疾病预防与护理的相关知识、在幼儿园活动中有关疾病预防与护理的操作技能和保健措施。

(3) 通过本学习情境中的案例或在实习中遇到的真实事件进行案例分析。

(4) 回答其他组提出的问题,并向其他组提问。

| 评分标准 | 标准得分 | 实际得分 |
|----------|----------|----------|
| 讲解清晰、全面、正确 | (40分) | |
| 案例分析生动、具体 | (20分) | |
| 能较正确地回答其他组的提问 | (20分) | |
| 能向其他组每组提出 1~2 个问题 | (20分) | |

### 三、小组设计和展示

(1) 以健康教育为主题,设计疾病传染病预防与护理主题海报,应内容童趣、图文并茂、易于幼儿理解。

(2) 以健康教育为主题,依据绘本设计大、中班"细菌是什么"健康活动。

114

## 四、绘本推荐 📖

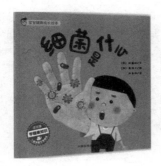
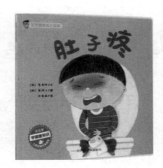
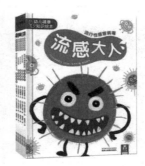

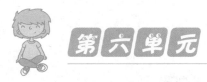

# 第六单元

# 托幼机构安全防护及常见意外伤害防范技能

20世纪70年代末期,欧洲的流行病学报告显示,意外伤害已占儿童总死亡率的首位。近10年来,我国的研究表明:意外伤害是我国0~14岁儿童首位死亡原因,死亡率为67.13/10万,占儿童总死亡人数的31.3%(1~14岁占55%~71%)。意外伤害使儿童早死或残疾,对儿童身心造成巨大影响,给家庭和社会造成巨大的负担与损失。

学前儿童是一个特殊群体,幼儿天性好奇,喜欢探索,但因年龄小,动作不够协调,反应不够灵敏,缺乏生活经验,容易发生意外事故。近些年来,幼儿园里幼儿意外伤害事件也日益成为人们关注的焦点。《纲要》指出:"幼儿园必须把保护幼儿的生命和促进幼儿的健康放在首位。"这指明了安全保护在幼儿园工作中的地位。因此,幼儿园教师必须加强责任心,把儿童的安全放在第一位,采取有效措施消除事故隐患,重视对学前儿童进行安全教育。

## 学前儿童保健相关知识

### 一、安全防护及意外伤害相关知识

（一）安全防护

安全防护是指做好准备和保护,以应对攻击或者避免受害,从而使被保护对象处于没有危险、不受侵害、不出现事故的安全状态。显而易见,安全是目的,防护是手段,通过防范的手段达到或实现安全的目的,就是安全防护的基本内涵。

（二）学前儿童常见意外伤害

意外伤害是指非本意和主观的,不能够完全自主控制与完全预测所造成的肉体和精神上的伤害。意外伤害是儿童致伤、致残、致死的主要原因之一。

1. 学前儿童常见意外伤害的主要类型

（1）意外跌伤:磕碰、挫伤、摔伤、擦伤、脱臼、扭伤、骨折等。

（2）突发人为伤害:抓伤、咬伤、割伤等。

（3）特殊意外伤害:烫伤、触电、鼻及外耳道异物、呼吸道异物、鼻出血、蜂蜇伤、刺伤等。

（4）突发疾病:高热惊厥、中暑、癫痫、晕厥等。

（5）重大意外事件:食物中毒、火灾等。

2. 学前儿童意外伤害的危险因素

学前儿童意外伤害的危险因素分外部因素和内部因素两种(图6-1)。

（1）外部因素

1）家长因素:儿童意外伤害与父母亲的年龄、职业、文化程度及家庭关系有密切关系。母亲年龄

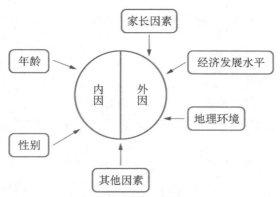

图 6-1　学前儿童意外伤害分类

小于 24 岁,低学历,早婚或未婚,孩子发生意外的危险性增加;母亲年龄大于 30 岁比母亲年龄小于 30 岁的孩子发生意外的危险性减少一半;父母受教育的程度与孩子发生意外的概率相关。

2) 社会经济水平与环境因素:①经济发展水平。早在 30 年前在发达国家和中等发达国家,意外伤害已是学前儿童死亡原因中的第一原因;发展中国家近几年才是第一原因。②地理环境。水域地区:溺水。城市:车祸;农村:溺水。北方:窒息、中毒、车祸;南方:溺水。③其他因素:身体与心理发育水平;行为气质、行为动机、行为偏离、攻击性行为等行为因素;心理冲突、情绪压抑等心理因素。

(2) 内部因素

1) 年龄因素:①学前儿童是意外伤害的高危人群,年龄不一样,学前儿童意外伤害的发生率也不一样。②美国儿童意外伤害致死原因:婴儿及 5 岁以下学前儿童为虐待、溺水和烧伤;5~9 岁学前儿童为车祸和行人意外;10~14 岁为车祸。③我国儿童意外伤害致死原因:0~岁为意外窒息、坠落伤和烧烫伤;1~3 岁依次为烧烫伤、跌伤、动物咬伤和交通伤害;4~6 岁为跌伤、动物咬伤和烧烫伤、坠落伤、溺水;5~14 岁为车祸。

2) 性别因素:男孩意外伤害发生率明显大于女孩,男女之比为(2.05~3.34):1,而且随着年龄增加,比例不断加大。5~6 岁男孩是意外伤害的高危人群。

## 二、学前儿童意外伤害特点及卫生保健措施

### (一)学前儿童意外伤害特点

(1) 从儿童意外伤害发生的性别构成看,男孩占 90.3%,女孩占 9.7%,男孩明显更易发生意外伤害。原因在于男孩生性更顽皮好动,探究欲更强,且情感上更易冲动,所以发生意外伤害的概率明显高于女孩,因此要加强对男孩意外伤害的预防工作。

(2) 儿童意外伤害较多发生的类型是骨折,占总体数量的 71%,明显高于切割伤(38.7%)和脱臼(29%)。活泼好动、充满好奇心是学前儿童的特点,这样的性格特征更容易使他们在活动中忽视周围的环境因素,追逐奔跑时、嬉笑玩闹时,稍不留意,极易摔倒、碰伤,导致骨折。因此,保教人员始终要有安全意识,对潜在的意外伤害有预见,提高警惕,发现危险苗头时,及时加以处理。

(3) 儿童意外伤害较多发生在春季,占总体数量的 61.3%,明显高于夏季(29%)和冬季(9.7%)。春季儿童活动量增大,易冲动暴躁,汗液的刺激会导致其自控性、动作准确性降低,因此,幼儿园意外伤害的预防应该考虑季节的特点。

(4) 儿童意外伤害较多发生的时间段是 10:00~14:30,占总体数量的 38.7%,高于 7:30~10:00(32.3%)和 14:30~17:30(29%)。10:00~14:30,教师在组织儿童上课或游戏后,思想状态由紧张转为放松,对儿童的安全监护也开始有所松懈,而儿童也从兴奋期进入疲劳期,体力和自控能力明显下降,因此,这一时间段是儿童意外伤害发生的高峰期,幼儿园应该加强防范意识和采取相关措施。

（5）儿童意外伤害较多发生在大型玩乐场所，占总体数量的 77.4%，明显高于盥洗室（19.4%）和活动室（16.1%）。

（二）学前儿童意外伤害卫生保健措施

1. 对幼儿进行有关安全健康教育

（1）幼儿园开展主题活动"食物卡在喉咙里了"，通过绘本《汤姆走丢了》《儿童应急救护队》，开展谈话、利用儿歌和游戏形式、集体教学等一系列的健康教育活动，让幼儿认识到防止意外、注意安全、保护自己健康的重要性。

（2）加强学前儿童安全意识的养成、自救知识的普及和自救能力的训练。通过"不跟陌生人走""不到危险的地方玩""注意交通安全"等谈话让幼儿具有安全意识。增加对危险情境的警觉性与自救常识，幼儿园根据各个班级对幼儿的年龄特点开展防震、防火安全演练，乘车应急逃生疏散演练，反恐防暴演练等各种安全演练，训练幼儿逃生、自救的能力。

1）向学前儿童普及安全知识，危险用品的使用常识，以及了解生活用品、家用电器、厨房用品、药品等的摆放位置。

2）在日常生活中应避免"引狼入室"，分辨亲戚朋友的好坏。注意电梯、楼梯间的可疑人物，避免同行。

3）避免危险处境的意识与方法。①身体安全的自我保护能力，包括：接受有益身体健康的事；养成良好的生活习惯；正确使用器具、器材；具备意外灾害的应变常识；培养主动维护安全的能力。②人际安全的自我保护能力，包括：遵守团体规范；良好的人际关系；懂得寻求帮助。③社会安全的自我保护能力，包括：懂得维护身体隐私；懂得维护家庭隐私；机智面对困难。

4）自救团体训练体验营。把各种训练融入日常生活；认识危险状况，制订明确的计划；设计角色游戏；培养主动维护安全的能力；心理安全照顾。幼儿园组织的自救课程。针对生活实际确定教育内容；用游戏演练自护自救的本领。

5）社区与媒体的相关措施。动员社会力量组建辅导员队伍；根据儿童特点组织教育活动；所有活动的开展，应该始终以儿童为主体，围绕"近、实、活"3 个字进行。

2. 幼儿意外伤害防范措施

（1）预防烫伤

1）暖水瓶、开水壶，热饭、菜、汤放在幼儿接触不到的地方。

2）不允许幼儿进食堂、保育室、锅炉房等危险地区。

3）给幼儿漱洗前，一定要试好水温（用手背试水温）。

4）幼儿进餐、饮水或服药时，温度要适宜。

5）冬季取暖期间，保证设备的安全运转。

（2）预防外伤

1）清除园内房屋、场地、玩教具的不安全因素。拐角、器械边缘要圆滑，墙面要软处理。大型玩具的造型要适合幼儿年龄特点，并且每周检查一次，发现隐患立即停止使用，及时修复。

2）教师组织户外活动要随时观察每个孩子。活动范围不要太分散，要在教师的视线内，避免过于疲劳或保护不到造成意外事故的发生。

3）幼儿使用的设备要稳固，桌椅、板凳没有毛刺，饮水桶、毛巾架等要固定好。

4）剪子、刀子、针等锐利物品要放在成人专用材料柜内（幼儿接触不到的地方）。

5）在一日活动的各个环节通过游戏形式，经常对幼儿进行安全教育，增强他们的安全意识，逐渐使他们过渡到自我保护阶段。

（3）严防异物入耳、鼻、气管等处

1）幼儿活动时，认真观察幼儿，防止他们误把玩具当作食物吃进肚里或含在口中。

2) 户外活动时注意幼儿是否捡了石子、小棍等物品,如发现要及时清除,防止幼儿把异物塞进口、鼻、耳中。

3) 如发生异物进入耳、鼻、气管事故,教师不要随便采取措施,弄清楚情况后,再进行排除。如园内解决不了,应及时送往附近医院进行抢救,并立即通知家长。

4) 每天晨、午、晚检查时要询问孩子是否带有异物,必要时由教师集中保管。

5) 幼儿午睡时,带班教师要随时巡视幼儿睡眠情况,观察幼儿是否在被子里吃豆类、巧克力糖等食品或玩玩具,防止食品和玩具进入气管。

6) 为幼儿创设愉快、宽松的进餐环境,使幼儿在情绪稳定愉快的状态下安静地进食或吃水果,防止食品误入气管。

7) 建议家长不要给孩子佩戴各种饰品。

(4) 防止中毒

1) 儿童活动室内不准存放有毒物品,消毒液、洗涤剂,要放在幼儿接触不到的专用物品柜内。

2) 教育幼儿不把物品放在嘴里,防止塑料或其他材料的玩具或物品造成中毒事故。

3) 食堂每日购买的食材,必须严格按照有关规定执行,防止图便宜购买腐烂变质食材。

4) 保健室统一管理幼儿园的药品,专用药品柜上锁。需服药的幼儿,家长把药品交给保健老师,保健老师登记好服药幼儿姓名、剂量。服用前,保健老师要仔细核对,防止误服、错服。做好服药记录工作。如幼儿服药后有异常反应,要有明确记录,并及时采取措施。

(5) 防止走失

1) 建立接送制度。接送孩子时家长要与老师见面,送孩子时,把孩子送到老师手里;接孩子时,要与老师打招呼。固定接送人员,家长如遇特殊情况需委托他人接送孩子时应与老师提前联系或书面委托。

2) 门卫坚守岗位,发现没有家长带领的孩子,不得让其出幼儿园大门。

3) 户外活动回班交接时,老师应及时清点人数。

(6) 防止触电

1) 电视、录音机放在幼儿够不到的地方;洗衣机用后及时断电。

2) 电源插座放在幼儿接触不到的地方。

3) 经常检查电器是否符合安全要求。

3. 建立健全安全制度

幼儿园应建立健全门卫制度、接送制度、交接班制度、房屋设备管理制度等安全制度。

(1) 开展保教人员安全教育

1) 加强保教人员的安全意识教育:幼儿园全体工作人员应把儿童安全问题置于头等重要地位,加强责任感,强化安全意识,认真细致地做好工作,避免意外事故的发生。

2) 安全常识教育:保教人员应懂得生活安全常识、交通安全常识、防火安全常识等一般性安全常识,学会识别周围环境中的安全事故隐患,掌握意外伤害急救的知识和处理方法。

(2) 组织活动要求:对活动设计和组织都要首先从儿童的安全角度进行考虑。特别是外出春游、秋游等,保教人员应从交通、活动场地的安全状况、场地分布、活动组织形式、急救药物和器械的准备、工作人员配备、医务人员的安排等方面做好充分的准备工作,防止意外事故的发生,确保儿童安全。

4. 幼儿园突发事件的应急措施

(1) 幼儿园的安全防护措施是幼儿园的安全保障,绝不能麻痹大意。要经常检查幼儿园的设施状况,对安全隐患一经发现要及时整改,力求达到规范化标准。

(2) 幼儿园的教师要时刻注意幼儿的活动状况,及时检查幼儿学习桌椅,活动室的门窗、地面、玩

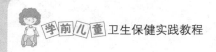

具,睡觉时的床铺、被褥,吃饭时的餐具、食品等有无异常情况。一经发现,要及时报告,妥善处理,保证幼儿的人身安全。

（3）幼儿园一旦发生应急事件,应马上向上级报告,说明情况,及时指挥和组织有关人员妥善解决,做到及时、准确、妥当,无负面影响。根据事情的性质和后果,对直接职责人追究其责任,保证今后不再发生此类或类似事件。

5. 幼儿园突发事件处理步骤

（1）事故报警:幼儿园发生事故时,现场人员要用心做好师生自身保护和救助工作,学校领导向教育局报告,必要时还要报警。报警资料:事故单位,事故发生时间、地点、性质、危险程度,师生伤亡状况,报警人姓名及联系电话。

（2）紧急疏散和现场急救:事故发生后,幼儿园有关职责人应立即根据现场事故发生的状况,迅速组织有关人员将学生撤离到安全区域,控制事态发展,抢救受伤师生;现场救助人员在施救前务必做好自身防护措施,施救时严格按照规定的方法、措施进行,实施救死扶伤,坚持"先救人后救物,先救重后救轻"的原则,同时注意保护现场,严禁幼儿参加救护活动。

（3）事故处理:学校立即启动处置突发性事件应急预案,领导小组相关成员务必即刻到达事故第一现场,指挥或指导、协助有关班级进行事故处理,并及时做好信息报送工作。

## 情景再现及防范技能

意外伤害包括跌落、锐器伤、砸伤、烧烫伤、碰击伤、挤压伤、砸伤、咬伤、爆炸伤、中毒、触电、溺水、异物伤以及环境因素引起的伤害等14种。意外伤害还可造成儿童身心发育障碍,给家庭和社会带来沉重的负担。

## 一、情景再现

### 情景再现①

#### 当心利器戳伤

【情景描述】 某幼儿园内,两名5岁男童玩闹时发生矛盾,男童甲将铅笔戳进男童乙的眼睛,致使男童乙左眼角膜受伤、晶状体受损。医生透露,男童乙左眼可能会失明,运气好的话也最多只能将视力恢复到0.5左右。

【情景分析】 危险物品包括剪刀、铅笔、竹签、棍棒、刀叉、筷子、钉子、针状物等。孩子间玩闹致伤的事经常会有,孩子因自己拿着尖状物(如铅笔)奔跑摔倒,而导致受伤的事例也很容易发生。为此,家长和教师应当注意,幼儿在玩耍时应远离危险物品,日常物品应归类放好,不让幼儿触碰。同时,应帮助幼儿养成良好的生活习惯,避免意外的发生。

### 情景再现②

#### 气管异物导致4岁男童幼儿园窒息身亡

【情景描述】 幼儿园的小朋友们围在一起吃饭。老师把饭菜盛到孩子们的饭碗里后因事离开了。剩下小朋友们在吃饭,大家边吃边玩,互相打闹。不一会儿,男孩典典突然捂住嘴巴,开始咳嗽,之后还用手指抠自己的喉咙。这个过程大概有2分钟,周围的孩子见到典典大声咳嗽、难受的样子都吓得大声呼喊老师。老师赶来后,不知所措,赶紧拨打120急救电话,救护车把孩子送到附近的医院抢救,但是最终典典因窒息死亡。

【情景分析】 幼儿在吃饭的时候,必须专心,不能玩笑打闹;教师应在一旁看护,不能离开。教师是否能够识别危险情况并采取及时有效的措施是防止此类意外事件发生的关键。

如果教师在发现孩子出现异常之后,在拨打120急救电话呼救的同时就赶紧实行急救法,也许可以避免此悲惨事件的发生。

## 二、防范技能

对幼儿意外伤害的紧急处理,是指幼儿在园期间突然患病或受伤后,幼儿园教师和保育员在医疗救护人员到达前,对受伤幼儿采取简单正确的救助措施,从而起到减轻或控制伤害的作用。学前儿童常见意外伤害的急救技术有:呼吸道异物的急救、心肺复苏、紧急止血技术等。

幼儿园安全问题是最重要也最难预料的问题,面对突发事件,幼儿园如何做好应急预案,如何快速应对突发事件?应本着"预防为主,安全第一"的原则,根据有关法律法规,结合幼儿园工作的实际,制订安全工作预案。

### 防范技能 ①

#### 幼儿常见意外伤害紧急处理技术:呼吸道异物的急救

呼吸道异物的急救工作要求:及时发现幼儿咳嗽、气喘,重者面色发灰、呼吸困难,甚至抽搐等。立即采取急救措施、拨打120急救电话并通知家长。

呼吸道异物的急救操作方法(图6-2)。

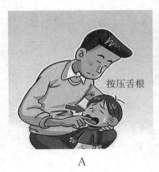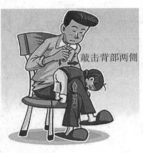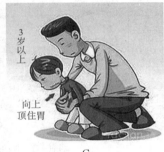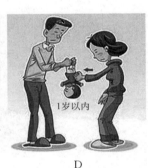

图6-2 呼吸道异物的急救

(1) 用手指催吐。把手指伸到孩子的喉咙深处,按压舌根催吐(图6-2A)。

(2) 大人坐在有靠背的椅子上,跷起二郎腿,让孩子俯卧趴在腿上,头低一点,膝盖顶住孩子的胃,用空心拳从下往上快速叩击孩子背部两侧,1分钟100次左右(图6-2B)。

(3) 如孩子3岁以上,还可以采取站姿,让孩子上身略向前倾,大人用双臂将孩子拦腰抱住,同时右手握拳,左手按压在右手上,两个大拇指顶住孩子的胃,猛烈而迅速地往上顶(图6-2C)。

(4) 对于1岁以内的孩子,可以直接倒提住他(她)的腿,用空心拳拍后背。如果有两个人,可一个人紧急处理,另一个人拨打120,如卡得不深,拍拍背就可咳出来了(图6-2D)。

### 防范技能 ②

#### 幼儿常见意外伤害紧急处理技术:心肺复苏

心肺复苏(cardiopulmonary resuscitation,CPR)是指针对心跳、呼吸停止的患者所采取的抢救措施。

**1. 黄金急救时间** 心肺复苏抢救分秒必争,一般来说心搏骤停之后,4分钟开始出现脑细胞死亡;6分钟脑细胞大量死亡。急救的黄金时间只有4~6分钟,一个垂危的生命若能在心脏停搏4分钟内实施急救,抢救成功率往往高达50%。而如果得不到正确的抢救,脑细胞就会发生不可逆的坏死,生还希望极为渺茫。

**2. CPR操作步骤**　快速识别并呼救后,立即开始心肺复苏。核心操作步骤:胸外按压(C),开放气道(A),人工呼吸(B)。

**3. 儿童心肺复苏步骤C-A-B**　发现儿童的意识、瞳孔等没有反应,呼吸、脉搏停止时就应立即开展心肺复苏。

(1) 检查患儿及体位摆放:首先,迅速将患儿摆放在地面或硬板上,成仰卧位。保证患儿身体平直、无扭曲,有外伤者在翻身和搬运过程中,要始终注意保护颈椎和脊柱,避免二次损伤。轻拍患儿双肩并呼唤,对于婴儿可轻拍足底,判断是否有反应;如患儿无反应,则快速检查呼吸(有无胸廓起伏)及循环(触摸颈动脉,是否有搏动)。如没有自主呼吸或脉搏无搏动,须大声呼救并拨打120急救电话,等待医生护士救援的同时,尽快启动CPR急救。

(2) 胸外按压(C)

1) 新生儿和婴幼儿,双指按压法:两手指置于乳头连线下方按压胸骨。双手环抱拇指按压法:两手掌及四手指托住两侧背部,双手大拇指按压胸骨下1/3处(图6-3)。

2) 1～8岁儿童。单手按压法:手掌根部置于胸骨下半段,手掌根的长轴与胸骨的长轴一致。8岁以上儿童,双手按压法:手掌根部重叠放在另一手背上,十指相扣。下面手的手指抬起来,手掌根部垂直按压胸骨下半部分(图6-4)。

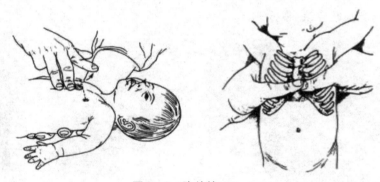

图6-3　胸外按压(一)

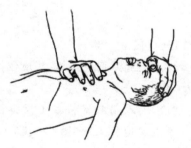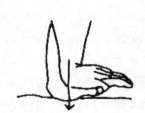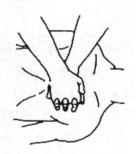

图6-4　胸外按压(二)

3) 注意:①按压深度至少为胸部前后径的1/3(婴儿约为4厘米、儿童约为5厘米)。②按压频率为100～120次/分,每一次按压后让胸廓充分回弹以保障心脏血流的充盈。

(3) 开放气道(A):将患儿衣领口解开,清除口鼻内异物后,用以下方法打开呼吸道,保持呼吸道畅。

仰头抬颏法:用一只手的小鱼际(手掌外侧缘)部位置于患儿前额,另一只手的食指、中指将下颌骨上提,使下颌角与耳垂的连线和地面垂直(图6-5A)。注意手指不要压颏下软组织,以免阻塞气道。托颌法:将双手放置在患儿头部两侧,握住下颌角向上托下颌,使头部后仰,下颌角与耳垂连线成60°(儿童)或30°(婴儿)(图6-5B)。

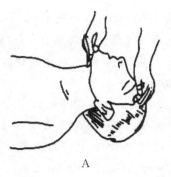
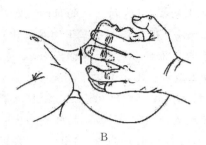

A　　　　　　　　B

图 6-5　开放气道

（4）人工呼吸（B）：见图 6-6。

1）频率：12～20 次/分（每 3～5 秒吹气 1 次）；通常情况按压 30 次，人工呼吸 2 次。

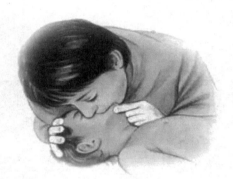

2）注意：对患儿进行人工呼吸。一手捏住鼻孔两侧，另一手托起下巴，深吸一口气，用口对准患儿的口吹入，吹气停止后放松鼻孔，让患儿从鼻孔出气。依此反复进行，同时要注意观察患儿的胸部，操作正确应能看到胸部有起伏，并感到有气流逸出。

3）心肺复苏终止指征：①按压时可触及动脉搏动；②扩大的瞳孔缩小；③面色红润、皮温变暖等；④患儿意识恢复；⑤出现自主呼吸。

图 6-6　人工呼吸

心肺复苏有利于保证患儿心跳、呼吸骤停后的生存率和生命质量，因此现场急救必须做到争分夺秒，尽最大的努力挽救孩子的生命。

**防范技能 ③**

### 幼儿常见意外伤害紧急处理技术：紧急止血

处理伤口工作要求：儿童出血时应及时采取有效的止血措施，然后再做其他处理。儿童的血液量较少，如在短时间内失血过多，可能危及生命。

处理伤口的操作方法如下。

（1）皮肤出血简易止血法：见图 6-7。

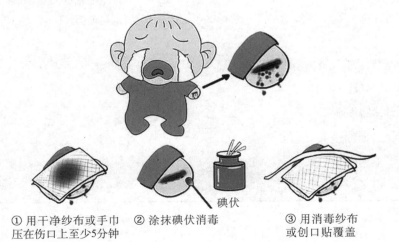

碘伏

①用干净纱布或手巾　　②涂抹碘伏消毒　　③用消毒纱布
压在伤口上至少5分钟　　　　　　　　　　或创口贴覆盖

幼儿园重大意外事件
应急预案和意外伤害
事故处理预案

图 6-7　止血

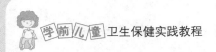

（2）加压包扎止血法：用消毒纱布、干净毛巾、棉布等，折成比伤口稍大的垫子盖住伤口，然后用绷带或三角巾加压包扎，以达到止血的目的。加压包扎止血法可用于毛细血管或静脉出血。

（3）指压止血法：用手指或手掌用力按压出血的血管上端（近心端），以达到暂时止血的目的；指压止血法常用于紧急抢救时的动、静脉出血，不适用于长时间止血。

（4）止血带止血法：此法适用于大血管出血，尤其是动脉出血。常用的止血带有橡皮管、绷带等，上止血带前，先抬高伤肢。看准出血点，在止血带与皮肤间垫上垫子，将止血带扎在伤口的近心端。止血带的松紧应适度，以摸不到远端的脉搏为宜。每隔半小时左右，应放松止血带，以免组织坏死；如果出血停止，则不必再扎止血带；如仍出血，则每隔1小时放松2～3分钟后再扎上止血带。

**防范技能 ④**

### 幼儿意外伤害登记表（表6-1）

表6-1 幼儿意外伤害登记表

年 月 日

| 姓名： | 性别： | 年龄： | 班级： |
|---|---|---|---|

伤害发生日期：___年___月___日　　　　伤害发生时间：_____：_____（用24小时计时法）

当班责任人：　　　　　　　　　　　　　填表人：

伤害类型：_____
1. 交通事故　　　　　　2. 跌伤（跌、摔、滑、绊）　3. 被下落物击中（高处落下物）
4. 锐器伤（刺、割、扎、划）　　5. 钝器伤（碰、砸）
6. 烧烫伤（火焰、高温固/液体、化学物质、锅炉、烟火、爆竹炸伤）
7. 溺水（经医护人员救治存活）　8. 动物伤害（狗、猫、蛇等咬伤，蜜蜂、黄蜂等刺蜇）
9. 窒息（异物、压、闷、捂窒息，鱼刺/骨头卡喉）
10. 中毒（药品、化学物质、一氧化碳等有毒气体、农药、鼠药、杀虫剂,腐败变质食物除外）
11. 电击伤（触电、雷电）　　　12. 他伤/攻击伤

伤害发生地点：_____
1. 户外活动场　2. 活动室　3. 寝室　4. 卫生间　5. 盥洗室　6. 其他（请说明）

伤害发生时的活动：_____
1. 玩耍娱乐　2. 吃饭　3. 睡觉　4. 上厕所　5. 洗澡　6. 行走　7. 乘车
8. 其他（请说明_____）　9. 不知道

伤害发生时和谁在一起：_____
1. 独自一人　2. 老师　3. 小伙伴　4. 其他（请说明）　　5. 不知道

受伤后处理方式（最后处理方式）：_____
1. 自行处理（保健人员）且未再就诊　　2. 医疗卫生机构就诊　　3. 其他（请说明）

如果就诊，诊断是：_____

因伤害建议休息多长时间（包括节日、假期及周末）：_____天

转归：_____　　1. 痊愈　2. 好转　3. 残疾　4. 死亡

简述伤害发生经过（对损伤过程作综合描述）：

## 自主学习展示平台

### 一、课堂讨论

讨论：在你见习的幼儿园了解幼儿意外伤害案例，学习应如何对幼儿进行安全指导。

### 二、小组讲解和展示

（1）以小组为单位，查阅学前儿童意外伤害的相关信息，并制作PPT。

（2）运用PPT课件讲解并展示学前儿童意外伤害的相关知识、在幼儿园活动中有关安全防护的操作技能和保健措施。

（3）通过本学习情境中的案例或在实习中遇到的真实事件进行案例分析。

（4）回答其他组提出的问题，并向其他组提问。

| 评分标准 | 标准得分 | 实际得分 |
|---|---|---|
| 讲解清晰、全面、正确 | （40分） | |
| 案例分析生动、具体 | （20分） | |
| 能较正确地回答其他组的提问 | （20分） | |
| 能向其他组每组提出1～2个问题 | （20分） | |

### 三、小组设计和展示

（1）以健康教育为主题，设计意外伤害主题海报，应内容充满童趣、图文并茂、易于幼儿理解。

（2）以健康教育为主题，依据绘本设计大、中、小班"注意安全"健康活动。

### 四、绘本推荐

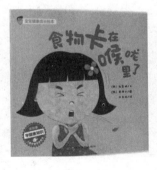
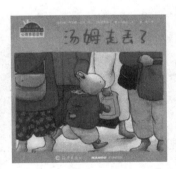
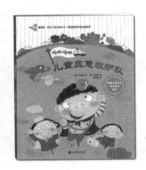

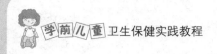

**中篇小结**

（1）本篇涉及学前教育机构卫生保健相关内容，包括营养与膳食卫生、常见病及传染病预防和意外伤害预防与处理三方面内容。

（2）为了避免重复及内容分割，在第四单元"学前儿童营养疾病"；第五单元"学前儿童常见病及传染病"；第六单元"学前儿童意外伤害紧急处理"等相关内容已经嵌入第一单元学前儿童生理解剖九大系统中，便于教师讲课和学生学习。

（3）将第五单元"疾病的护理与传染病的预防及其应急预案"，第六单元"学前儿童意外伤害处理技术及其应急预案"作为防范技能，因为，目前幼儿园常见病、传染病和意外伤害事件经常发生，这样做的目的是让学生重视学前儿童常见病和传染病、意外伤害的预防和处理，掌握其操作要领。

（4）本篇各学习情境框架结构依然是"儿童保健相关知识""情景再现和防范技能""自主学习展示平台"三大板块。为了帮助学生理解"儿童保健相关知识"加入"情景再现和防范技能"、两个幼儿园实践环节，与幼儿园保育、教育见习和实习接轨，目的是让学生既掌握理论又联系实际。

（5）为了促进学生自学，在"自主学习展示平台"中让学生以小组为单位，先查阅相关信息，制作并讲解PPT；为了帮助学生与幼儿园健康教育接轨，推荐与幼儿园健康教育相关的绘本，让学生依据绘本组织健康教育活动，设计健康主题海报。

**反思探究**

（1）在生活中与学前儿童营养和膳食卫生相关的案例有哪些？幼儿膳食的营养需求是什么？如何将营养和膳食的相关知识渗透幼儿园健康教育主题之中？

（2）在生活中学前儿童常见病与传染病相关的案例有哪些？幼儿园预防常见病和传染病的措施有哪些？如何操作？应急预案怎么制订？如何将常见病与传染病的相关知识渗透到幼儿园健康教育主题之中？

（3）在生活中常见儿童意外伤害相关案例有哪些？学前儿童常见的意外伤害有哪些？如何紧急处理？应急预案怎么制订？如何将学前儿童意外伤害的相关知识渗透到幼儿园健康教育主题之中？

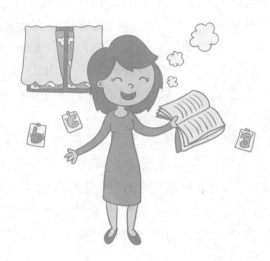

下篇

园所日常保育篇

幼儿园日常保育从语义上看,"日常"强调的是一种常规性和反复性,是日日都要发生的事情;"保育"是为幼儿的生存、发展创设有利的环境和提供物质条件,给予幼儿精心的照顾和养育,帮助其身体和机能良好的发育,促进其身心健康地发展。

幼儿园日常保育活动是一种常规性的活动。"常规",顾名思义就是指日常的规则。幼儿园班级常规管理是指在以班级为单位的这样一个集体环境中,教师帮助和指导幼儿建立一定的规则,以保证幼儿在园的日常生活、教学活动、运动活动、游戏活动等的顺利开展。

幼儿园将日常活动一般分为生活、运动、游戏、学习四大活动板块,构成幼儿园一日生活的各种活动。幼儿园日常保育包括日常生活保育和教育教学保育两大方面。幼儿园日常生活保育主要有来园、进餐、饮水、睡眠、盥洗、如厕和离园 7 大环节;每一位教师应合理地组织好幼儿园一日常规活动。幼儿园一日常规活动包括:幼儿园来园及离园活动;幼儿园生活活动;幼儿园体育活动及幼儿园自由活动;幼儿园教育活动;幼儿园游戏及区域活动等。

如何培养幼儿良好的常规?

(1) 简单的事情反复做。温柔而坚定地要求幼儿时时处处遵守约定的行为规则。

(2) 简单的事情有趣做。利用儿歌、故事、绘本、图示、音乐、游戏等形式将枯燥的规则有趣化。

(3) 简单的事情高效做。有效激励与肯定,对幼儿的正面行为进行强化,提高孩子行动的积极性和有效性,让幼儿产生集体归属感、荣誉感。

(4) 简单的事情一致做。教师与家长保持标准、要求一致。要求在幼儿园、家里一个样。教师、家长、幼儿都一致遵守统一的行为规则,家长和教师还应该是幼儿的榜样。

幼儿园日常保育是幼儿园工作的重要任务,也是幼师生保育见习、实习和教育见习、实习的重点内容。为了方便学生掌握本篇的相关知识和操作技能,本篇对来园、离园,进餐、饮水、睡眠、盥洗、如厕和幼儿学习、运动、游戏中的保育活动分别阐述。

## ❋ 学 习 目 标

(1) 熟悉幼儿园来园和离园保育内容并掌握相关操作技能。

(2) 熟悉幼儿园进餐、饮水、盥洗、如厕、睡眠保育内容并掌握相关操作技能。

(3) 熟悉幼儿园学习、游戏、运动保育内容并掌握相关操作技能。

## ❋ 关 键 词

日常保育、来园、晨检、进餐、饮水、睡眠、盥洗、如厕、离园、学习活动、游戏活动、运动活动。

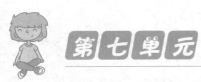

# 第七单元

# 来园和离园环节中的保育技能

来园和离园是幼儿一日活动的开始和结束,熟悉这两个环节的保育工作,让幼儿开心来园、快乐离园,让幼儿爱上幼儿园是保教工作者必须掌握的技能。

## 学习情境一　来园环节——严格程序,快乐入园

"一年之计在于春,一日之计在于晨。"早晨意味着一天生活的开始,良好的开始对幼儿一天生活有很大的影响。

### 学前儿童保健相关知识

### 一、幼儿园来园环节工作要点

幼儿经过一夜的睡眠休息,早晨机体各器官、系统有逐渐起动的过程。根据脑生理研究,大脑皮质的活动规律具有起动调节的特点。来园晨间活动就是为适应幼儿机体的这种需要而安排的。

幼儿一早从各自家庭来到幼儿园,各人情绪不一样,通过晨间活动可以调节幼儿的情绪,这对幼儿园一日活动的顺利开展影响较大。

由于每个幼儿入园时间不一致,他们的情况和问题也不一样,因此晨间活动不宜组织集体活动,需教师分别接待,逐个了解。

(一)来园环节工作内容

1. 来园保育工作　①开窗通风;②准备饮用水及餐具、水杯;③消毒准备、擦拭;④卧室、盥洗室、活动室卫生打扫。

2. 来园接待工作　①晨间接待;②班级接待;③指导幼儿活动。

(二)来园环节对幼儿的常规要求

(1) 准时来园。不带危险品、零食入园。

(2) 能衣着整洁、高高兴兴上幼儿园,能向老师问早、问好,能与家长说再见。

(3) 愿意接受晨检,按号数插好自己的晨检牌,身体不适能告诉保健医生。

(4) 将自己的衣服和书包放在规定的地方。

(5) 有顺序地完成来园的常规活动(洗手、搬椅子、插牌、游戏)。

(6) 配合老师进行晨间活动。

(三)保教人员来园环节工作要求

1. 签到　保教人员来园签到时应将长头发扎起,不准披头散发;不穿奇装异服;拉链拉好,衣服扣

子扣好,不准敞着衣服;不戴首饰上岗;不穿拖鞋和高跟鞋上岗;进行签到。

2. 预防　传染病流行季节,应重点检查有无传染病接触史及早期症状和体征。晨检中发现幼儿有传染病或其他疾病表现时,通知家长带到医院检查、治疗。

3. 微笑　晨检时要带给幼儿一种亲切感,避免幼儿产生抗拒心理。晨检教师站在教室门口微笑迎接,教师整洁的服装、慈祥的笑容、亲切的问候都会给幼儿一种妈妈般的感觉。

4. 六净　室内外清洁做到"六净",即地面、桌椅、门窗、玩具柜、口杯架、毛巾架,保持整洁。做好当日餐巾、口杯、洗脸巾的消毒工作,口杯、洗脸巾定位使用。开窗通风,保持空气流通。根据季节提前做好防寒保暖、防暑降温工作。

## 二、学前儿童来园特点及卫生保健措施

（一）学前儿童来园特点

（1）幼儿来园情绪不高兴、大哭或忧郁、不开心时,保教人员应适当安抚再让其进班,或教师带出转一圈,转移注意力。

（2）幼儿来园就是不肯说"老师好",保教人员应淡化处理,可主动问好,也可利用同伴的榜样影响幼儿。

（3）幼儿来园问好容易,再见很难,拉着家长不肯放手。保教人员应淡化处理,回避让幼儿说再见;故事情境,角色扮演;点名总结时鼓励幼儿("XX,有进步了,今天会说再见了");儿歌强化"宝宝来园不哭闹,见到老师微微笑,互相问声早上好,都夸宝宝有礼貌"。

（4）来园点名时幼儿不敢大声应答,保教人员应对幼儿说"大家好,我是X老师,我来了。今天我给大家讲个故事"。"萍萍来了吗？请你来跟大家问个好。"适时奖励。

（5）幼儿不能准时入园时,保教人员可采用环境暗示法,告知家长作息的重要性,适当的激励和玩插牌游戏。

（6）幼儿来园时丢三落四、无所事事,保教人员可提示步骤图(照片、文字、图画);值日生提醒制;分组的区域游戏;自我服务劳动;观察种植记录;保持活动的持续性。

（7）碰上爱聊天的家长,保教人员在家长会上告知可以沟通和不能沟通的时间段;提供家园沟通渠道(留言本,小便签,朋友树);短信平台的交流(QQ群,微信群);有礼貌地拒绝("不好意思,早晨有点忙,下午再聊好吗,或者给我发短信。")。

（二）学前儿童来园环节卫生保健措施

《指导纲要》明确指出:"幼儿园必须把保护幼儿的生命和促进幼儿的健康放在工作的首位。"而安全工作的第一道防线就是晨检。

1. 耐心细致不敷衍　晨检时,教师应早早地在活动室门口笑脸迎接小朋友,用手摸摸他们的头(感知体温),用脸颊贴贴他们的脸(传递爱意),看看他们的精神状态(观察情绪及身体状况有无异常),问问他们早饭吃得好不好(表达关爱)。还应特别看看他们有无带小东西,此时教师可以拍拍自己的衣兜说:"老师没有带东西来,你带来了吗?"孩子也会学着老师的样子拍拍衣兜、裤兜,回答老师。个别幼儿将东西藏着,老师应问:"裤兜是空的吗?"让他像老师一样将兜往外翻,小东西会掉出来,老师和幼儿一起甄别哪些东西是安全的,可以玩的,哪些东西由家长带回……教师真诚的微笑,亲切的话语,巧妙的方法,会使幼儿们很喜欢这样的晨检。晨检,不但拉近了教师和幼儿、家长的距离,也有效地杜绝了的安全隐患。

2. 持之以恒不懈怠　做好一天的晨检不难,难在每天坚持做好。周而复始做同样的事情,教师容易觉得工作就像时钟,没有新意,没有挑战,只有身心的疲惫,日久生厌,麻痹大意,也就容易发生安全事故。教师应该要有一颗责任心,对幼儿、对家长、对社会应有高度的责任感,自觉加强职业道德修养。有对幼儿真挚的爱,晨检就不再是单调枯燥的工作,而成为教师和幼儿们加强交流,融洽感情,感

受快乐的美好时光。

3. **家园合力不忽视** 晨检时经常发现,周一较其他时间会有更多的幼儿带不安全的玩具、饰品到幼儿园。原因是双休日孩子在家,有的家长对孩子娇惯、溺爱,放任孩子买这买那,家长百依百顺,孩子会把他(她)的"最爱"(小玩具、小饰品)带到幼儿园炫耀、玩耍。针对这种情况,教师应及时主动地与家长取得联系,加强沟通,提高家长安全防范意识。真诚地恳请家长协助共同把好安全关,取得家长的支持和理解。家园合力的结果是幼儿入园不仅仅只有以往教师的晨检关,更有家长的检查关,可谓双重保险。

4. **对幼儿进行来园活动健康教育** 幼儿园开展主题活动"高高兴兴上幼儿园",通过绘本《幼儿园我来了》《你好,幼儿园》开展谈话、集体教学等一系列健康教育活动,让幼儿认识到快乐来园的重要性,让幼儿快乐来园。

## 情景再现及保育技能

### 一、情景再现

**情景再现 1**

#### 晨检是幼儿安全第一道防线

【情景描述】 某园一位家长在班级微信群里发了一条信息:"今天早晨孩子入园晨检时,幼儿园保健医生发现孩子手心出现了几个小泡,怀疑感染了手足口病,建议我马上到医院确诊治疗。我当时还半信半疑,以为幼儿园小题大做。可到了医院后医生告诉我,幸亏保健医生认真检查并及时提醒我带孩子就医,因为不及时治疗病毒就会扩散,导致病情加重,出现心肌炎、脑膜炎等严重并发症,孩子会有大麻烦的!"

在这位家长的感召下,其他家长在送孩子入园时都自觉接受保健医生晨检,并主动观察孩子精神状况是否良好,也明确了孩子身体发生不适时的处理办法。

【情景分析】 从孩子保健角度来说,常见传染病如水痘、腮腺炎等均在早期有典型临床表现,但许多孩子因年龄小,免疫力差,即便身体不适也无法清楚表达,通过晨检能尽早发现幼儿躯体症状,避免延误病情。该情景描述中晨检时保健医生认真检查,怀疑孩子得了手足口病,并及时提醒家长带孩子就医,避免病情延误。对于幼儿园来说,晨检能有效预防和控制常见传染病的传播和蔓延,保障了大多数儿童的健康。

**情景再现 2**

#### 子弹掉到耳朵里

【情景描述】 某园某班的一个孩子在去上幼儿园的途中,在地上捡了一颗玩具枪塑料子弹拿着玩,却不小心掉到耳朵里去了,幸好老师在晨检中及时发现并取了出来。如发现不及时,很可能对孩子造成伤害。

【情景分析】 从幼儿安全角度来说,晨检能及时发现幼儿携带的危险物品,杜绝可能的危险因素。活泼、好奇、好模仿、爱冒险是3~6岁年龄段孩子的特点,各种各样的玩具是他们的最爱,虽然知道老师不允许带玩具和小物品入园,但由于缺乏安全防范和自我保护的意识,孩子们往往瞒着家长和老师将一些小物品带到幼儿园。如果带班老师疏忽了晨检这一环节,无形中就为幼儿安全事故的发生埋下了隐患。

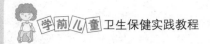

教师应认识到晨检的重要性，并且做到"一摸，二看，三问，四查"等程序，不能把晨检作为例行公事，敷衍了事，口头上问一问就过关了，流于形式。久不出事就会麻痹大意，因此认真晨检应持之以恒。

## 二、保育技能

### 保育技能 ①

#### 保育员来园环节准备工作

**1. 来园准备工作要求**　幼儿入园前做好活动室内外清洁工作及开窗通气。地面干净无纸屑、杂物；墙壁、电灯、风扇无灰尘、蛛网，保持整洁的环境。擦毛巾格、水碗格、用垃圾袋套纸篓，准备小毛巾、餐巾纸、便纸、洗手肥皂；准备饮用水及餐具、水杯、消毒准备及擦拭，做好睡眠室、盥洗室、活动室卫生等。

**2. 来园环节操作方法**

（1）开窗通风。根据气候及天气变化，灵活调整开窗通风时间，夏季可持续开窗通风，冬季前后对流10～15分钟；夏季室温不高于28℃，室内外温差在5～7℃，冬季室温不低于18℃。

（2）饮用水及餐具、水杯。根据园所实际情况准备好幼儿的饮用水，使幼儿来园即可饮用，将干净的水杯及餐具放在幼儿能够拿到的地方。

（3）做好当日餐巾、口杯、毛巾的定位工作，给幼儿准备漱口水。

（4）消毒准备及擦拭。配制浓度合适的消毒液，并分别准备好清水毛巾和消毒毛巾。采用"清—消—清"顺序，擦拭消毒时要停留5～10分钟，再用清水毛巾擦拭一遍。

（5）睡眠室卫生。消毒擦拭窗棂、窗台、床边、床角、床棱、床腿等，保证擦拭到位、无尘垢、无积土，地面干净无尘土。

（6）盥洗室卫生。消毒擦拭门窗、柜子、洗手池、镜子、挂毛巾、墙面、便池、墩布池及地面等，保证室内无异味、无死角，地面干净无积水。

（7）活动室卫生。全面消毒擦拭室内设备、窗台、桌椅、教具柜、墙裙、地面等，做到地面整洁，玻璃明亮，光线充足，无尘土。

（8）指导值日生工作，保教人员和值日生一起做好早餐准备。

**3. 注意事项**

（1）盛放开水的壶要立即降温或放到幼儿触摸不到的地方，不能直接给幼儿饮用开水，要降温至适合幼儿饮用的温度。

（2）配制好的消毒水要在8小时内用完，消毒水浸泡过的抹布掸尘后，应清洗干净，再进行下次消毒，注意不能将脏抹布直接放入消毒水中清洗；带有消毒水的便盆、桶等，倒掉消毒水后必须再用清水冲洗干净，以免对幼儿皮肤造成伤害。

（3）活动室、睡眠室、盥洗室的墩布要专用，并贴上标志，悬挂通风，保证随时有一把干燥墩布。

（4）保育员在晨间擦拭工作中，应关注刚入园的幼儿，与幼儿进行礼貌问好及提示幼儿主动洗手、漱口。

### 保育技能 ②

#### 园长、保健员晨检接待

**1. 晨检接待的工作要求**

（1）园长或专任教师以热情、亲切的态度主动向幼儿、家长打招呼。保安维持入园秩序；保健医生或保健员对幼儿进行晨检。

（2）晨检是指幼儿来园进班前由保健医生做的检查，检查内容包括幼儿的健康状况和卫生情况，并据此提出建议，进行记录。晨检的目的是为了简单了解幼儿的健康状况，做到幼儿生病早发现、早报告、早隔离、早治疗。

**2. 晨检接待的工作方法**

（1）进门问候：园长或专任教师以热情、亲切的态度主动向幼儿、家长问好，与家长简单交谈（图7-1）。保安随身携带安保器械（头盔、警棍、对讲机），负责提示孩子使用指纹机。保安必须站在幼儿园大门处，主动和来园幼儿及家长打招呼问好，注意查看进出有无可疑人员。如发现有可疑人员，须仔细查问并立即报告园长，必要时报警。

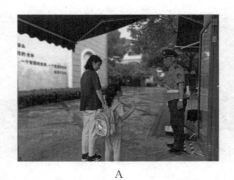
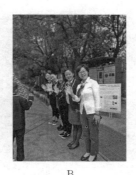

A                                                    B

图7-1  来园接待（保安接待A，园长接待B）

（2）晨检操作

1）晨检物品准备：操作台；体温表（肛表、口表）；压舌板；手电筒；敷料（棉签、护创膏、酒精棉球等）；外用药（红药水、碘伏、双氧水、烫伤膏等）；晨检牌（晨检牌分红、黄、绿色，红色代表健康，黄色代表幼儿需要吃药，绿色代表有待观察）；记录本（备好钢笔，知道要记什么）。

2）晨检操作方法：晨间检查可遵照一问、二看、三摸、四查开展。

一问——询问幼儿在家时饮食，睡眠，大、小便等情况。引导孩子用完整的话语表达，如果幼儿描述不清楚，可以和家长进行简短的交流。

二看——注意观察精神、面色、皮肤、眼、耳、鼻、喉咽有无异常。皮肤有无皮疹及某些传染病的早期表现。可疑者立即隔离观察或去医院诊治。

三摸——摸幼儿的额头、颌下。检查额头时将手心放在幼儿的前额，感受幼儿前额的温度，判断是否发热。摸颌下，是为了了解下颌淋巴结是否肿大，将手指轻触下颌骨的下缘向下至颈部两侧。

四查——①根据幼儿年龄、健康状况、传染疾病流行季节，检查有关部位（耳下、颌下及颈部）；②检查幼儿口袋有无携带不安全物品（如小刀、玻璃片、小珠子等）和食品，发现后要及时处理，避免发生意外事故。③检查幼儿指甲是否需要修剪，指甲中是否有脏东西（图7-2）。

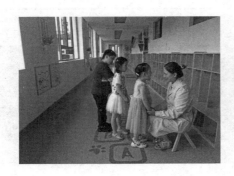
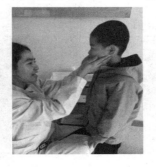

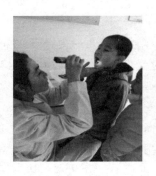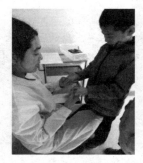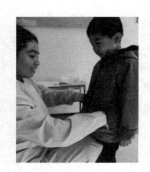

图7-2 晨检

3）晨检结果处理

A. 检查未发现异常情况：对晨检无异常的幼儿，发给表示健康的红牌子，让幼儿进班。保教人员引导幼儿将牌子插入班级里的晨检表。

B. 检查发现异常情况：发现异常情况要及时处理并作详细记录（表7-1）。

表7-1 晨检观察记录表

| 日期 | 班级 | 姓名 | 年龄 | 性别 | 异常情况 | 处理方法 | 记录人 |
|---|---|---|---|---|---|---|---|
|  |  |  |  |  |  |  |  |
|  |  |  |  |  |  |  |  |

如在晨检过程中，保教人员发现幼儿有发热现象，应将该幼儿带到卫生保健室护理观察，并通知家长，由家长带幼儿去医院就诊。

如发现幼儿随身携带了可能不安全的物品或者食品，则由保教人员代为保管，离园时交给家长。

如发现幼儿疑似患传染病，应先将幼儿带入观察室护理，并立即打电话通知家长带幼儿去医院就诊。

**3. 注意事项** 保健人员应对幼儿待过的观察室进行消毒，指导幼儿所在班级的保教人员对教室及所有活动场所进行消毒。保教人员及时联系家长了解幼儿的具体情况，确认是传染病的，要及时上报，对班级其余幼儿做好医学观察。

对于带药的幼儿保健人员要和家长进行交流，要看一下家长带来的病历，不清楚的地方直接向家长询问。同时，让家长填好药品登记表（表7-2）。对于幼儿缺席的，也要做好缺席记录（表7-3）。

表7-2 药品登记表

| 日期 | 班级 | 姓名 | 年龄 | 病症 | 药品 | 服用剂量 | 服用时间 | 记录人 | 备注 |
|---|---|---|---|---|---|---|---|---|---|
|  |  |  |  |  |  |  |  |  |  |
|  |  |  |  |  |  |  |  |  |  |

表7-3 缺席幼儿记录表

| 编号 | 缺席幼儿姓名 | 缺席日期 | 家访日期 | 缺席原因 |  |  |  |  | 情况来源 |  |  | 联系人 |
|---|---|---|---|---|---|---|---|---|---|---|---|---|
|  |  |  |  | 因病（病名） | 家中有人 | 走亲戚 | 去外地 | 其他 | 家访 | 电话询问 | 家长请假 |  |
|  |  |  |  |  |  |  |  |  |  |  |  |  |

**保育技能 3**

### 班级教师晨间接待

**1. 班级接待工作要求**　教师要以热情、亲切的态度接待幼儿,要相互问好(图7-3)。教师要使幼儿感到亲切、温暖,感到教师喜欢他(她)、等待他(她)、欢迎他(她)。由此他(她)也会喜欢老师,喜欢上幼儿园。教师与家长交流、物品交接,做好记录。

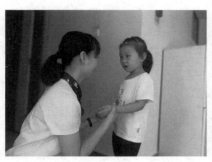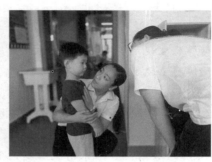

图7-3　教师晨间接待

**2. 班级接待工作方法**

(1) 接待幼儿:①接待教师要面带微笑,热情地向幼儿及家长问好。弯腰或下蹲拥抱幼儿,并进行简短询问和交谈。②指导进班的幼儿依次用盐水漱口、如厕、双手消毒。③教师主动询问幼儿在家情况,若发现幼儿有特殊情况,及时报告保健医生,保健医生实施检查(摸额头和脸颊,观察眼睛、四肢和体表,询问幼儿感受)。

(2) 物品交接:①教师接过家长手中的物品,叠放整齐,放进幼儿的储物格。②耐心询问家长是否有其他交代事项,将家长交代的事项细致写在"家长交代事项记事本"上,并及时分工处理,处理完毕后签字确认。③需喂药的幼儿,家长填好《喂药委托及服药记录表》,并签字。教师将幼儿药品写上姓名,放入药盒中,由保育员统一妥善保管。保育员对照《喂药委托及服药记录表》定点定时喂药,并在签名后向主班教师汇报。④查看幼儿有无携带危险物品,帮助幼儿取下书包,指导幼儿将书包放到指定的位置。

(3) 做好记录:①对服药幼儿做好服药记录,家长签字。②接待教师向本班另一个教师和保育员递交"家长交代事项记事本"。③每位幼儿进班时,教师须即时填写《幼儿考勤表》。

**保育技能 4**

### 教师指导幼儿晨间活动

**1. 指导幼儿活动工作要求**　组织提前来园幼儿自愿有序进行活动(区域活动、谈话活动、自主活动、值日活动);指导幼儿做好值日生工作(中、大班);指导幼儿学习照料自然角并做好观察日记;与幼儿交谈;清点幼儿出勤情况,做好记录等。

**2. 指导幼儿活动工作方法**

(1) 检查幼儿是否携带不安全物品,是否带齐一日活动所需物品。

(2) 分散的活动:幼儿根据自己的兴趣、爱好,可以自由参加各种不同类型的活动。例如,看图书、搭积木、下棋、折纸、画画等。要让幼儿自由选择活动内容、自由选择玩具、自由选择伙伴,给幼儿自主权。

(3) 值日生:教师要引导幼儿学会保持活动室的整洁、有序、美观。要有计划地组织中大班幼儿参加活动室的清洁工作,如擦桌子、整理玩具、整理图书、照料自然角、记观察日记。让幼儿参加这样

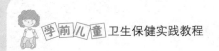

一些力所能及的劳动,既发展了动作、熟练了技能,又培养了幼儿热爱劳动、相互友爱的好品质,促进幼儿独立性与自信心的发展。

（4）指导幼儿学习照料自然角并做好观察日记。

（5）教师利用晨间接待的机会,与幼儿亲切交谈,了解幼儿在家的情况,有计划地进行个别教育,对不爱活动、性格孤僻的幼儿要特别关照,给予帮助。

## 保育技能⑤

### 幼儿常见心理行为问题：情绪障碍表现及其矫正

**1. 幼儿情绪障碍表现及其矫正工作要求**　根据幼儿情绪障碍表现采取相应矫正措施。

**2. 幼儿情绪障碍表现及其矫正操作方法**

（1）幼儿期恐惧

1）幼儿期恐惧表现：幼儿对特定的事物（动物、人、物品）或情景所产生的过分或不合理的恐惧和回避反应。

2）幼儿期恐惧的原因：①特殊刺激引起的直接经验；②恐惧是一种共鸣；③恐惧是受恐吓的结果。

3）幼儿期恐惧的防治：①认知疗法；②禁止恐吓、威胁；③参加集体活动和游戏,克服各种恐惧心理；④采用模拟示范法和系统脱敏法等矫正。

（2）暴怒发作

1）暴怒发作表现：幼儿在个人要求或欲望得不到满足时,或在某些方面受到挫折时,就哭闹、尖叫、在地上打滚、用头撞墙、撕扯自己的头发或衣服,以及其他发泄不愉快情绪的过激行为。发作过于频繁,可视为一种情绪障碍。

2）暴怒发作的原因：①幼儿自身气质的影响；②家庭教育不当的影响。

3）暴怒发作的防治：①预防儿童的暴怒发作,应从小培养他们讲道理、懂道理的品质,不要过于溺爱和迁就幼儿。绝不迁就幼儿不合理的要求；指导幼儿合理宣泄消极情绪的方式。②让他们从小就懂得一些疏泄心理紧张的方法,要帮助他们克服这种行为。③对于少数暴怒发作行为较为严重的幼儿,应该给予行为治疗。

（3）分离焦虑

1）分离焦虑表现：与亲人特别是父母分离时,出现明显的焦虑情绪。

2）分离焦虑的原因：①不良的环境；②不恰当的教育方法；③父母对子女过分严厉或过分溺爱。

3）分离焦虑的防治：①改善环境和教育方式。根据孩子的年龄、智力水平、个性特点等,对其有合理的要求,既不溺爱,也不苛求。②要从各个方面帮助幼儿树立克服困难的信念,培养坚强的意志和开朗的性格。③教师应给予他们特别的关心,与之交谈,鼓励他们与他人交往。

## ⋙ 自主学习展示平台

### 一、课堂讨论

讨论：在你见习的幼儿园观察幼儿来园活动案例,了解教师如何指导幼儿来园活动。

### 二、小组讲解和展示

（1）以小组为单位,查阅幼儿园来园环节的相关信息,并制作PPT。

（2）运用PPT课件讲解并展示幼儿园来园环节的相关知识、在幼儿园来园活动中的操作技能和保育措施。

（3）通过本学习情境中的案例或在实习中遇到的真实事件进行案例分析。

（4）回答其他组提出的问题,并向其他组提问。

| 评分标准 | 标准得分 | 实际得分 |
|---|---|---|
| 讲解清晰、全面、正确 | （40分） | |
| 案例分析生动、具体 | （20分） | |
| 能较正确地回答其他组的提问 | （20分） | |
| 能向其他组每组提出1～2个问题 | （20分） | |

### 三、小组设计和展示

（1）以健康教育为主题,设计幼儿来园环节主题海报,应内容充满童趣、图文并茂、易于幼儿理解。

（2）以健康教育为主题,依据绘本设计小班"高高兴兴上幼儿园"健康活动。

### 四、绘本推荐

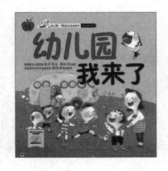
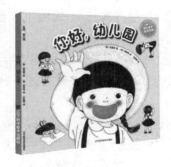

### 学习情境二　离园环节——安全有序,温馨告别

　　离园活动是幼儿一日生活的最后一个环节,也是教师最忙碌,同时也存在安全隐患的时段。组织好离园活动,为幼儿在园的一日生活画上一个完美的句号,使幼儿轻松、有序、愉快地离园,是每个园长、教师都希望做到的。

### 学前儿童保健相关知识

### 一、幼儿园离园环节工作要点

　　从幼儿心智发展的角度出发,在离园这个时段幼儿的表现可以归结为:①有轻松愉悦的内心体验:知道马上要回家了,身心处于兴奋期盼当中,表现出愉悦感和幸福感;②有自由自主的活动状态:能够积极主动地投入到有趣的离园活动中,能自主选择同伴、选择游戏,有愉快的交往和交流,有放松感和满足感;③有留恋和期待幼儿园生活的美好情感:既对今天的活动充满留恋,又对明天的生活满怀期待和向往。由此,把离园环节的教育价值可凝结为"幸福"两字。

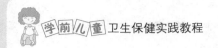

由于不同年龄段的幼儿身心发展的特点不同,来园时间又长短不一,在"离园"这个环节的表现和需求不尽相同。作为教师,应根据实际情况,适时地组织有目的、有计划的离园活动,抓住离园环节中有价值的教育契机,实施有效的指导和帮助,以满足幼儿各方面的需要,使幼儿的离园状态既兴奋愉悦又稳定放松,使幼儿的离园活动既充实有趣又轻松自然。

（一）离园环节工作内容

1. 离园准备　检查或帮助幼儿整理衣物及带回家的物品。

2. 离园活动的组织　①谈话；②区域游戏；③与家长交流；④离园道别。

3. 保教人员下班前工作　①清洗、消毒幼儿生活用品,清洁整理班级环境；②做好水、电及门窗的安全检查工作。

（二）离园环节对幼儿的常规要求

（1）保持一种稳定、愉悦的情绪等待家长来接。

（2）乐于自己整理仪表,喜欢干净和整洁。

（3）学习管理自己的物品,并能有顺序地整理和摆放。

（4）根据自己的意愿选择离园活动,遵守活动规则。

（5）与家长交流当日在幼儿园的生活及活动情况。

（6）离园时,会将玩具、材料、椅子等收放整齐、归位,保持环境的整洁和有序。

（7）主动与教师、小朋友道别,约好明天愉快地来园。

（8）跟随家人离园,不独自离开,不跟陌生人走。

（三）保教人员离园环节工作要求

1. 回放　离园前教师就幼儿在园各方面内容如一日进餐的名称、第二天要准备的学习用品等进行简短的谈话；知识技能方面的内容主要通过一些复习活动来体现；情感教育的内容主要通过谈话、分享活动来体现。

2. 服务　离园前优质的服务态度体现在对幼儿的细微照顾上,主要是针对年龄较小的小班幼儿,如厕、洗手环节、整理服装等环节教师要做到耐心、细致地指导和帮助,尤其是对每个孩子的仪表进行检查,杜绝穿反鞋情况发生。仪表检查顺序：头发、面部、脖子、上衣扣、手、裤子、鞋子。提醒幼儿带好拿回家的物品。

3. 面貌　离园时教师面带微笑、精神饱满,保持最佳的精神状态。通过离园时组织一系列幼儿感兴趣的活动,让幼儿在离园前保持一种愉悦的心情和最佳的精神状态。

4. 沟通　离园时教师趁家长接孩子可与家长沟通,向家长介绍幼儿在园情况,对未及时接走的幼儿应组织适当活动等待家长来接。

5. 接送卡　离园时严格执行接送卡制度,防止幼儿走失或被不认识的人带走。

6. 善后　幼儿离园后,要做好活动室的清洁卫生,关好门窗。

## 二、学前儿童离园特点及卫生保健措施

（一）学前儿童离园特点

（1）离园时家长"一窝蜂",班级乱成"一锅粥"（幼儿跑出去）。保教人员应在离园前5分停止游戏,组织幼儿等待来接。指导幼儿玩安静游戏,或复习歌曲、儿歌（同时整理衣物）。事先将物品摆放在门外或靠近门的位置,便于取放。合适的空间摆放小椅子。

（2）幼儿玩具忘记收,或是不愿走。保教人员应在离园环节中选择容易收放的桌面玩具。

（3）幼儿衣服不整齐。保教人员应在家长来接前的20分钟让幼儿整理衣物。

（4）碰上爱聊天的家长,保教人员在人少的情况下,可委婉告知家长在家园互动QQ群、微信群中沟通。

（二）学前儿童离园环节卫生保健措施

1. 离园环节组织对策　虽然离园只有短短的25分钟，但却是幼儿一日活动中不可忽视的重要环节，是家长了解幼儿在园生活状况，观察保教人员职业操守和服务态度，评价幼儿园保教质量及园所管理的一个重要窗口。

2. 对幼儿进行离园活动健康教育　幼儿园开展主题活动"再见了，幼儿园"，通过绘本《放学了》《走在回家的路上》《不跟陌生人走》开展谈话、集体教学等一系列的健康教育活动，让幼儿认识到快乐离园的重要性，指导幼儿快乐离园的方法。

3. 根据孩子的心理需要安排离园活动

（1）离园活动内容趣味化：①了解、挖掘幼儿的兴趣点，从日常教学活动和活动区中生成幼儿的兴趣点。②与季节性、流行性等事物挂钩，不间断丰富材料，优化活动形式和内容。

（2）离园活动形式自主化：每周2次的离园活动以自由选择方式展开。例如，区域活动在离园活动中的开放；桌面游戏自主化的选择。

1）教师引导式的展示活动。除了让幼儿回忆并展示自己在集体活动中所学习到的内容之外，重点展示教师通过观察后发现的一日活动中部分幼儿表现良好的方面。

2）区角活动。向幼儿开放班级的图书角、美工角、益智区等。美工角摆放一些作画的工具和材料，幼儿可进行一些简单的制作活动。

3）同伴合作式的游戏规则。幼儿自由结伴，以桌面游戏为主进行。让幼儿体验同伴间相互合作进行游戏的乐趣，也学习如何正确地与同伴交往。

4）进行个别教育和指导。教师可以利用离园前这段时间，找个别幼儿谈心，进行指导教育。

## 情景再现及保育技能

离园活动是一个比较难组织的环节，孩子在离园前的情绪是一天中最兴奋的时候，特别是当幼儿园大门打开，家长来接的时候，孩子们更加活跃，教师应有方法控制孩子们过于激动的情绪。

### 一、情景再现

#### 情景再现 1

离园前的常规差

【情景描述】　幼儿离园前20分钟，老师说："下面请小朋友去解小便、喝水，并把水杯放在水池里的托盘上，最后去拿好衣服回到座位上。"老师话音刚落，几十个幼儿就匆匆挤在一起上厕所、喝水、拿外套，还有一部分幼儿三三两两围在区域角里玩，在老师的再三催促下才肯回座位。

【情景分析】　在该场景中，教师让幼儿一起去上洗手间，因为人数多，幼儿相互挤来挤去，不仅不安全，而且看上去乱哄哄的。另外，可能有些幼儿此时的心思还在区域角上，所以跑去区域角继续玩，教师应将他们安抚回座位上。

#### 情景再现 2

家长来接场面混乱

【情景描述】　离园时，当家长一拥而上来到教室时，整个活动室就像炸开了锅。幼儿们都站起来，有家长接的幼儿跟老师说再见；家长还未来接的幼儿聚集在门口焦急地等待家长的到来，或者疯狂地玩、叫、追逐、打闹。老师在一旁叫："XX小朋友，请你回到自己的位置上安静等爸爸妈妈。""XX

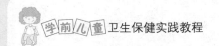

小朋友不要跑，小心撞着。"……并且老师不忘用眼睛瞪一下正在大叫的幼儿，提醒他小点声。离园后，两个老师相互看了一下，叹了口气："唉，怎么每次离园时都这么混乱。"

【情景分析】 离园环节是最让教师头疼的环节，教师一方面要组织好幼儿的活动，杜绝安全事故的发生；另一方面又要做好与家长的交流沟通工作，着实有些手忙脚乱、分身乏术。所以，教师一定要安排好离园的步骤，让幼儿及家长遵守秩序，顺畅又高效地离园，提高离园保育技能。

## 二、保育技能

### 保育技能 ①

#### 班级幼儿离园准备工作要求

**1. 幼儿离园准备工作要求** 做好离园前幼儿身体的检查（是否受伤等），整理衣物；组织安静的活动，安抚幼儿情绪。

**2. 幼儿离园准备工作方法**

（1）组织幼儿如厕、洗手、整理衣物（对小班幼儿应特别注意是否尿湿裤子，鞋是否穿反，头发是否凌乱，衣扣是否扣好）。

（2）组织幼儿检查、收拾好自己生活学习用品。

（3）稳定好幼儿情绪，可以进行简短谈话，总结今日活动情况，或交代次日活动准备和要求。

（4）组织幼儿安静活动，如区角活动、延伸教学内容、讲故事等。

（5）整理环境迎接家长。

### 保育技能 ②

#### 家长凭"接送卡"进园

家长排队凭接送卡进园门，没有卡的需使用身份证并登记。严格执行接送卡制度，要防止幼儿走失或被陌生人带走（图7-4）。

（1）保安随身携带安保器械，站在幼儿园大门处，主动和来园家长打招呼问好。

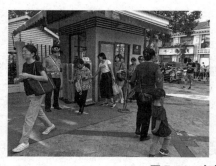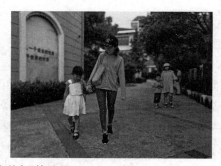

图7-4 家长凭"接送卡"接孩子

（2）注意查看进出有无可疑人员，督促家长打卡入园。如发现有可疑人员，须仔细查问并立即报告园长，有必要时报警。

（3）专任教师主动和来园家长打招呼问好，负责提醒离园的孩子使用指纹机。

### 保育技能 ③

#### 幼儿离园交接工作

**1. 幼儿离园交接工作要求** 教师做好离园接待和与家长交接幼儿。

**2. 幼儿离园交接工作方法**

（1）教师热情主动与家长打招呼，指导幼儿拿好带回家的物品。通过小黑板、便条、家园栏等方式通知家长有关事宜和作业。

（2）提醒幼儿主动向家长问好，向老师、小朋友说再见。

（3）热情接待每位家长，主动地、有目的地与家长进行简短的交谈。

（4）教师安全将幼儿交至家长手中，做好交接，并与幼儿亲切再见。

**3. 注意事项**

（1）幼儿原则上由父母接送，或由比较固定的家人接送。一定要把孩子送到家长的手中。如果家长有事让别人代接孩子，也要给家长打电话核实一下才可。家长要提前将委托人的姓名、性别、年龄、特征及与孩子之间的关系告诉老师，最好让被委托人带上由家长签字确认的证明。

（2）为确保幼儿离园秩序井然，安全稳定，幼儿园实施错时离园，小班最早离园，大班最晚离园。

（3）对新入园的幼儿，最好每天离园时都和家长进行沟通，给家长一些指导，让家长协助幼儿园，使孩子更快地适应幼儿园生活。

（4）离园时家长牵着孩子的手，按时离园，不逗留，不玩大型玩具。

（5）接送幼儿时自觉将车辆整齐停放在幼儿园道路两侧。

**保育技能 4**

### 保教人员下班前的工作

**1. 保教人员下班前工作要求** 做好离园接待和与家长交接幼儿。

**2. 保教人员下班前工作操作方法**

（1）写好当天的工作小结，做好次日各项活动的准备工作。整理室内物品卫生，安全存放饮水桶、毛巾、口杯。检查好门窗、水、电、卫生清理工作，打开紫外线灯，锁门离岗。

（2）对于过了离园时间还没到的家长，要安抚好幼儿，不得让幼儿独自等待，更不能对幼儿表现出一些抱怨言语和情绪。

### 自主学习展示平台

**一、课堂讨论**

讨论：在你见习的幼儿园观察幼儿离园活动案例，了解教师如何指导幼儿离园活动。

**二、小组讲解和展示**

（1）以小组为单位，查阅幼儿园离园环节的相关信息，并制作PPT。

（2）运用PPT课件讲解并展示幼儿园离园环节的相关知识、在幼儿园离园活动中的操作技能和保育措施。

（3）通过本学习情景中的案例或在实习中遇到的真实事件进行案例分析。

（4）回答其他组提出的问题，并向其他组提问。

| 评分标准 | 标准得分 | 实际得分 |
| --- | --- | --- |
| 讲解清晰、全面、正确 | （40分） | |
| 案例分析生动、具体 | （20分） | |

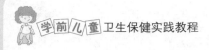
续表

| 评分标准 | 标准得分 | 实际得分 |
|---|---|---|
| 能较正确地回答其他组的提问 | （20分） | |
| 能向其他组每组提出1～2个问题 | （20分） | |

### 三、小组设计和展示

（一）以健康教育为主题,设计幼儿园离园环节主题海报,应内容充满童趣、图文并茂、易于幼儿理解。

（二）以健康教育为主题,依据绘本设计小班"回家了"健康活动。

### 四、绘本推荐

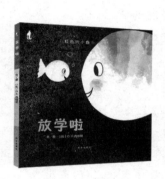
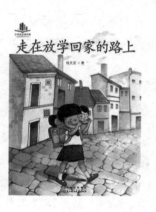

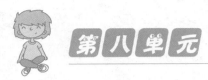

# 第八单元

# 生活环节中的保育技能

根据幼儿年龄特点,幼儿园进餐、饮水、盥洗、如厕、睡眠是日常生活中保育的五大特殊环节,它既是满足幼儿基本生活需要的活动,也是对幼儿进行全面和谐教育的重要途径和手段。所以,进餐、饮水、盥洗、如厕、睡眠是幼儿园教育工作中最基本的环节,能否把这五大环节做好,直接关系着教师的保教工作能否顺利进行。

 学习情境一 进餐环节——轻松愉快,营养均衡

进餐环节是幼儿在幼儿园进行营养补给的重要环节,这也是幼儿健康的起点。进餐环节主要包括三餐两点:早餐、午餐、晚餐和早点、午点(午睡后的点心),幼儿生长发育所需的几乎全部营养素都从这一环节中获取。根据幼儿身体发育的特点,幼儿园要制订正确的饮食制度,幼儿进餐必须定时定量,开饭要准时,进餐间隔时间应为3～4小时。由于幼儿园所处地域不同,幼儿园进餐环节也有所不同。以苏州为例,早餐和晚餐幼儿在家吃,所以苏州幼儿园是一餐两点即中餐、早点和午点。幼儿园在进餐环节中着重培养幼儿良好的进餐习惯,保证进餐环节的规范有序,这对于促进幼儿的生长发育、培养其生活自理能力有重要的作用。

### 学前儿童保健相关知识

#### 一、幼儿园进餐环节工作要点

进餐环节是幼儿一日活动中的重要环节。进餐,对于成人来说是一件微不足道的小事,但是对于刚入园的幼儿来说却是一件难事。幼儿在进餐中出现的问题主要有:不主动进餐、边吃边玩、用餐不专心、偏食、挑食、追食、厌食、畏食等。有的幼儿吃饭时跟老师讲条件,有的耗时过长,有的不会正确使用餐具,有的进餐姿势不当,还有的不会正确咀嚼食物等。总之,很多幼儿不会科学进餐。

幼儿在进餐中存在的问题并非我们想象的那样简单,但幼儿可塑性极大,幼儿期是习惯养成的最佳时期,此时期的进餐习惯可能会影响幼儿一生的饮食习惯,影响幼儿成长与一生的健康。因此,在幼儿进餐环节中,教师给予幼儿一定的指导,对于幼儿养成良好进餐习惯及其身心健康发展具有重要意义。

(一)进餐环节工作内容

(1)进餐环节准备:①餐前如厕、盥洗;②擦桌子;③取饭;④分餐。

(2)进餐中幼儿技能的掌握、进餐习惯的养成。

（3）进餐后的整理、盥洗等。

**（二）进餐环节对幼儿的常规要求**

（1）餐前能先摆好小椅子后洗手，安静入座。

（2）正确使用勺子或筷子，能正确舀起饭菜，送入口中。

（3）进餐时不讲话，细嚼慢咽，专心吃完自己的饭菜，不挑食，不剩饭菜。

（4）注意桌面、地面及衣服的整洁。

（5）吃完后能按要求把碗和勺子放在指定的地方。

（6）餐后送餐具，擦嘴，倒温开水漱口，搬椅子。

**（三）保教人员进餐环节工作要求**

1. 准备　进餐前要求保教人员做好进餐准备工作。

（1）餐前消毒餐桌，准备好午餐、餐具、餐巾，分饭菜。

（2）指导幼儿有序做好餐前如厕、洗手活动。

（3）向幼儿介绍饭菜的营养，激发幼儿进餐欲望。指导幼儿参与摆放餐具的活动。

2. 指导　进餐中要求保教人员做好进餐指导工作。

（1）指定幼儿端餐线路，确保进餐中的安全，不催食。

（2）提醒幼儿不挑食，注意进餐卫生和正确姿势，掌握正确的进餐方法，养成良好的进餐习惯。

（3）根据幼儿饭量随时添饭，注意照顾个别幼儿，如特别体弱儿和患儿。

（4）创造愉快安静的进餐气氛，餐中不处理问题，以免影响幼儿的情绪。

3. 提醒　进餐后要求保教人员做好进餐后提醒工作。

（1）指导幼儿咽下最后一口饭后再站起来，轻放椅子，离开饭桌，将餐具放在指定地点。

（2）进餐后用温水漱口。漱口方法：在口杯中倒上水后，喝一口水，闭着嘴咕噜几下，用水冲击牙缝，再吐出水（反复2～3次）。

4. 整理　保育员收拾餐具、餐桌，清理地面、卫生消毒。清洗餐具、餐巾并做好消毒工作。

## 二、学前儿童进餐特点及卫生保健措施 ●

**（一）学前儿童进餐特点**

（1）幼儿坐等喂。保教人员合理安排座位，以强带弱；对幼儿进行餐前教育，学习演练吃饭的方法；在游戏中玩喂饭游戏（大嘴巴娃娃）；保教人员找准时机，适当喂饭；保教人员餐后总结评价，适时表扬。

（2）幼儿饭量小、吃饭慢。保教人员少盛多添，鼓励幼儿添饭。

（3）幼儿挑食、不爱吃。保教人员从饭菜色彩、味道、做法，用游戏语言，激发食欲；适量、选择、表扬鼓励；先盛幼儿不爱吃的菜，量少。

（4）幼儿不会吃鱼。保教人员有针对性地进行安全教育。教会幼儿吃鱼的方法，提醒幼儿吃鱼时小心刺等。

（5）幼儿不会擦嘴。保教人员教会擦嘴的正确方法。大毛巾变成小毛巾，擦完，能够将用过的毛巾放回指定的地方；提供镜子，便于检查。

（6）幼儿不会漱口。保教人员把漱口当游戏，教幼儿接适量水，最好漱2次；儿歌练习"手拿花花杯，喝口清清水；抬起头，闭上嘴；咕噜咕噜，吐出水"。让幼儿观察漱口水里的残渣，找准水池里的下水口吐出水。

（7）幼儿经常忘记收放餐具的常规。保教人员制订合理收放餐具的步骤、线路和标志，提醒摆放位置，也可让值日生监督整理。

（8）幼儿餐前餐后等待不耐烦。保教人员组织幼儿餐前安静活动（讲故事、做手指游戏）；餐后游戏插牌,指导值日生监督整理。

（二）学前儿童进餐环节卫生保健措施

1. 对幼儿进行有关进餐活动健康教育　幼儿园开展主题活动"我爱吃饭",通过绘本《我不要吃饭》《我自己会吃饭了》《我爱吃蔬菜了》,幼儿园针对幼儿进餐行为的习惯有的放矢地开展一系列幼儿炊事游戏,培养幼儿进餐的兴趣。幼儿园可以利用教室,通过播放小视频、图片、文字等形式,让幼儿了解各种食物的营养价值。让幼儿认识到快乐进餐对健康的重要性,指导幼儿愉快进餐的方法。

2. 帮家长树立正确的幼儿进餐观念　幼儿在进餐行为习惯的养成过程中,家长的影响举足轻重,教师应当帮助家长树立正确的幼儿进餐观念。家庭成员内部也应当在思想上有充分认识,意见一致。

## ➡➡➡ 情景再现及保育技能

刚入园的部分幼儿一般在家时家长对他们总是百依百顺、事事包办、溺爱,过分满足他们的要求,使他们养成娇气、任性、我行我素的行为习惯,生活自理能力和自我控制能力较差,在饮食行为习惯方面也存在一些问题。

### 一、情景再现

#### 情景再现 ①

红红自己不吃饭,让老师喂

【情景描述】　红红今年3岁,是9月份入园的新生。刚来幼儿园时红红总是哭闹不停,教师认为这是分离焦虑比较严重,过一段时间肯定就会好了。但是,1周后其他小朋友的情绪都比较稳定了,很多小朋友都能自己吃饭,红红还是不肯自己吃,一定要老师喂才全部吃完。

【情景分析】　从吃饭这件事中可以看出,解决孩子成长中的问题,需要全盘考虑这个行为背后的成因:包办代替让孩子失去自主性、过分关注让孩子养成依赖性、吃饭玩玩具导致孩子的不专心……而面对孩子成长中其他问题也都应该遵循相同的原则——从源头分析,全面地考察幼儿的养育情况、生活环境、生理和心理特点,才能给予完善、到位、标本兼治的引导。

通过和家长交流,了解到该情景中的红红生活在一个五口之家,上幼儿园前主要由奶奶和妈妈一起带。红红是一个性格比较娇气的小女孩,每天都是奶奶追着喂饭的,长辈的溺爱是造成红红不肯自己吃饭的主要原因。

#### 情景再现 ②

豆豆、明明挑食,不吃蔬菜

【情景描述】　豆豆吃饭很认真,也很乖,就是不吃绿色的蔬菜,而且总爱把青菜汤里的菜全部挑在桌子上、地上,有时弄得身上也是。

明明爱吃牛肉。老师对明明说:"明明吃一点胡萝卜好不好?"明明没有回应,继续吃牛肉。当老师将胡萝卜送到他嘴边时,他直摇头。

【情景分析】　根据对豆豆、明明的观察,发现豆豆和明明都存在挑食、偏食的情况。豆豆不喜欢吃蔬菜。明明只喜欢吃荤菜(牛肉),不想吃配菜胡萝卜。在日常的生活中,如果幼儿表现出他不喜欢吃、不想吃某种食物时,家长对这种情况采取放任的态度,但是如果幼儿表现出喜欢吃某种食物时,家长又太过纵容,这样长此以往就会造成幼儿挑食、偏食的情况。

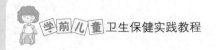

## 二、保育技能

幼儿进餐环节尤其是刚入园的小班幼儿都会出现这样的场景:不按时进食、挑食、边吃边玩、用汤泡饭、不会使用饭勺、等待老师喂饭;饭量小、吃饭慢;不会吃鱼;不会擦嘴;不会漱口;收放餐具的常规常忘记;餐前餐后等待不耐烦等。要求保教人员提高保育技能。

**保育技能 ①**

### 保教人员午餐前准备工作

**1. 餐前准备工作要求** 餐前准备工作包括消毒餐桌,分发餐具、食物和餐巾纸等。

**2. 餐前准备工作方法**

(1) 擦桌子

1) 餐桌需要擦拭 2～3 遍,先用适合浓度的消毒液(84 消毒液)擦拭一遍,再用清水擦拭干净。

2) 先将抹布对折成长方形,然后进行擦拭。擦半张桌子翻一个面,擦一张桌子清洗一次抹布。擦拭桌子可采用"几"字形擦拭法(图 8-1)。

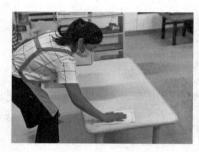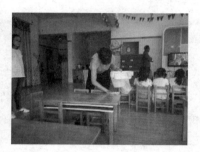

图 8-1 擦桌子

3) 擦桌子注意:①及时清洗抹布,不能一块抹布一擦到底。②按擦拭顺序进行,避免漏擦。

(2) 分发餐具

1) 按座位的次序发放,保证一人一碗一盘。

2) 碗摆放的位置对应着椅子的中间,离桌边一拳远的距离,盘子应摆放在碗的前面。

3) 分发勺子和筷子时,手应捏在勺柄处或筷子的尾端,勺子或筷子应放在盘子上,摆放齐。

4) 保教人员能指导中大班值日生分发餐具。

5) 分发餐具注意:①餐具分发的具体时间,应在餐前的 20～30 分钟,不宜过早,避免污染。②保育员要及时提醒幼儿注意轻拿轻放、摆放整齐,掉落在地的餐具应及时让保育员清洗干净。③保育员在分发餐具前,一定要认真地用肥皂和流动水将手洗净,以免污染餐具。

(3) 分发饭菜

1) 分发饭菜的原则:公平对待,少盛多添。饭菜分别装在碗和盘中,先盛饭菜,吃完再盛汤。

2) 盛饭菜顺序:①按照幼儿的平均摄食量,发给每个幼儿同等的主食。②分发汤菜前,用菜勺搅拌各种菜肴及汤,使之混合均匀。③均匀、齐全地为幼儿盛入各种配菜,尽量避免单一摄食(图 8-2)。

3) 个别照顾:保教人员根据幼儿身体情况添加饭菜,控制肥胖儿的摄食量;对营养不良、食欲差的体弱儿,保教人员应给予耐心细致的照顾,允许他们少量进食,并循序渐进增加膳食量。

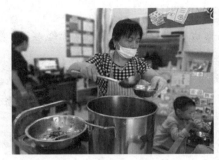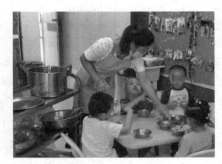

图8-2　分发饭菜

4）注意事项：①注意饭菜夏季散热，冬季保温，保证幼儿进食的食物温度适中。取来的饭菜要放在餐桌安全处，让幼儿懂得不靠近，避免发生烫伤。②盛饭菜时动作要轻，根据幼儿的进食量盛适量饭菜。根据幼儿需要添饭菜。杜绝汤、菜同时盛在一个碗里。③对饭量小、吃饭慢、身体弱的幼儿可先盛先吃。④根据幼儿的食量、进餐速度添加饭菜。

### 保育技能 2

#### 保教人员午餐中的指导

**1. 进餐过程指导工作要求**　在进餐过程中，营造适宜的进餐氛围、促进食欲、指导进餐、培养文明良好的进餐姿势与进餐习惯。

**2. 进餐过程指导工作方法**

（1）营造适宜的进餐氛围

1）提醒幼儿先搬椅子再洗手，使用七步洗手法洗手，养成卫生习惯。

2）保教人员要为幼儿进餐做好环境的准备。如整洁、明亮的教室或餐厅，摆放整齐的餐具，播放轻松悦耳的轻松音乐等为幼儿营造出良好愉快的进餐氛围。

3）保教人员应态度和蔼、亲切、周到地照顾幼儿进餐。

（2）促进食欲：当饭菜端出来后，可采用猜谜的方式让幼儿推测饭菜的名称，也可通过让幼儿嗅和看，判断饭菜的内容；还可采用讲故事的方法引导幼儿产生对某种食物的想象。总之，保教人员可以采用灵活多样的方法，引导幼儿关注进餐的内容，对进餐产生浓厚的兴趣，提高幼儿的食欲。

（3）指导进餐

1）用勺进餐的指导。小班幼儿大多已经掌握了用勺吃饭的方法，但2岁左右托班的幼儿尚未学会使用勺子，还需要保教人员细心的指导。此时他们开始对自己吃饭有了兴趣，经常抢勺子自己吃饭，保育员应该抓住这个时机，对幼儿进行训练和指导。

2）使用筷子的指导。当幼儿学会熟练地使用勺子吃饭后，到中、大班年龄阶段幼儿便可以学习使用筷子吃饭的技能了。

3）正确咀嚼食物。要求幼儿吃每一口食物时不能过多，要闭口咀嚼。要一口一口地吃，细嚼慢咽。一口咽下后，再吃下一口。口中食物过干时可喝一口汤。

（4）培养良好的进餐姿势

1）坐姿：进餐时要求幼儿脚平放在地面上，身子略微前倾，不向左右倾斜，不弯腰，不耸肩，前臂可自然地放在餐桌的边缘处。保教人员应随时注意观察幼儿的进餐姿势，发现不良姿势应及时纠正。幼儿进餐中常见的不良姿势有托腮、趴在餐桌上、身体倾斜倚靠着餐桌、身体后仰靠在椅子背上、蹲坐在椅子上等。

2）端碗的姿势：饭碗应放在距桌边10厘米处，左手扶碗，固定碗的位置，右手拿勺或筷子，如需

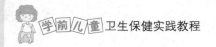

将碗端起,应双手端碗。

(5)培养文明的进餐习惯

1)进餐定时、定位:进餐定时、定位可以帮助幼儿形成进餐与进餐环境的神经联系,养成良好的进餐习惯。定时是指每当进餐时间来到,幼儿便能产生食欲。定位是要求保教人员为幼儿进餐准备舒适的餐椅,且座位要固定;要求幼儿在自己的座位上进餐,不可端着碗四处走,走到哪,吃到哪。

2)饮食定量:保教人员应培养幼儿饮食有节制的习惯,防止幼儿出现喜欢的食物就贪食,不喜欢的食物就拒食的现象。

3)专心进餐:幼儿的进餐应情绪愉快、平静、注意力集中地进餐,任何与进餐无关的活动都会影响幼儿的食欲。保育员若在幼儿进餐时批评他们,或幼儿在进餐时玩耍、看书、看电视等,都会降低食欲,影响食物的消化。

4)不偏食:偏食会造成营养不良,因为没有任何一种食物能为幼儿提供全面的营养,只有培养幼儿均衡饮食、不偏食,才能有助幼儿获得全面的营养,因此使幼儿接受各种口味对营养的全面摄取十分重要。幼儿的口味是在幼儿时期形成的,偏食往往受到家庭环境影响。家庭中习惯摄取的食物、制作膳食的滋味会形成幼儿最初口味的接受范围。父母关于食物的言谈、态度和行为也会影响幼儿对食物的接受,同时,幼儿挑食、成人迁就会助长幼儿挑食、偏食的习惯。因此,家长应尽量为幼儿树立好的榜样,广泛摄取食物,培养幼儿均衡饮食的好习惯。

5)注意饮食卫生:保育员应注意培养幼儿饭前便后洗手,饭后漱口,吃饭时尽量做到不撒饭、不剩饭、不浪费粮食,不吃不清洁、不新鲜、腐烂变质的食物,不喝生水,不捡食地上物品的习惯。

6)学习餐桌文明:保育员应注意幼儿文明进餐习惯的培养。例如,细嚼慢咽,咀嚼和喝汤不出声;正确使用餐具,不用手抓;餐具相互碰撞不应发出过大的响声,不敲碗筷;夹菜不挑挑拣拣;餐桌上礼让,不独占好吃的食物等。

**3. 注意事项**

(1)在进餐过程中,应尽量避免幼儿说笑打闹,防止异物进入呼吸道。保教人员不在进餐中批评幼儿,不催促进餐,不比赛进餐。

(2)及时解决进餐中出现的意外问题,如呕吐、打翻饭碗、牙痛、肚子痛、哭泣等。

(3)幼儿进餐时,保教人员应仔细观察每一个幼儿的进餐行为,观察幼儿的进餐情绪、进餐速度、进餐量以及对食物的偏好,发现问题及时处理。例如,当发现幼儿在进餐过程中出现情绪低落与食欲较差时,应检查和询问幼儿是否发热,有无牙痛、嗓子痛和肚子痛等。对于挑食的幼儿应进行耐心细致的引导工作,可让幼儿少量尝试该种食物。当幼儿吃带骨和带刺的食物时更应密切观察,进行必要的指导,若发现骨、刺卡入喉咙,应迅速做出处理。幼儿进餐时还容易出现不小心咬破舌头或嘴唇、牙齿脱落、打翻饭碗等现象,保教人员应耐心细致地帮助解决。

**保育技能 3**

## 保教人员午餐结束后工作

**1. 进餐结束工作要求**　包括放餐具、漱口擦嘴、擦桌、擦地、洗餐具、洗餐巾、消毒餐具、清洗水池。

**2. 进餐结束工作方法**

(1)督促和指导幼儿漱口、洗手、擦嘴,正确使用餐巾(餐巾纸)擦嘴。擦嘴的方法:双手拿餐巾(餐巾纸),从嘴角两边向中间擦,对折再擦一次,然后把餐巾(餐巾纸)放在指定的地方。

(2)放餐具。将用过的碗、盘、筷子(勺)、餐巾分别放在指定的容器内。

(3)擦桌。清理干净掉到桌子上面的饭菜。可以用加洗涤剂的水擦拭桌面1~2次,清除油污,再用清水擦拭一次。

（4）擦地。将掉在地面上的饭菜清扫干净，用半干拖把拖地2遍。

（5）洗餐具、餐巾。用洗涤剂清洗碗筷、盘子和餐巾，使碗筷无油腻、清爽，餐巾干净。

（6）消毒餐具。将餐具送到消毒房进行高温蒸汽消毒10～15分钟；或用适合浓度的消毒液浸泡5～10分钟，然后用流动水冲洗干净，或煮沸5～10分钟。

**3. 注意事项**　幼儿吃完最后一口饭才能离开座位，并把餐具、椅子整齐地放在指定的地方；要养成饭后擦嘴、漱口的习惯；幼儿进餐期间，工作人员不应打扫活动室，以免污染吃饭的环境。

### 保育技能④

#### 早点、午点环节工作步骤

**1. 早点（如饼干和牛奶）**

（1）工作要求：组织幼儿如厕、洗手、喝水、加餐。早点时间约15分钟。

（2）工作方法

1）定时：班级保育员按规定的时间和本班的人数到早点间领取早点，保证早点数量和质量（图8-3）。

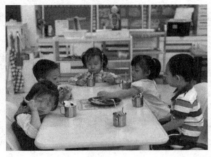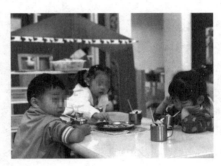

图8-3　吃早点

2）将饼干放盘子里，将牛奶放杯子里。

3）摆餐桌：早点前摆放餐桌。

4）洗手：提醒幼儿先搬椅子再洗手，使用七步洗手法洗手，养成卫生习惯。

5）组织早点：组织幼儿安静吃早点，确保每个幼儿的早点质量和数量。

6）早点后卫生：早点后漱口，教师进行早点后卫生整理。

**2. 午点（如包子和香蕉）**

（1）工作要求：组织幼儿如厕、洗手、喝水、加餐。午点时间约15分钟。

（2）工作方法

1）定时：班级保育员按规定的时间和本班的人数到水果间领取午点，保证午点数量和质量（图8-4）。

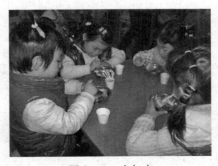

图8-4　吃午点

2) 切块放盘：根据班级的幼儿年龄，小班和托班的要切片；中、大班可切块，杜绝整个香蕉给幼儿吃，造成进餐困难或浪费。

3) 包子放盘：每人一个包子。

4) 摆餐桌：午点前摆放餐桌。

5) 洗手：提醒幼儿先搬椅子再洗手，使用七步洗手法洗手，养成卫生习惯。

6) 组织午点：组织幼儿安静吃午点，确保每个幼儿的午点质量和数量。

7) 午点后卫生：午点后漱口，教师进行午点后卫生整理。

### 保育技能 5

#### 幼儿常见心理行为问题：进食障碍表现及心理矫正

**1. 幼儿进食障碍表现及其矫正工作要求**　根据幼儿进食障碍表现采取相应矫正措施。

**2. 幼儿进食障碍表现及其矫正操作方法**

(1) 神经性厌食：一种由精神因素引起的进食障碍。

1) 神经性厌食的表现：长期厌食，经常回避或拒绝进食，如果强迫喂食，即刻引起呕吐；面黄肌瘦、皮肤干燥、贫血、精神萎靡。患儿身体往往比同龄幼儿小，有时性格也会出现异常。

2) 神经性厌食的原因：①家长过分注意幼儿进食或强迫幼儿进食；②进食前活动过度；③进餐气氛不好；④不良饮食习惯。

3) 神经性厌食的矫治：①建立有规律的膳食制度，培养幼儿良好的饮食习惯，定时定量；②创造愉快的进餐气氛；③增加幼儿的活动量。

(2) 神经性呕吐

1) 神经性呕吐的表现：大多数发生在进食后或某种特定情境下突然呕吐。之前对食物缺乏兴趣，没有食欲，进食量减少。呕吐时无痛苦。80％以上患儿起病于6岁前。

2) 神经性呕吐的原因：①最初可能由于饮食不当或过饱引起呕吐；②精神紧张。

3) 神经性呕吐的矫治：①改变不良的喂养方式；②消除引起患儿紧张的各种因素，营造良好进餐环境；③鼓励幼儿参加体育活动，增强体质；④呕吐严重者，应及早送医院诊治。

### ▷▷▷ 自主学习展示平台

#### 一、课堂讨论

讨论：在你见习的幼儿园观察幼儿进餐活动环节，了解教师如何指导幼儿进餐活动。

#### 二、小组讲解和展示

(1) 以小组为单位，查阅幼儿园进餐环节的相关信息，并制作 PPT。

(2) 运用 PPT 课件讲解并展示幼儿园进餐环节的相关知识、在幼儿园进餐活动中的操作技能和保育措施。

(3) 通过本学习情境中的案例或在实习中遇到的真实事件进行案例分析。

(4) 回答其他组提出的问题，并向其他组提问。

| 评分标准 | 标准得分 | 实际得分 |
| --- | --- | --- |
| 讲解清晰、全面、正确 | (40分) | |

| 评分标准 | 标准得分 | 实际得分 |
|---|---|---|
| 案例分析生动、具体 | （20分） | |
| 能较正确地回答其他组的提问 | （20分） | |
| 能向其他组每组提出1～2个问题 | （20分） | |

### 三、小组设计和展示

（1）以健康教育为主题，设计幼儿园进餐环节主题海报，应内容充满童趣、图文并茂、易于幼儿理解。

（2）以健康教育为主题，依据绘本设计小班"我爱吃饭"健康活动。

### 四、绘本推荐

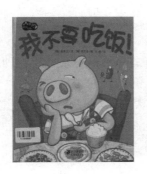 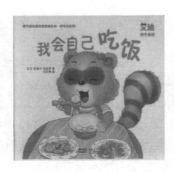 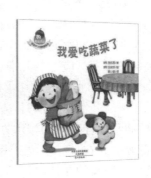

 **学习情境二**　饮水环节——供水适宜，按需饮水

水是人体不可缺少的重要物质，成年人体内的水占体重的60％～70％，幼儿体内的水约占体重的80％。水是生命之源，是细胞的主要组成成分，人体的各种生理活动都离不开水。饮水是保证幼儿身体健康的重要因素，幼儿每天需要的饮水量为1 000～1 500毫升。

### 学前儿童保健相关知识

### 一、幼儿园饮水环节工作要点

水是生命的源泉，是人体第一需要的营养素，具有极为重要的生理功能：①水是细胞的主要成分，年龄越小，体内脂肪组织越少，水分的比例越大，不同年龄、不同情况下幼儿的饮水量不同；②水能调节体温，缺水可使产热和散热失去平衡；③水可以促进体内新陈代谢；④人体消化、吸收、排泄都离不开水。

#### （一）饮水环节工作内容

（1）饮水前的准备工作：准备饮用水及水杯。

（2）关注并指导幼儿饮水：站队→取水杯→接水→喝水→送水杯。

（3）饮水后的清洁工作。

表3-4 正常儿童每日水参考摄入量

| 年龄 | 平均体重(千克) | 每千克体重需水量(毫升) | 水总入量(毫升) |
|---|---|---|---|
| 1岁～ | 9.5 | 120～135 | 1 150～1 300 |
| 2岁～ | 11.8 | 115～125 | 1 350～1 500 |
| 4岁～ | 16.2 | 100～110 | 1 600～1 800 |
| 6岁～ | 20.0 | 90～100 | 1 800～2 000 |

**(二)饮水环节对幼儿的常规要求**

(1)给幼儿的水杯做记号,用自己的水杯按时喝水。将水杯放在固定位置(标记)。

(2)愿意定时饮水,学会排队等待;需要时会主动取水喝。

(3)剧烈运动后稍事休息再喝水;饭前、饭后半小时少饮水。

(4)自己接水。喝水的地方常会造成拥挤,以致打翻水杯,应组织幼儿有秩序地排队喝水。喝水时不说笑,不边走边喝水。

(5)水杯用后放回固定的地方,杯口朝上。正确取水,不浪费水。

**(三)保教人员饮水环节工作要求**

1. **准备** 保育员应为幼儿准备清洁、温度适宜的饮用水及经消毒的水杯。水杯要在幼儿使用之前消毒,每个幼儿的水杯应放在水杯柜中固定的地方。

2. **指导** 幼儿需要喝水时,应随时取水喝。应保证班上随时有温开水,并及时提醒幼儿喝水。

(1)教幼儿学会正确的接水方法,喝足够量的水,并能在口渴时随时饮水。

(2)提醒幼儿在自己座位上慢饮,喝水时不打闹,不边走边喝,不把水洒在身上、地上。

3. **观察** 观察幼儿饮水量,保证幼儿每天饮水量足够。

4. **整理** 幼儿饮水后保育员做清理工作和下班前水杯清洗、消毒。

## 二、学前儿童饮水特点及卫生保健措施

**(一)学前儿童饮水特点**

(1)幼儿不会用水杯喝水。保教人员用儿歌指导幼儿:"小茶杯,放点水。我和茶杯亲亲嘴。咕噜咕噜喝下去。"和家长沟通配合,个别指导。

(2)幼儿不愿意喝水。保教人员用儿歌指导幼儿:"小杯子,手中拿,水儿清清接满啦。多喝水,不生病,小手端平水不洒。"个别指导。

(3)幼儿想不起来喝水。保教人员用儿歌指导幼儿:"好渴好渴想喝水,小狗渴得软了腿,妹妹渴得不想睡。咕噜咕噜喝了水,小狗喝完踢踢腿,妹妹喝完甜甜睡。"在游戏中给娃娃喂水。

(4)幼儿接水过满。保教人员用儿歌指导幼儿:"取到杯,再接水。喝多少,接多少。慢慢喝,别呛着,安全饮水很重要。"

(5)幼儿不会排队、等待喝水。保教人员指导幼儿找标记,地上画点和线;队列练习,看懂老师手势。学习儿歌:"小朋友,来喝水,你先我后不拥挤。排好队伍到橱前,伸手去拿小茶杯。接水接到半茶杯,接好水后回座位。轻轻吹,慢慢喝,喝完水杯放回橱。"

**(二)学前儿童饮水环节卫生保健措施**

1. **培养幼儿主动喝水的意识** 幼儿园开展主题活动"我爱喝水",通过进行综合活动《大家来喝水》《白开水真好喝》《宝宝爱喝水》等一系列的健康教育活动,让幼儿认识到喝水的重要性。开展主题活动,培养幼儿主动饮水的意识,变被动喝水为主动喝水,遵守饮水规则,能够喝足量的水,做到主动喝水,自己接水,养成良好的饮水习惯。

2. 幼儿园加强饮水环节管理

（1）提供饮水的便利条件与良好环境。在幼儿园内，每个班级要配备一个保温桶，内盛温度适宜的温开水，每个幼儿配备一个专用的、定期消毒的杯子，保温桶和杯子放置的高度以方便幼儿取拿为宜；在饮水区，布置一些与饮水相适应的宣传图片，来提高幼儿对饮水的兴趣。

（2）定时饮水与随渴随饮相结合，保证饮水量。幼儿的特点是一玩起来，吃饭、饮水、大小便，什么都顾不得了。所以，每天要安排幼儿定时饮水的时间。在培养幼儿定时饮水习惯的同时，还不能忽视培养幼儿随渴随饮的习惯。

表 3-5　幼儿定时饮水时间表

| 杯数 | 时间 | 量及作用 |
| --- | --- | --- |
| 第 1 杯 | 7:30 晨起出门前 | 喝 150 毫升，补充前一晚流失的水分，清肠排毒 |
| 第 2 杯 | 9:45 准备户外活动前 | 喝 50～100 毫升，有助于加快血液循环，调动血液重新分配与能量的动用 |
| 第 3 杯 | 10:45 户外活动后 | 考虑到午饭前 1 小时喝水有助于激活消化系统活力，此时应喝 100～150 毫升水 |
| 第 4 杯 | 14:30 午睡结束 | 这是非常重要的一次饮水，考虑到孩子午点还要喝牛奶，所以饮水应为 80～120 毫升 |
| 第 5 杯 | 16:00 户外活动后离园前 | 喝 50～100 毫升，有助于加快血液循环，调动血液重新分配与能量的动用 |
| 第 6 杯 | 17:00 离园到家 | 喝 100～150 毫升 |
| 第 7 杯 | 8:30 晚饭后 1 小时 | 喝 100～150 毫升 |
| 第 8 杯 | 19:30 睡前 2 小时 | 喝 200 毫升，降低血液黏稠度才能睡得更好 |

（3）减少排队喝水的时间。如果分组去排队等水，会浪费不少的时间，等待时也会出现如下问题：①排队中幼儿相互推挤。②取水过多或过少。③某些幼儿会趁教师不注意时偷偷将水倒掉。④边走边喝，水会泼洒出来等。传统的喝水方法费时费力，且具有一定的不安全因素。因此，教师往往采用常规来控制幼儿的喝水环节，但这样可能会造成一些幼儿对喝水的排斥。

（4）教师可有效地掌握幼儿的饮水量。为了让教师了解每位幼儿每天的饮水量是否适当，可采用"喝水插卡"的方法。首先选取各种材料为幼儿设计出不同形式的插卡记录方式，幼儿每喝一杯水，就在幼儿名字相对应的格中插一张记录卡。记录卡用两种颜色来区分上、下午。这样，每个孩子一天喝了几杯水，教师、家长一目了然。

3. 发挥家园共育的作用　形成家园一致的教育合力，培养幼儿良好的饮水习惯。幼儿在园喝水出现的一些问题，是家园双方多层面原因导致的，让孩子喜欢喝水的问题需要双方的共同努力、互相理解和协同教育。要使幼儿养成喝水的好习惯，最好要家园共同形成合理的生活制度，向家长宣传，提倡幼儿多喝白开水，不喝茶或者饮料。各种饮料如汽水、果汁、可乐等含有较多的糖分、碳酸化合物及电解质，过多摄入除了对幼儿的牙齿发育不利，还会影响幼儿的食欲和消化功能，甚至可能引起超重和肥胖。家园是否一致，对幼儿园教育起着至关重要的作用。

### 情景再现及保育技能

幼儿一日生活中喝水是必不可少的环节，在家里孩子的喝水问题一直困扰着家长，几乎上学的每一天早上家长都要嘱咐老师说："老师，麻烦你让我的孩子多喝点水。"其实，孩子喝水的问题，看起来

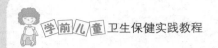

好像是一个微不足道的小问题,但是孩子喝水的问题却牵动着许多家长的心。在一日活动中,教师不仅要经常提醒幼儿喝水,而且要保证幼儿每天的饮水量。

## 一、情景再现 ●

### 情景再现 ①

#### 孩子不愿意用水杯喝水

【情景描述】 强强是个内向的 3 岁小男孩,虽然刚刚入园,但很快就适应了幼儿园的生活。可是,每到喝水的时候强强就不高兴,因为他总是要用自己的奶瓶喝饮料,不愿意用幼儿园的小水杯喝白开水。

【情景分析】 通过与家长的沟通,教师了解到强强父母认为,只要孩子每天喝就行,至于用奶瓶还是用水杯、喝水还是喝饮料没有考虑过,因而导致强强从不主动饮水,只有在老师的提示下才用小杯子饮水,但是每次饮水量很少。因而父母转变幼儿饮水观念,家园配合,对孩子养成良好的饮水习惯很重要。

### 情景再现 ②

#### 饮水架前拥挤,饮水常规差

【情景描述】 从户外活动归来,教师都会要求所有幼儿进教室后先盥洗,后喝水。此时幼儿集中在饮水架前,饮水架前显得很拥挤。小班幼儿排队意识尚且淡薄,在饮水架前常出现几个人抢一个水龙头的场景,同时,部分幼儿存在接水过满的情况,常在规定时间内不能喝完水或将水浪费倒掉。

【情景分析】 情景描述中的喝水常规不健全、喝水环节出现拥挤和混乱现象,会导致幼儿饮水量不足。教师应提高幼儿饮水保育技能。

## 二、保育技能 ●

### 保育技能 ①

#### 幼儿饮水环节的准备工作

**1. 幼儿饮水环节的工作要求** 保教人员应为幼儿准备清洁、温度适宜的饮用水及经消毒的水杯。

**2. 幼儿饮水环节准备的方法**

(1) 杯、桶清洗(图 8-5);①倒尽隔夜水。②用流动水,专用抹布,由里向外清洗(包括水龙头)。③倒入适量开水,摇晃保温桶。④打开龙头,放尽桶内开水。⑤要求每周二清洗杯桶。由内向外擦洗,先用清水,然后用有效氯 250 毫克/升消毒液,消毒 10～30 分钟,最后用清水洗净、擦拭。过程中

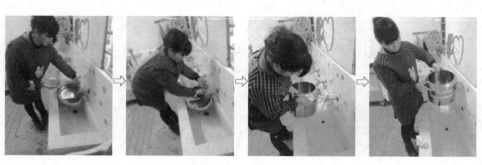

图 8-5 杯、桶清洗

注意经常搓洗抹布。

(2) 提供温度适宜的水

1) 打水：幼儿园应在当天为全体幼儿准备温度适宜的温开水,做到随用随供应。并根据天气情况做好降温和保温的工作,使水的温度适于幼儿饮用。

2) 控制水温：天气寒冷的季节,保育员应在饮水桶的外面罩上一个保温套,确保幼儿的饮水温热不冰凉;天气炎热的季节,保育员应尽早打水,使水降温,确保幼儿喝足够的温水。

3) 防止污染：盖好饮水桶的盖子,避免饮用水被污染。

## 保育技能 ❷

### 组织幼儿饮水工作

**1. 组织幼儿饮水工作要求**　组织幼儿有序饮水,不玩水,培养良好的幼儿饮水习惯。

**2. 组织幼儿饮水工作方法**

(1) 喝水前,幼儿先组织幼儿洗手,然后去拿自己杯子。

(2) 取水杯：在水杯柜前取出自己的水杯。

(3) 排队：按小组或男、女生排队取水。

(4) 接水：接半杯水,喝完再接。

(5) 喝水：接水后,端水杯回到固定的位置,安静地喝水。开始喝时,提醒幼儿要小口尝试,避免烫嘴(图8-6)。

(6) 送水杯：喝完水后将杯子放回原处。

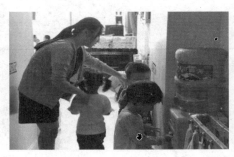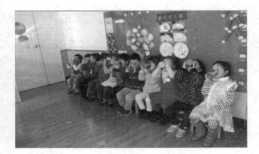

图8-6　喝水

**3. 培养幼儿饮水习惯**

(1) 培养幼儿喝白开水的习惯：幼儿园应保证白开水的供应,保教人员要提醒幼儿喝白开水,培养幼儿喝白开水的习惯。不习惯喝白开水的幼儿,应由少到多地逐渐增加饮水量。同时,保育员应通过多种形式使孩子明白,喝白开水对身体的好处。

(2) 培养幼儿主动饮水的习惯：保教人员应按时提醒幼儿喝水,每次尽可能喝足量,还应帮助幼儿学会渴了主动饮水的好习惯。要注意区别对待不同的幼儿,对不爱喝水的幼儿,应格外注意引导他们饮水;对体质差的幼儿、患病初愈的幼儿、经常上火的幼儿、嗓子肿痛的幼儿,应提醒他们多饮水。

(3) 培养幼儿养成慢喝水的习惯：要避免幼儿在极度口渴的情况下暴饮,培养幼儿主动监控自己饮水的习惯。

(4) 培养幼儿能自己补充饮水：较大的幼儿能够根据自己当天的活动量和出汗量等,补充自己的饮水量。

**4. 幼儿饮水后保育员清理工作和下班前水杯清洗、消毒。**

**5. 注意事项**

(1) 幼儿应坐在自己的座位上喝水,避免泼洒。

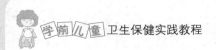

（2）保教人员应注意提醒幼儿饮水。

（3）保教人员应注意控制幼儿剧烈运动后的饮水量。

（4）保教人员应提醒幼儿注意喝水的速度，不能太快，喝水时不要说笑，防止呛咳。

## 自主学习展示平台

### 一、课堂讨论

讨论：在你见习的幼儿园观察幼儿饮水环节，了解教师如何指导幼儿的饮水活动。

### 二、小组讲解和展示

（1）以小组为单位，查阅幼儿园饮水环节的相关信息，并制作 PPT。

（2）运用 PPT 课件讲解并展示幼儿园饮水环节的相关知识、在幼儿园饮水活动中的操作技能和保育措施。

（3）通过本学习情境中的案例或在实习中遇到的真实事件进行案例分析。

（4）回答其他组提出的问题，并向其他组提问。

| 评分标准 | 标准得分 | 实际得分 |
|---|---|---|
| 讲解清晰、全面、正确 | （40分） | |
| 案例分析生动、具体 | （20分） | |
| 能较正确地回答其他组的提问 | （20分） | |
| 能向其他组每组提出 1～2 个问题 | （20分） | |

### 三、小组设计和展示

（1）以健康教育为主题，设计幼儿园饮水环节主题海报，应内容充满童趣、图文并茂、易于幼儿理解。

（2）以健康教育为主题，依据绘本设计大、中、小班"喝白开水"健康活动。

### 四、绘本推荐

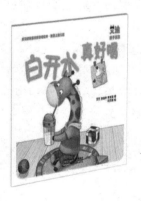
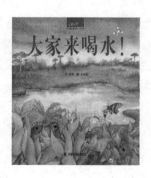

**学习情境三　盥洗环节——方法正确，自觉洗手**

盥洗包括洗手、洗脸、刷牙、漱口等,关系到幼儿清洁卫生习惯的养成和自理能力的提高。幼儿园的盥洗内容包括洗手、洗脸、漱口、刷牙、洗澡、洗脚、梳头等,所以这些内容的指导工作也是需要保教人员掌握的。

手接触外界物体最多,受到污染的概率也最高。特别是幼儿,生性活泼好动,更容易沾染上不洁物品上的病菌,同时幼儿免疫力弱,很容易导致肠胃问题和各类疾病。

自2005年起,世界卫生组织(WHO)就将每年的10月15日定为"世界洗手日"。该组织曾指出:"每年有1 800万儿童死亡,而其中90%是5岁以下的幼童。若养成洗手的良好习惯,至少可以挽救其中达一半的儿童。养成用肥皂、洗手液洗手的良好习惯是帮助孩子远离细菌,预防儿童腹泻和肺炎的最为经济有效的方法之一。"

### 学前儿童保健相关知识

#### 一、幼儿园盥洗环节工作要点

幼儿园的盥洗活动是幼儿一日生活的重要内容。养成和习得良好的盥洗习惯,是保障幼儿身体健康的第一道防线。

盥洗可使幼儿毛发、皮肤清洁,保持皮肤正常功能的发挥,减少皮肤被汗液、皮脂、灰尘污染的机会,提高皮肤的抵抗力,维护身体的健康。同时,还可以培养幼儿爱清洁、讲卫生的好习惯,提高幼儿的生活自理能力。

盥洗活动看似简单,但是在现实生活中大多数幼儿却没有养成良好的盥洗习惯,也不知道如何科学地盥洗。例如洗手,饭前、便后、喝水前、运动后、吃水果前等。每天每个婴儿在幼儿园洗手的次数至少有10次。

(一)盥洗环节工作内容

(1)盥洗准备工作:包括适温的流动水、肥皂、毛巾、口水、牙杯、牙刷等。

(2)组织幼儿盥洗:洗手、洗脸、刷牙、漱口、洗澡、洗脚。

(3)盥洗后的清洁卫生工作。

(二)盥洗环节对幼儿的常规要求

(1)能按教师的要求有序进入盥洗室,不推不挤,自觉遵守盥洗规则、方法,动作迅速、认真。

(2)逐渐掌握洗手、洗脸、漱口的正确方法。中大班幼儿学会自己搓拧毛巾。

(3)饭前、便后、手脏时能主动洗手。

(4)会使用水龙头,用小流水洗手,保持地面、服饰干爽。不玩水。不浪费水。

(三)保教人员盥洗环节工作要求

1. 准备　做好盥洗前的准备工作,挂好毛巾,放好肥皂,为幼儿准备好流动水洗手。

2. 指导　组织幼儿分组交叉洗手,以免拥挤和等待盥洗。

(1)教育幼儿懂得饭前、便后、手和脸脏时及时洗的道理。

(2)教给幼儿或提醒幼儿洗手、洗脸、擦护肤霜的顺序和方法,洗好手后在池中甩水。

(3)提醒幼儿排队洗漱,遵守盥洗规则,认真地洗净手和脸;不在盥洗室打闹;不玩水,不弄湿袖口。

3. **观察**　教师跟随观察幼儿洗手,因为幼儿最喜欢水,他们会在水池里玩水,把衣袖弄湿,很容易着凉生病。

4. **清洁**　经常刷洗水龙头、水池,擦拭地面,防滑。

## 二、学前儿童盥洗特点及卫生保健措施

### (一)学前儿童盥洗特点

(1) 幼儿不会洗,一直冲。教师通过儿歌指导幼儿:"小朋友,爱洗手。洗前先卷衣袖口,打开龙头湿湿手,抹点香皂搓搓手,手心手背都要搓,再用清水冲冲手,冲干净,甩三下,一二三,去擦手。"

(2) 幼儿不会擦,毛巾窝一团。教师通过儿歌指导幼儿:"小毛巾,好朋友,天天帮我擦干手,用完把你送回家,干干净净不乱丢。"游戏玩翻翻毛巾,打开、折叠。

(3) 幼儿不认真洗手、玩水。小班教师可以多运用一些故事、儿歌、道理来引导幼儿便后洗手,培养幼儿良好洗手习惯。中大班小组制作洗手流程图,值日生检查。

(4) 幼儿在盥洗室洗手过于拥挤。教师提醒幼儿按标志排队,分组洗手。教师通过游戏(开火车、故事、儿歌)把控好幼儿洗手时间。

### (二)学前儿童盥洗环节卫生保健措施

1. **对幼儿进行盥洗活动健康教育**　幼儿园开展主题活动"讲卫生,请洗手",通过绘本《我要洗手》《勤洗手才健康》《我爱洗澡》开展谈话、利用儿歌和游戏形式、集体教学等一系列的健康教育活动,让幼儿认识到盥洗的重要性,指导幼儿主动自觉盥洗的方法。

2. **创设温馨、有趣、有序的盥洗环境**　入园初期,幼儿漱口时易咽下,可用温开水或淡盐水漱口。与幼儿一起讨论正确的盥洗方法(怎样能洗干净手)。把水龙头上画出标记,把总闸门关小,提醒幼儿不浪费水。建议家长不要给幼儿穿袖口过紧的衣服,方便幼儿洗手时顺利挽袖子。引导幼儿主动讨论盥洗室里经常发生的变化,如洗手池张贴七步洗手图。与墙饰结合,鼓励幼儿正确的盥洗行为。

3. **提倡家园配合**　要求幼儿在家与在幼儿园一样,养成良好的盥洗习惯。在家里创造适合孩子的盥洗环境。督促孩子养成早晚刷牙、洗脸习惯;晚上洗脚、女孩晚上洗屁股、饭前便后洗手习惯;饭后漱口习惯;养成勤洗澡、勤剪指甲、勤理发、学会自己梳头等习惯。及时反馈,共同指导。

## ▶▶▶ 情景再现及保育技能

## 一、情景再现

### 情景再现 **1**

#### 孩子不会洗手

**【情景描述】**　文文今年3岁半,是个活泼可爱的小男孩。父母工作忙,大部分时间由爷爷奶奶带着。老年人溺爱孩子,事事包办代替,使文文养成了依赖大人的习惯。文文入园后不会自己洗手,小手经常洗不干净。

**【情景分析】**　小班刚入园幼儿,不知道洗手的规矩,情景中的文文干脆就不会洗手而且洗不干净,这比较常见。经过教师指导和反复练习文文掌握了正确的洗手方法。

### 情景再现 **2**

#### 孩子便后不洗手

**【情景描述】**　午餐时,毛毛提出要小便,便后很快就回到座位上。老师发现他没有洗手就出来

了,便走到他面前问:"你洗手了吗?""洗了。"毛毛小声说。老师又说:"等一下要吃饭了,先洗手才能吃饭啊。"毛毛说:"我洗了。"老师说:"那我闻闻香不香?"毛毛不给老师闻。老师说:"上完厕所后手上会有很多肉眼看不见的细菌,用洗手液才能洗干净,要不然把细菌吃到肚子里可就坏了。"毛毛看看自己的小手说:"我没用洗手液。"转身就去重新洗了一遍,回来后主动把小手伸给老师闻并问:"香吗?""真香!"老师说:"以后上完厕所要记得用洗手液洗手啊!"毛毛使劲点了点头。

【情景分析】　幼儿忽略便后洗手是幼儿园中很普遍的现象,情景中的教师能及时关注毛毛便后是否洗手,而且是否认真用洗手液的情况,该教师保育的意识比较强。

## 二、保育技能

**保育技能 ①**

### 幼儿盥洗准备工作

**1. 幼儿盥洗准备工作要求**　引导幼儿学习正确的盥洗方法。培养幼儿勤洗手的好习惯,让幼儿懂得洗手的重要性。

**2. 幼儿盥洗准备工作方法**　幼儿每天在园会有好几次盥洗活动,保育员应提前做好相关的准备工作。盥洗室地面保持清洁干爽,防止幼儿滑倒。将水池前的地上铺渗水地垫;准备若干块肥皂(数量与水龙头数相同),为每位幼儿准备2条小方毛巾(其中一条备用),并挂在固定的地方(图8-7)。

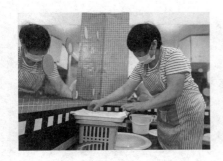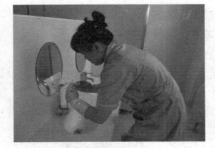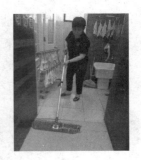

图8-7　清洁盥洗室

**保育技能 ②**

### 指导幼儿盥洗工作

**1. 指导幼儿盥洗工作要求**　引导幼儿学习正确的盥洗方法。培养幼儿勤洗手的好习惯,让幼儿懂得洗手的重要性。

**2. 指导幼儿盥洗工作方法**

(1) 正确指导洗手

第1步,卷好袖子。

第2步,拧开水龙头,将手打湿。

第3步,关水龙头,搓肥皂。

第4步,两手心相搓。

第5步,右手搓左手、手指、手背、手腕(换另一手搓手)。

第6步,两手五指分开,手指交叉洗手指缝。

第7步,打开水龙头冲洗干净。

第8步,关水龙头,在水池内甩手。

第9步,用毛巾擦手,将毛巾打开放在左手心上,右手放在毛巾上,擦干(换另一手擦手)。

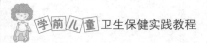
第10步,挂毛巾(秋、冬、春季擦护手油)。

七步洗手法见图8-8。

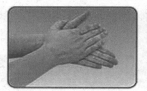 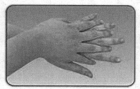 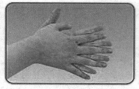 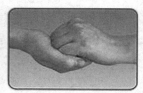

掌心相对,手指并拢,　手心对手背沿指缝相互揉搓,　掌心相对,双手交叉沿指缝　弯曲各手指关节,双手相扣
相互揉搓　　　　　　交换进行　　　　　　相互揉搓　　　　　　进行揉搓,交换进行

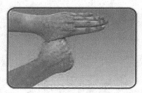 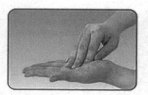 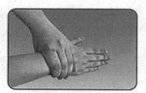

一手握另一手大拇指旋转　一手指尖在另一手掌心旋转　如有必要,揉搓手腕,
揉搓,交换进行　　　　揉搓,交换进行　　　　交换进行

图8-8　七步洗手法

(2)指导幼儿正确盥洗(图8-9):保育员应能够帮助幼儿和较小的幼儿清洗身体(寄宿制幼儿园)。

1)保育员先将自己的手清洗干净。

2)用湿毛巾或清水,将幼儿的手、脸、脚或臀部打湿。

3)将肥皂抹在保育员的手上,搓出泡沫。

4)用水清洗幼儿的手、脸、脚或臀部。

5)用清洁的、湿度大的毛巾将肥皂泡沫擦干净,漂洗毛巾,重复擦若干次,直至彻底洗净。

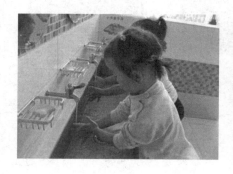 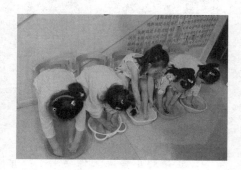

图8-9　正确盥洗

(3)养成盥洗习惯

1)早晚刷牙、洗脸,晚上睡前洗脚,女孩洗屁股。

2)养成幼儿勤洗手的习惯,做到饭前便后洗手,外出游戏归来洗手,手脏了洗手,随时保持手的清洁。

3)养成饭后漱口习惯。

4)养成睡后梳头习惯。

(4)幼儿盥洗结束,所有幼儿离开后清理消毒,拖干净地面水渍、摆放好各物品后方可离开。

**3. 指导幼儿盥洗注意事项**

(1)水龙头应比幼儿的身高略低,以免水倒流弄湿衣袖。

(2)幼儿盥洗过程中,保育员应做到全面照顾,及时监督,仔细检查。

(3)洗完手要甩干水,避免弄湿地面。

(4)在春、秋、冬季要提示幼儿不要弄湿衣袖,洗脸、手后提醒幼儿擦护肤霜。

（5）提醒幼儿盥洗时不拥挤、不玩水，地面有积水时要轻走、慢走，以防滑倒。

## 自主学习展示平台

### 一、课堂讨论 ●

讨论：在你见习的幼儿园观察幼儿盥洗环节，了解教师如何指导幼儿盥洗活动。

### 二、小组讲解和展示 ●

（1）以小组为单位，查阅幼儿园盥洗环节的相关信息，并制作 PPT。

（2）运用 PPT 课件讲解并展示幼儿园盥洗环节的相关知识、在幼儿园盥洗活动中的操作技能和保健措施。

（3）通过本学习情景中的案例或在实习中遇到的真实事件进行案例分析。

（4）回答其他组提出的问题，并向其他组提问。

| 评分标准 | 标准得分 | 实际得分 |
| --- | --- | --- |
| 讲解清晰、全面、正确 | （40分） | |
| 案例分析生动、具体 | （20分） | |
| 能较正确地回答其他组的提问 | （20分） | |
| 能向其他组每组提出 1～2 个问题 | （20分） | |

### 三、小组设计和展示 ●

（1）以健康教育为主题，设计幼儿园盥洗环节主题海报，应内容充满童趣、图文并茂、易于幼儿理解。

（2）以健康教育为主题，依据绘本设计大、中、小班"勤洗手"健康活动。

### 四、绘本推荐 ●

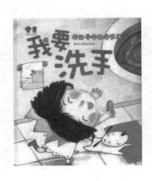
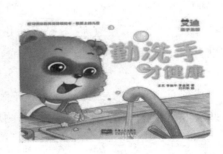

学习情境四　如厕环节——井然有序，锻炼能力

如厕是幼儿在幼儿园一日活动中的重要生活环节，如厕能力更是幼儿应具备的最起码的生活习惯和自理能力。很多小班的家长为幼儿如厕担心，大部分家长都千叮咛、万嘱咐老师，要按时提醒孩子排便、排尿。幼儿园应进行有效的如厕管理，帮助幼儿更好地如厕，以培养他们良好的生活习惯和

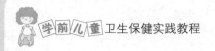
提高自理能力。

## 学前儿童保健相关知识

### 一、幼儿园如厕环节工作要点

3岁前是对幼儿进行排尿、排便训练的最佳时期,训练幼儿排尿、排便的关键是让幼儿主动意识到大、小便,并能逐渐学会控制。幼儿大脑皮质和相应器官的逐渐成熟,以及对幼儿的适当指导和训练,是幼儿学会排尿、排便不可缺少的两个条件。

如果幼儿过了3、4岁还不懂得如何如厕,经常大、小便拉裤子里,尤其是早龄入园的幼儿,自己会感到非常羞耻,同时还会面临被排斥和嘲笑的压力。有幼儿因为如厕问题被取笑而拒绝上学;或是因为被嘲笑而憋尿、憋大便,结果憋出了毛病;也有的幼儿在上幼儿园时因为被保育员强制上厕所而造成大小便失禁。所以,如果幼儿到了年龄还不会自己如厕不但会给大人带来不便,更重要的是幼儿自己的社交以及自尊等都会受到伤害。

（一）如厕环节工作内容

（1）如厕准备工作:清洁厕所、准备手纸等。

（2）组织幼儿如厕:站队→排队如厕→整理衣裤→洗手。

（3）如厕后清洁工作:清洁厕所。

（二）如厕环节对幼儿的常规要求

（1）逐渐学会能自理大、小便,解便入便池。

（2）解便时不弄湿自己和同伴的衣裤,便后会整理服装。

（3）小班末期学习自己大便后擦屁股,中班开始会用手纸自前向后擦屁股,并按规定取纸,不浪费纸张。

（4）专注排大、小便,不在厕所逗留,不在厕所里玩耍。

（5）大、小便有异常情况时能主动告诉教师和保育员。

（6）便后记住冲水,养成集体活动前排大、小便,便后用流水洗手习惯。

（三）保教人员如厕环节工作要求

1. 准备　保育员准备好卫生纸,方便幼儿随时取用。准备好肥皂(洗手液),督促幼儿便后洗手。

2. 观察　提醒幼儿及时排尿、排便,不憋尿或大便,发现问题及时处理。

3. 指导　指导幼儿轮流如厕,知道谦让;提醒幼儿大、小便入池,保持厕所地面干净。

（1）照顾个别幼儿提、脱裤子、擦屁股,注意保暖。日常生活中教给幼儿脱、提裤子,拿取纸的方法。

（2）培养幼儿养成饭前、活动前、午睡前如厕。午睡中提醒个别幼儿如厕。

（3）注意幼儿厕所与便盆的清洁卫生,随时冲洗厕所,保证厕所通风、无异味。

### 二、学前儿童盥洗特点及卫生保健措施

（一）学前儿童盥洗特点

（1）幼儿尿裤子。保教人员可以及时与家长沟通,说明幼儿尿裤子的原因,建议家长给幼儿挑选适合孩子并方便穿脱的裤子。保教人员也可以制作或网上下载一些形象化的图片作为标识,贴在厕所墙上。图片上描述如厕时需要注意的问题,如大、小便时先把裤子拉低,然后再便。

（2）幼儿不愿意在幼儿园大便。保教人员可以及时与家长沟通,最好每天早上起床在家排便。也可以利用绘本讲故事,让幼儿安心在幼儿园大便。

（3）男孩不会站着小便。教师注意观察，及时帮助与指导。

（4）忘记冲厕所和洗手。可让值日生监督。值日生应及时关注小朋友是否遵守规则，提醒小朋友冲厕，帮助小朋友拿纸巾，监督小朋友手是否洗干净等。

（5）厕所内出现打闹、玩耍现象。教师利用绘本故事、谈话、教学等环节，让幼儿们明白如厕时的打闹、玩耍是不对的。

（二）学前儿童盥洗环节卫生保健措施

1. 对学幼儿进行有关如厕活动健康教育　很多幼儿不知道什么是小便和大便，因为在家庭中家长让孩子上厕所时会说"嘘嘘""嗯嗯"等，教师提醒幼儿去解小便、解大便时，很多幼儿会茫然不知。还有幼儿分不清小便和大便。

幼儿园开展主题活动"上厕所"，小班教师可以利用集体教育活动设计一些短小的故事、儿歌来说明关于如厕的一些知识。还可以组织幼儿观看木偶剧和童话剧，如《小猪鲁鲁的裤子》《小猪要冲厕所吗》《我要拉巴巴》《尿尿》《拉便便，真舒服》《憋不住了》等，通过观看表演使他们知道：不能随地大小便，要大、小便了告诉老师，知道男孩和女孩有不同的小便的方法，以及如何擦屁股等。中大班通过绘本《我是便便超人》《我好想上厕所》开展谈话、利用儿歌和游戏形式、集体教学等一系列的健康教育活动，让幼儿认识到如厕的重要性，指导幼儿如厕的方法。在一日活动中，要对幼儿进行随机的如厕教育。要随时提醒幼儿想要大、小便时要告诉老师，不要让幼儿因为玩得太尽兴而忘记要如厕。

2. 消除幼儿的恐惧心理　很多幼儿初到幼儿园时会将大、小便解到身上，也有很多幼儿如厕时弄到便池的外面，保教人员清洗打扫时如果表现出厌恶的表情或是说出一些难听的话，如"你看你解到身上，臭死了，羞羞，下次再弄到身上就让你妈妈来洗"等之类的话。这些表情和话语是对幼儿心灵的伤害，会让幼儿对如厕产生恐惧。对于解到身上的幼儿，教师要耐心地为幼儿换洗衣服，并和幼儿谈论一些轻松的话题，利用幼儿喜欢或擅长的事来分散幼儿的注意力；给幼儿换好衣服时，要提醒幼儿，下次要解大、小便时一定要告诉老师。经过多次地提醒，幼儿就会有告诉老师的意识。

如厕时教师要悉心照料，每次幼儿如厕都保证有一名保教人员作陪，随时帮助有困难的幼儿。当有的孩子能主动地告诉教师自己要小、大便时，可以当着全班幼儿的面送他一颗五角星或一块糖作为奖励，这样既鼓励了一个幼儿，又为其他幼儿树立了模仿的榜样。让幼儿知道主动告诉老师要上厕所，不会被批评反而会被老师表扬。通过这种方式有效地降低幼儿对如厕的恐惧。

3. 营造家庭式的厕所环境　由于各个家庭的如厕方式不一样，有些幼儿甚至是由大人抱着的，进入幼儿园后面对男孩站式、女孩蹲式或坐式的厕所结构就会不知所措。在幼儿园，可以在小班的教室里为一些不太会上厕所的幼儿设置一些可移动的坐便器，等这些幼儿熟悉幼儿园的如厕方式后再撤去那些坐便器，为幼儿创造一个良好如厕的物质环境。

教师可以在单调的厕所内创设出比较浓郁的厕所文化，例如在地上贴上小脚丫、在墙上贴上洗手过程的卡通图案。在幼儿入园时，引导幼儿参观厕所，洁净的卫生设备、温馨的厕所环境能使幼儿们放下心理包袱，产生喜欢上厕所的良好心理。

4. 家园共育　在幼儿入园前，让家长了解幼儿园对幼儿如厕方面的要求，达成共识，让他们在家中也对孩子提出同样的要求，让孩子自己学习如厕。首先，站在孩子的角度，为幼儿提供合适的穿着。冬天天冷，很多家长怕孩子冻着，会给幼儿穿很多很厚的衣服。幼儿冬天穿衣贵暖不贵多，很多家长认为穿得多就是穿得暖和，所以会给幼儿穿很多条裤子。穿得太多，幼儿脱、穿都很费劲，上厕所的时候也很困难。所以，家长要给幼儿穿厚而少且松的衣服。对于一些需要解扣子、拉拉链的衣服应该尽量避免穿到幼儿园，可以给幼儿穿有松紧带的裤子，方便幼儿如厕。其次，科学地控制大、小便次数和时间，形成排便规律。

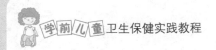

## 情景再现及保育技能

### 一、情景再现

**情景再现①**

#### 幼儿不会在厕所里大、小便

【情景描述】 一位妈妈说:"我们楼下比我家小明小半岁的孩子都会自己大、小便了,小明还是不会,教的、哄的、骂的什么都用遍了,还是不知道上厕所,真是不知道该怎么办。"

小班的一位女孩小英,她常独自去厕所解大便,解完后不声不响拎起裤子就走。这样的后果不堪入目,内裤上常沾上大便污迹,很不卫生。老师询问后才了解到,她以为解大便和解小便是一样的。

【情景分析】 入园前家长就应对幼儿逐步进行排尿、排便的训练了。训练幼儿排尿、排便的关键是让幼儿主动意识到大、小便,并能逐渐学会控制。小明的家长错过早期对小明排便、排尿控制训练的最佳期。小英的家长应该让小英知道大便之后要擦屁股。这都是家长包办的后果。

**情景再现②**

#### 幼儿不愿意在幼儿园大便

【情景描述】 浩浩是一个很内向的孩子,做事有些胆怯。家长发现上小班的他从不在幼儿园大便,晚上回到家第一件事就是慌慌张张地上厕所。排便时小脸憋得通红,大便干结情况严重。

【情景分析】 幼儿为什么不愿在幼儿园大便,主要有3个原因。①幼儿不习惯新环境。对于刚入园的浩浩来说,到了一个陌生的环境,会感觉不熟悉,当他想要拉大便的时候,不知道该如何表达,或者是对幼儿园的厕所不习惯,因此会引起大便反常。②幼儿心理压力大。幼儿的自理能力本来就有些差,有的幼儿上厕所不会自己脱裤子,也不会擦屁股,也有的幼儿觉得自己做不好害怕会被小朋友和老师嘲笑,所以就总憋着不去厕所,从而出现尿裤子或者将大便拉在裤子里。如果孩子心理压力过大,那么教师一定要对孩子细心引导,告诉孩子,其实在幼儿园里和在家里是一样的,如果自己有不会做的事可以向老师寻求帮助,老师会像妈妈一样帮他的。时间久了,幼儿就会大大方方上厕所了。③幼儿园的作息有规定。幼儿上了幼儿园之后,就不能像在家里一样随便了,幼儿园有严格的作息规定,什么时间上课、下课、吃饭、睡觉,教师都会进行严格地把控,所以这就导致了有些胆小的幼儿在上课的时候想上厕所但又不敢说,最后就只能排在裤子里了。

### 二、保育技能

**保育技能①**

#### 指导幼儿大、小便

**1. 指导幼儿大、小便工作要求** 培养幼儿大、小便良好的卫生习惯。

**2. 指导幼儿大、小便工作的方法**(图8-10)

(1)准备卫生纸。方便幼儿随时取用,保育员应随时注意卫生纸的量,及时补充。

(2)注意观察,及时发现幼儿大、小便的预兆,及时提醒幼儿排便。

(3)及时帮助或指导幼儿脱掉裤子排便。观察幼儿如厕情况,帮助和指导男孩站着排尿。

(4)督促幼儿专心排便。避免幼儿在排大便时吃东西、看书、听故事或玩耍。

（5）掌握幼儿每次排便的时间，通常应以5～10分钟为宜，时间不可过长。

（6）帮助或指导幼儿便后擦屁股。应该采用从前往后擦，将纸对折叠好再擦一次。

（7）幼儿排便后应及时帮助其穿上裤子，将内衣塞入裤子里，不露肚脐和后背。

（8）幼儿大、小便后，要及时冲厕。

（9）准备好肥皂（洗手液），督促幼儿便后洗手。

（10）随时冲洗厕所，保证厕所通风、无异味。

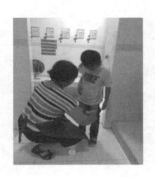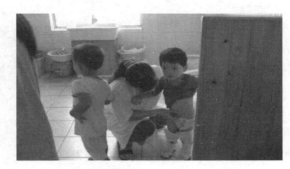

图8-10　指导幼儿大、小便

**3. 指导幼儿大、小便注意事项**

（1）集体如厕须指导：纸要事先裁好，放在盒子里，以便幼儿自由取用；保育员要跟随其后，观察幼儿如厕情况，提醒他们不推不挤，排便时间不超过10分钟。

（2）如厕完毕须整理，教师要提醒他们用水冲厕所，及时清理消毒，给孩子整理衣物。

（3）如厕习惯须培养，正确擦屁股和用纸等。

（4）特殊儿童须照顾。

**保育技能②**

指导小、中、大班幼儿如厕指导

**1. 不同年龄幼儿如厕指导工作要求**　掌握不同年龄段幼儿的如厕要求，教会幼儿正确如厕。

**2. 不同年龄幼儿如厕指导工作方法**（图8-11）

（1）小班

1）学习有序如厕，掌握正确的如厕方法。注意观察，及时发现幼儿大、小便的预兆，及时提醒或抱其坐盆排便。

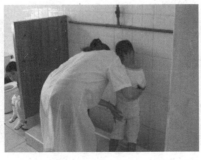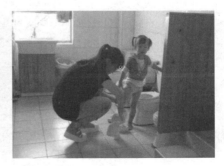

图8-11　男、女童如厕

2）男孩学习站着排尿。

3）知道便后要擦屁股，会主动向教师提出要求。

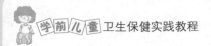

4）学习便后正确的洗手方法。

5）知道如厕时不玩耍,注意安全。

（2）中班

1）学会定时大、小便,有困难时会大胆主动提出要求,便后主动正确洗手。

2）学会正确的如厕方法,并有序地进行如厕活动,学习大便后使用手纸擦屁股(女孩学习从前往后擦)。

3）知道不能在厕所里玩耍,学习初步的自理方法。

（3）大班

1）养成定时大、小便及便后正确洗手的良好习惯。

2）自觉有序地如厕,大便后会正确使用手纸擦屁股(女孩能从前往后擦)。

3）不在厕所里玩耍,懂得一些自理方法。

**3. 注意事项**

（1）帮助小班幼儿擦屁股,整理服饰,提醒幼儿便后洗手。

（2）教会中、大班幼儿自己用手纸擦屁股。

（3）注意厕所地面干燥、整洁,防止幼儿滑倒。

## ▷▷ 自主学习展示平台

### 一、课堂讨论 ●

讨论:在你见习的幼儿园观察幼儿如厕活动案例,了解教师如何指导幼儿如厕活动。

### 二、小组讲解和展示 ●

（1）以小组为单位,查阅幼儿园如厕环节的相关信息,并制作 PPT。

（2）运用 PPT 课件讲解并展示幼儿园如厕环节的相关知识、在幼儿园如厕活动中的操作技能和保育措施。

（3）通过本学习情境中的案例或在实习中遇到的真实事件进行案例分析。

（4）回答其他组提出的问题,并向其他组提问。

| 评分标准 | 标准得分 | 实际得分 |
| --- | --- | --- |
| 讲解清晰、全面、正确 | （40分） | |
| 案例分析生动、具体 | （20分） | |
| 能较正确地回答其他组的提问 | （20分） | |
| 能向其他组每组提出 1～2 个问题 | （20分） | |

### 三、小组设计和展示 ●

（1）以健康教育为主题,设计幼儿园如厕环节主题海报,应内容充满童趣、图文并茂、易于幼儿理解。

（2）以健康教育为主题,依据绘本设计大、中、小班"好想上厕所"健康活动。

## 四、绘本推荐

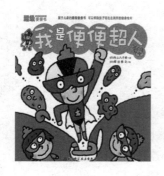 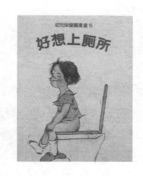 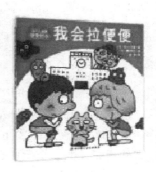

 **学习情境五**　午睡环节——环境温馨，适时适度

幼儿园作息制度中的午睡，是保证幼儿有充足的睡眠，利于幼儿健康成长的措施之一。幼儿年龄越小，所需的睡眠时间越长。不同年龄幼儿的睡眠时间为：3～4岁12小时，4～5岁11小时，5～6岁10小时。幼儿每天睡眠一般分2个时间段：夜晚睡觉和午睡。夜晚睡觉很重要，午睡也很重要。幼儿正是生发发育旺盛的时期，每天需要睡10～12小时才能满足身体健康的需要，利用午睡时间对睡眠进行补充非常必要，根据季节午睡时间一般为2～2.5小时。幼儿身体正在发育之中，自晨至中午，由于参加集体教育活动和各种游戏活动，身体一定很疲劳，午睡有益幼儿身心。午睡是幼儿一日生活中的重要环节。

### ❖❖❖ 学前儿童保健相关知识

#### 一、幼儿园午睡环节工作要点

幼儿午睡源于幼儿的生理需求。幼儿睡眠时，身体各部位和神经系统都在进行调节，氧和能量的消耗最少，利于消除疲劳，所以睡眠的好坏直接影响着幼儿的生长发育、身体健康、学习状况。根据幼儿的生理特点，在幼儿园一日生活(8:00～16:00)在长达8小时的学习、游戏过程中，安排2～2.5小时的午睡时间是非常必要的。

幼儿的身体机能发展不完善，安全及自我保护意识不强，面对突发状况不知如何应对和防范，因而易受到伤害。幼儿午睡时不能忽视幼儿的人身安全，避免意外事件的发生。

(一)午睡环节工作内容

(1)午睡前的准备工作。

(2)指导幼儿午睡：换鞋→脱外衣→巡视→起床→穿外衣。

(3)午睡后的整理工作。

(二)午睡环节对幼儿的常规要求

(1)睡前上厕所，进入寝室保持安静，在固定的床位入睡。在自己床铺前有序脱衣裤、鞋袜。整理好自己的衣物等，放在指定位置。

(2)能够安静独立入睡，不和别人讲话，不影响别人。

(3)睡姿正确，侧卧或仰卧，不俯卧或蒙头睡，不玩东西，不咬手指。养成良好睡眠习惯。

（4）安静起床,迅速穿好衣服和鞋袜,将拖鞋放回鞋架,排队等老师检查衣物。正确穿衣、穿鞋(小肚子不露在外面),学习整理床和铺好被(中大班幼儿)。

（5）排队走出午休室。如厕、盥洗、喝水。

（三）保教人员午睡环节工作要求

1. 准备　提供安静、通风、整洁的睡眠环境。组织幼儿进入寝室前解好大、小便,安静进入午休室。

2. 指导　指导或帮助小班幼儿穿脱衣服,提醒穿脱的顺序与方法。在教师的指导下按序脱衣、鞋,折叠好后放在固定的位置,铺好被子,安静入睡。养成良好睡姿与习惯。

3. 观察　帮助幼儿盖被子,纠正不正确睡姿。随时检查睡眠情况,安慰入睡困难幼儿。特别注意睡眠期间起床如厕幼儿的安全保护。午睡值班人员不得离岗、不准睡觉和玩手机。

4. 整理　起床后,指导或帮助幼儿穿衣裤、鞋袜,整理被褥,梳理头发。幼儿离开午休室后,保育员整理被褥,清洁午休室。

## 二、学前儿童午睡特点及卫生保健措施

（一）学前儿童午睡特点

1. 幼儿需要教师陪　教师让幼儿先上床等待,教师坐床边陪,同时讲述故事(教育)。允许部分幼儿携带依恋物陪睡。午睡后的小结,表扬鼓励。过渡期午睡起床让家长早点接。

2. 幼儿不会穿脱、整理衣服　教师念儿歌:"缩缩乌龟手,缩缩乌龟手,缩缩乌龟头。伸伸乌龟头,伸伸乌龟手,伸伸乌龟手。一件衣服四个洞,宝宝钻进大洞洞,脑袋钻进中洞洞,小手伸出小洞洞。"整理裤子。

3. 幼儿不会叠衣服　先学叠上衣,再是叠裤子。念儿歌练习:"小小衣服摆摆好,抱抱背,抱抱背。弯弯腰,弯弯腰,我的衣服叠好了。两条裤腿并一起,裤腰裤腿对整齐。再向中间折一折,小小裤子叠整齐。"

（二）学前儿童午睡环节卫生保健措施

1. 对幼儿进行有关午睡活动健康教育　幼儿园开展主题活动"按时睡觉",通过绘本《我不困,我不要睡觉》《该睡觉了》开展谈话、利用儿歌和游戏形式、集体教学等一系列的健康教育活动,让幼儿认识到午睡的重要性,指导幼儿午睡的方法。

2. 设立"午间活动"的午睡新方案　幼儿睡眠时,身体各部位和神经系统都在进行调节,氧和能量的消耗最少,利于消除疲劳,所以,教师可在午餐后到午睡前安排一些有益的、相对较为安静、无需幼儿用脑过多的活动,如阅读、听音乐、手工制作、户外散步、安静性游戏等。让幼儿在园中养成良好的午睡习惯,对幼儿的身心健康具有重要作用。

3. 自主权交给幼儿,但要求自我管理　进入午休室幼儿会自主将窗帘拉上,进入午睡环境。对于床铺设置,应将自主权交给幼儿,请幼儿自主选择自己的床铺,但要求安静入睡。针对个别幼儿不喜欢午睡,或者入睡难的幼儿可以让他们做一些自己喜欢做的事情,但是要求安静,等他们累了,想睡的时候再进入午休室。这样既给幼儿提供自由空间做自己喜欢的事情,又不打扰其他幼儿午睡。

4. 建立幼儿与教师午睡约定　在生活中教师也要对午睡进行语言指导并和幼儿做约定,不带玩物上床,迅速铺好被子,不东张西望。闭上眼睛,安静入睡。养成正确的睡眠姿势,按时起床,按顺序穿衣服,学习自己整理床铺。

午睡期间教师应间歇巡视,关注幼儿睡姿,及时纠正不正确的姿势。有些幼儿睡不着会玩自己身上或者旁边幼儿的物品,教师巡回观察幼儿睡眠情况,发现异常及时处理并做好记录。教师要细听和观察,奇怪的现象要特别留心,让幼儿午睡舒适安全。

5. 家园配合　如果单在幼儿园午睡,而星期天及节假日在家不午睡的话,那么幼儿无法形成良好

的睡眠习惯。因此,教师可要求家长和幼儿园配合,使幼儿能在家中也养成午睡习惯。教师要与家长做好沟通,协助幼儿园做好幼儿的安全工作,请家长不要让幼儿口袋揣东西入园。离园时,教师要向家长告知相关情况,以便家长加强观察及提醒。

## 情景再现及保育技能

午睡是幼儿园一日活动中不可缺少的重要环节。幼儿园的午睡管理和幼儿的午睡质量直接影响幼儿的生长发育。在幼儿园的活动中,午睡质量会影响幼儿一日生活活动,充足的午睡既能消除上午集体活动和游戏活动带来的疲劳,又能保证下午活动精力旺盛,注意力集中。

### 一、情景再现

#### 情景再现 1

##### 不愿睡觉的幼儿

【情景描述】 雯雯是个活泼、调皮、精力旺盛的小女孩。幼儿园午睡,她总是那个唯一一直睡不着的孩子。针对雯雯这种情况,老师对她做了如下观察。

观察1:幼儿已经睡下很久,大部分幼儿都沉沉地睡熟了,但老师听到有人在小声地哼唱。老师寻着声音找过去,原来雯雯还没睡着。

观察2:大部分幼儿都沉睡在甜甜的梦乡中,这时老师忽然听到哭声,接着就听到带着哭腔的告状声:"雯雯掐我!"原来又是雯雯在睡不着的时候惹事了。

【情景分析】 教师与雯雯家长联系,家长反映孩子在家从来不午睡,在家睡午觉特别困难,家长也不在意,久而久之便养成了她不爱午睡的习惯。

一般来说,初入学前教育机构的幼儿,开始往往难以独立入睡。原因有很多:一方面,是因为幼儿刚刚来到陌生环境,可能因内心焦虑或过于兴奋短时间内难以入睡;另一方面,很多幼儿在家里养成了大人陪着或哄着入睡的习惯,一时难以适应独立入睡。

#### 情景再现 2

##### 幼儿午睡时玩

【情景描述】 午睡时间,乐乐突然对老师说:"凡凡嘴巴里有东西。"老师一听马上走过去,只见凡凡快速地把嘴里的东西吐在手里,小手紧紧握成拳头。老师问她刚才嘴里的是什么,她看着老师露出了很惊慌的神情,不说话。于是,老师让她把小手打开,起初她还不愿意,在老师的再三要求下才终于打开了手心。老师一看,居然是一张芭比公主的橡胶贴纸。原来她睡不着就玩起家里带来的贴纸来,甚至把它放到嘴巴里玩。老师赶紧把贴纸没收了。

【情景分析】 "吃贴纸"一事是虚惊一场,万一教师没发现,孩子把贴纸吃进肚子里了,或者玩的是珠子、小铁片等更危险的物品,不禁让人后怕。这个案例给教师敲响了警钟——午睡也不能忽视幼儿的人身安全。

### 二、保育技能

幼儿午睡环节尤其是刚入园的小班都会出现这样的场景:一半左右的幼儿上床后没有睡觉的意愿,或做小动作,或与旁边的小朋友小声说话,或睁着眼睛四处看。"老师,我脱不下来!""老师,小朋友站起来了!""老师,他拿我的衣服!""老师,她在玩夹子!"午睡时老师忙来忙去,室内却一团糟。有

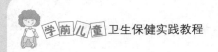

个别小朋友喜欢手里拿个小玩意玩,问他们为什么不睡觉,会回答睡不着或不想睡等。幼儿午睡环节要求保教人员提高保育技能。

**保育技能①**

### 午睡前准备工作

**1. 睡前准备工作要求**　午睡一般安排在饭后 30 分钟,不早于 12:00,睡眠时间不少于 2 小时。调整室内光线、温度,注意空气流通。

**2. 睡前准备工作方法**

(1) 午睡的房间必须保持空气流通。寒冷季节,保育员应在午睡前半小时关窗保持午休室温度,其他季节全天开窗通风。午睡前拉好窗帘,为幼儿创设一个良好的睡眠环境。

(2) 根据季节及时更换幼儿被褥,为体弱儿和易生病的幼儿准备较厚的被褥。保教人员要相互配合,做好睡前的准备工作:保育员必须先清扫地上的垃圾,用半干的拖把拖净地板,待地板干燥后放好小床。床铺不应有杂物,特别是一些有可能伤害幼儿的物品,如别针、发夹等。

(3) 每位幼儿的床铺、被褥、枕头均有统一标志,保证寝具专人专用。床铺的标志在床体右上角,标志清晰;被褥、枕头均绣有幼儿姓名,便于教师、幼儿分辨。

(4) 合理安排幼儿午睡的床位,体弱的幼儿应安排在背风处,体质较好、怕热的幼儿可安排在通风处(但不能吹过堂风)。易尿床和活泼好动、爱说话的幼儿睡在教师照顾得到的地方,咳嗽的幼儿最好与其他幼儿有一定的距离。全体幼儿头脚交叉睡。

(5) 午睡前组织幼儿散步、听音乐、听故事或儿歌等安静的活动,不宜让幼儿做活动量大的游戏,以保证幼儿安静入睡。

(6) 检查幼儿口腔内是否有食物残渣,督促幼儿饭后漱口。

(7) 提醒幼儿睡前小便,不带发卡、玩具等物品入午休室。

(8) 做好睡前的教育工作,每天针对午睡保育目标提出相应要求。

**保育技能②**

### 午睡中观察指导工作

**1. 午睡中观察指导工作要求**　组织幼儿脱、叠衣物,巡视幼儿午睡情况,培养幼儿午睡习惯。

**2. 午睡中观察指导工作方法**

(1) 组织幼儿脱、叠衣物,女孩发辫解开,头绳、发夹放到指定的盒子中。提示并指导幼儿先将鞋袜整齐地脱放在床下,将外衣、外裤按要求分别叠放整齐,并放置在固定位置(衣服放在裤子上面,穿衣时方便)。

(2) 培养午睡习惯

1) 指导幼儿选择正确的睡姿,不蒙头睡觉,不卧着睡觉,随时观察幼儿睡姿,及时纠正。

2) 关注幼儿精神和情绪,防止发热及抽搐等疾病或突发情况。

3) 检查幼儿盖被情况,注意保暖、防热。

4) 注意个别入睡困难幼儿,不要打扰别的幼儿,教师可以在其旁边照顾其入睡。

5) 清点幼儿人数,随时巡视幼儿入睡情况。如保育员看班,教师应及时做好交接班工作,详细说明应特别关注的情况。

6) 幼儿睡间起床小便时,为幼儿准备好小拖鞋,春秋季应备背心,冬季准备棉背心,避免幼儿感冒。

7）当班老师不能擅离班级，做好每15分钟一次的巡回检查，保证在第一时间、以最快速度到达发生意外的幼儿处。

8）及时检查幼儿是否有异常情况发生，天冷时特别注意盖好被子，夏天为多汗的幼儿擦掉头上、颈部的汗。

9）值班人员动作轻盈，说话轻声，保持午休室安静，并加强午睡观察，特别是对发热吃药的幼儿，及时做好午睡观察记录。

10）个别护理：①对体弱儿要多加关心，可先入睡，多汗的幼儿可在睡前背部垫上干毛巾，汗湿的毛巾要及时拿掉。②对个别入睡难的幼儿，应随时调整教育策略，可让其晚睡或早起。③咳嗽的幼儿如难以入睡，教师应提醒幼儿喝水，并及时提醒小便。④对于尿多、睡前喝药的幼儿应提醒小便，防止尿床。若如厕时间超过2分钟，教师应去盥洗室察看原因。小班幼儿应由教师跟随。⑤采取分区照看，值班人员尽量靠近入睡难、生病吃药的幼儿，有利于观察（图8-10）。

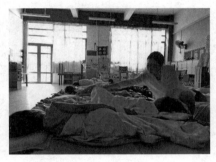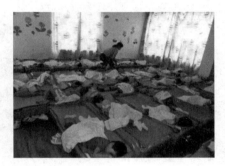

图8-10 午睡

### 保育技能 ❸

#### 午睡结束指导工作

**1. 午睡结束指导工作要求** 起床穿衣裤和鞋袜、睡后整理。

**2. 午睡结束指导工作方法**

（1）起床指导

1）幼儿起床前关好窗户，以免着凉。夏天也要避免吹对流风。

2）教师可用播放轻音乐、讲故事等多种手段叫醒幼儿，可分批起床，对个别起床难的幼儿应到其身边轻拍边轻声唤醒。

3）夏冬季节，起床前活动室应提前20分钟开空调，调整温差。

4）让幼儿小便、穿衣物（注意穿衣服顺序）。穿衣服时幼儿应先坐在被窝里穿上衣，再起身穿裤子，防止感冒。

5）有秩序地组织幼儿起床，教师应检查幼儿衣服、鞋袜，避免穿反鞋、穿错衣裤、不穿袜子的情况。

6）起床后要做好午检，摸幼儿额头试温，观察精神状态和检查身体情况，根据当日气温增减衣服，及时组织幼儿分批如厕。

7）起床后指导每位幼儿喝一杯水，补充水分。

（2）睡后整理

1）在幼儿全部穿好衣服后，一位教师协同保育员将幼儿床铺整理好。床面整齐无皱折，幼儿枕头全部放在床的右面。

2）起床后，一名教师组织幼儿活动，另一名教师给女孩梳头。

3）幼儿全部离开后清理午休室，保持空气流通。

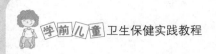

**保育技能 4**

### 指导幼儿午睡穿脱衣服的工作

**1. 幼儿午睡穿脱衣服鞋袜工作要求**　教会幼儿穿开衫衣服、套头衣服；脱上衣；穿裤子、穿袜子、穿鞋的方法。

**2. 幼儿午睡穿脱衣服鞋袜工作方法**

（1）穿开衫衣服：①分辨衣服里外和前后；②双手抓住衣领向后甩，将衣服披在肩头；③用手捏住内衣袖子，穿外衣袖子；④翻好衣领，将衣服的前襟对齐；⑤扣纽扣，可自下而上地进行；⑥认真检查扣子是否一对一地扣好，领子是否翻好，是否平展了。

（2）穿套头衣服：①将头钻进衣领；②将衣服正面转到胸前；③找到两只袖子，并一一穿上。

（3）脱上衣：①开襟上衣脱衣时，应先将扣子解开，然后从背后逐一拉掉两只袖子；②套头上衣脱衣时，应先将两只袖子脱掉，再钻脱领口。

（4）穿裤子的方法：①辨别前后；②双手提好裤腰；③先伸一条腿，再进另一条腿；④提裤子；⑤将内衣塞进裤子。

（5）穿袜子的方法：①分辨袜子的不同部位；②手持袜筒，袜底放在下面，袜尖朝前；③两手将袜筒堆叠到袜后跟，再往脚上穿，先穿脚尖，再穿脚跟，最后提袜筒。

（6）穿鞋的方法：①分辨左、右鞋，并将左鞋和右鞋放正；②两脚分别穿上鞋，用手提鞋跟；③系鞋扣或鞋带。

**3. 指导幼儿穿脱衣服注意事项**

（1）要鼓励和帮助幼儿学习穿脱衣服。对于年龄较小、能力较差的幼儿，保教人员应在幼儿穿脱困难时给予帮助。

（2）保教人员应督促幼儿抓紧时间穿脱衣服，防止他们边穿脱边玩，避免感冒。

（3）保教人员应做好幼儿穿脱衣服的检查工作，并要教会较大的幼儿进行自我检查。

（4）冬季应注意幼儿穿裤子出现的问题，防止幼儿将腿伸进外裤和毛裤的中间。注意幼儿的内衣要塞入裤子内，防止肚皮受凉。同时，应注意检查男孩有无将裤子前后穿反。

（5）幼儿常会将袜跟穿到脚面上，应及时纠正和指导。

（6）教会幼儿将袜筒包住衬裤的裤脚，防止穿毛裤或棉裤时衬裤上撸，棉裤或毛裤内形成空筒，影响保暖。

（7）在幼儿活动时，保教人员应注意观察幼儿的鞋带和鞋扣，发现鞋扣松开应及时帮助或提醒他们系好。

（8）在秋冬较寒冷的季节，幼儿穿衣时应尽量减少胸部暴露在外的时间，以免着凉。

（9）要告诉幼儿，穿衣服时应先将毛衣或棉衣穿上，再穿袜子、裤子等。脱衣服时应最后脱毛衣或棉衣。

**保育技能 5**

### 准备和整理午休室、寝具工作

**1. 准备和整理午休室、寝具工作要求**　铺被、晾被、叠被；铺平床单和枕巾。

**2. 准备和整理午休室、寝具工作方法**

（1）铺被、晾被：①睡前先把被子平铺好；午睡后，被子需要通风换气，可在起床后至穿戴整齐这一段时间晾被。各年龄班的幼儿都应学会晾被。②指导幼儿将被头翻向脚下床栏杆上，使被里朝上。③将被子的另一端拉至枕边。④将被子拉平铺挂在床上、床栏杆上。

（2）叠被：中、大班的幼儿除学会晾被外，还应学会叠被。叠被的具体操作步骤如下：①幼儿站在床侧。②折长边：将被子靠近自己的一端向中间折，再折另一端。折好的被子宽度应以床栏杆或画出的记号相一致。③折两端：将折好的长条形被子的两端向中间对折，然后，再对折，叠出豆腐块形的被子。

（3）铺平床单和枕巾：在完成以上步骤后，还应将床单和枕巾铺平。

### 保育技能 6

#### 幼儿常见心理行为问题：睡眠障碍表现及心理矫正

**1. 幼儿睡眠障碍表现及其矫正工作要求**　根据幼儿睡眠障碍表现采取相应矫正措施。

**2. 幼儿睡眠障碍表现及其矫正操作方法**

（1）夜惊：是指睡眠时所产生的一种惊恐反应。

1）夜惊的表现：幼儿入睡 15～30 分钟内，在没有受到外部刺激的情况下突然从床上坐起，尖叫哭喊，两眼瞪直或紧闭，手脚乱动，表现出十分惊恐的样子，并伴有心跳加快、呼吸急促、全身出汗等症状。通常难以唤醒，对于他人的安抚、拥抱等不予理会。发作可持续数分钟，又自行入睡，醒后完全遗忘。发作次数不定，可隔数天发作一次，也可一夜发作多次。

2）夜惊的原因：①多由心理因素所致。与母亲长期分离，亲人伤亡，父母吵架或离异，生活中遇到困难，受到成人的严厉责备或惩罚等均可使幼儿情绪紧张。②睡前看了惊险恐怖的电视，或听了一些情节较紧张的故事等都会造成幼儿睡前精神紧张。③环境因素：卧室温度过高或空气污浊；睡眠时将手压在胸口；晚餐过饱。④生理因素：鼻咽部疾病致使呼吸不畅，患肠寄生虫病使儿童睡眠受扰。

3）夜惊的预防：①消除引起紧张不安的心理诱因，减少儿童的情绪紧张。避免睡前过度兴奋或恐惧。②改变不良环境。注意培养良好的睡眠习惯，保持有规律的作息时间。③预防和治疗躯体疾病。随着幼儿年龄的增长，大多数幼儿的夜惊会自行消失，无需特殊处理。父母在孩子夜发作时后，帮助儿童重新入睡即可。

（2）梦魇：以做噩梦为主要表现的一种睡眠障碍。

1）梦魇的表现：幼儿在做噩梦时，伴有呼吸困难、心跳加剧，自觉全身不能动弹，以致从梦中惊醒、哭闹。醒后仍有明显的情绪失常、紧张、害怕、出冷汗、面色苍白等。对梦境有片断记忆。惊醒以后不多时，可完全摆脱对梦境的恐惧情绪，又能安然入睡。

2）梦魇的原因：精神紧张、焦虑不安。如遭受挫折，受到惊吓，睡前看了较紧张、恐怖的电视。内心矛盾冲突及由此引起的不愉快情绪；躯体患有疾病；不良的睡眠或饮食习惯不良。

3）梦魇的预防：①消除内心矛盾冲突，缓解情绪紧张；②及时治疗躯体疾病；③培养幼儿良好的生活习惯，使幼儿生活有规律。

### 自主学习展示平台

#### 一、课堂讨论

讨论：在你见习的幼儿园观察幼儿睡眠活动案例，了解教师如何指导幼儿睡眠活动。

#### 二、小组讲解和展示

（1）以小组为单位，查阅幼儿园午睡环节的相关信息，并制作 PPT。

（2）运用 PPT 课件讲解并展示幼儿园午睡环节的相关知识、在幼儿园午睡活动中的操作技能和保育措施。

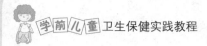

（3）通过本节学习情境中的案例或在实习中遇到的真实事件进行案例分析。

（4）回答其他组提出的问题，并向其他组提问。

| 评分标准 | 标准得分 | 实际得分 |
|---|---|---|
| 讲解清晰、全面、正确 | （40分） | |
| 案例分析生动、具体 | （20分） | |
| 能较正确地回答其他组的提问 | （20分） | |
| 能向其他组每组提出1～2个问题 | （20分） | |

### 三、小组设计和展示

（1）以健康教育为主题，设计幼儿园午睡环节主题海报，应内容充满童趣、图文并茂、易于幼儿理解。

（2）以健康教育为主题，依据绘本设计小班"睡觉喽"健康活动。

### 四、绘本推荐

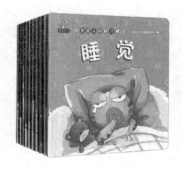
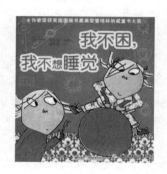

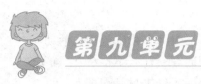

# 第九单元

# 运动、学习、游戏活动中的保育技能

生活活动、户外运动、学习活动、游戏活动构成幼儿园一日活动四大板块,是幼儿园教育教学工作重要组成部分。近日,各地教育厅官网公布《幼儿园一日活动指引(试行)》(简称《指引》),首次对幼儿园一日的教学作出详细指引。《指引》提出,幼儿园一日活动以游戏为基本活动,寓教育于各项活动之中,包括生活活动、体育活动、自主游戏活动和学习活动,对幼儿、教师、保育员、保健医生等都有相应要求。

 学习情境一　户外运动——健康快乐,充满活力

《指引》中明确规定幼儿园要"开展丰富多彩的户外游戏及体育活动,培养幼儿参加体育活动的兴趣和习惯,增强体质,提高对环境的适应能力",从中可以看出幼儿户外活动的重要性。体育活动包括户外体育集体活动、自选活动和操节3个方面。

《指引》指出,幼儿每天户外活动不少于2小时,其中体育活动不少于1小时,高温天气酌情减少。夏季10:00～16:00之间,不要组织幼儿在暴晒的户外场地活动;活动区小班可设置4～6个,中、大班5～8个;可适当安排混班、混龄游戏活动。此外,每天为幼儿提供连续不少于1小时的自主游戏时间。

## ❖❖❖ 学前儿童保健相关知识

### 一、幼儿园户外活动环节工作要点 ●

户外体育集体活动:充分利用日光、空气、水等自然因素,以及本地自然环境,有计划地锻炼幼儿的身体;教师着装适宜,口令清晰,动作规范,活动游戏化;保证走、跑、跳、攀爬、投掷、钻、平衡等各种基本体育活动的开展;保教人员合理调节幼儿的运动量,抽查幼儿的运动量。幼儿着装便于运动,情绪愉快,积极参与,倾听要求;掌握走、跑、跳等各种基本动作技能,能够坚持活动一段时间;乐于和同伴分享互学,能运用协商、讨论、合作等方法解决矛盾冲突。

户外自选活动:教师给幼儿自选器械的机会。与幼儿共同建立游戏常规,教会幼儿自我保护;鼓励幼儿积极参与各种运动,及时鼓励幼儿的新玩法;引导幼儿用多种方法使用器械,并与同伴分享、合作;观察幼儿的运动情况,关注和回应幼儿的个体需要;可适当安排混班、混龄自选体育活动。

户外操节:操节包括早操和课间操,为幼儿园自选活动;根据幼儿年龄特点安排操节内容,结构合理、运动量适当、时间适宜,可适当设计幼儿互动、创编环节。

(一)户外运动环节工作内容

早晨和上午户外锻炼(早操、体育游戏)、户外体育活动、户外散步,下午户外锻炼、远足等。

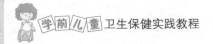

(二)户外运动环节对幼儿的常规要求

(1)幼儿户外活动时,积极参加各种户外体育活动。遵守户外运动纪律,在指定范围内活动。

(2)幼儿有序进行早操活动,精神饱满,着装适宜;队列、操节练习时,不打闹、不推挤,注意安全。

(3)能按教师的口令做相应的动作,不乱跑、不推挤、不做危险动作,不伤害自己和别人。

(4)锻炼前后及进行中,能在教师的提醒下增减衣服。

(5)幼儿能积极专注地进行户外体育游戏,遵守游戏规则,正确使用游戏器械,轻拿轻放,玩器械时不争不抢,爱护体育器械,和同伴协商着玩并注意安全。

(三)保教人员户外运动环节工作要求

1. 保证　保证幼儿每天户外活动时间不少于2小时。排队出教室时教师在前组织好孩子。教师面向孩子将队伍带进活动场地,活动结束时教师清点完人数将孩子带进教室。

2. 安全　为幼儿创设安全、良好的活动环境。注意幼儿锻炼中的保护,避免事故发生,若发生意外立即报告并妥善处理。提醒幼儿注意安全,进行自我保护。注意活动场地和运动器械安全。

3. 保育　户外运动前提醒幼儿如厕,检查幼儿着装情况,准备好干毛巾,帮助出汗幼儿擦汗。

4. 指导　根据幼儿身体素质、季节特征,指导幼儿户外运动,掌握幼儿的运动量和运动密度。对体弱儿童注意观察护理。

## 二、 学前儿童户外活动特点及卫生保健措施

(一)学前儿童户外活动特点

(1)小班初期幼儿不会排队或排不直:教师组织找标记,地上画点和线,队列练习,看懂教师手势。

(2)幼儿没事做,晃来晃去:教师组织活动,内容安排紧凑,教师眼中有孩子,不要熟视无睹;组织小游戏,避免消极等待。

(二)学前儿童户外活动环节卫生保健措施

1. 培养幼儿主动运动的意识　幼儿园开展主题活动"我爱运动",通过绘本《我爱运动》《疯狂的母鸡运动员》《运动真好》等一系列的健康教育活动,让幼儿认识到运动的重要性。

2. 提供充足的材料和空间,为幼儿户外活动创造便利条件　想办法扩大户外活动空间,利用走廊、操场轮流安排活动。积极开展户外体育活动,不仅能给幼儿带来欢乐的情绪,有助于提高幼儿运动能力,有效地促进幼儿身体发展,而且,能为幼儿心理发展提供良好的条件,促进幼儿身心和谐地发展。

3. 科学安排一日活动,确保户外活动的时间　结合不同季节合理安排幼儿户外活动时间和活动内容。冬季天气比较冷,幼儿不适合早锻炼,可把活动时间放在9:00~10:00,活动内容可以是跳绳、转呼啦圈、拍球等能够自由调配的运动量大一点的活动,以及幼儿早操活动;中午饭后幼儿30分钟的自由散步活动;下午15:00~15:40教师有目的、有计划地和幼儿玩自制的体育游戏,并随时鼓励幼儿发现问题,大胆想象,和教师一起设计新颖的活动材料。夏季和冬季是反差较大的季节,运动时间调整为7:40~8:40的户外自由活动,幼儿早上来得早晚不一,教师提前做好充分的活动前准备,幼儿进园就随着优美的音乐加入到游戏活动中,玩自己喜欢的游戏材料,教师只做旁观者,让幼儿在自由自在的活动中进行有趣的游戏。

4. 根据幼儿年龄特点,选择适宜的活动内容　户外活动一般以体育游戏为主,但不忽略其他游戏的穿插进行,如智力游戏、娱乐游戏、民间游戏等。小班幼儿各方面能力不如中、大班幼儿,开展民间体育游戏有一定局限,可适当开展音乐游戏。

5. 在户外活动中加强安全教育,增强幼儿自我保护意识　在给幼儿更多自由的同时,还要特别强调安全教育。户外场地活动范围较大,幼儿四处分散活动时,教师的视线不能顾及每个幼儿。因此,

在活动前要尽可能预计可能出现的不安全因素,教师要向幼儿交待活动的规则和有关安全事项,增强自我保护意识。注意调节幼儿运动负荷,活动前后减加衣服。教师四处巡回走动,及时纠正幼儿危险动作,聆听幼儿交谈、评价。发现问题及时进行必要的安全指导和安全教育。

6. 创设良好的家庭环境,家园协作增强幼儿锻炼效率　在幼儿园开展户外体育活动中,指导家长配合幼儿园。首先,可在家长会上向家长宣传体育游戏对孩子的重要性;其次,组织家长观看幼儿园半日开放活动,同时让家长参与亲子游戏活动,让家长看到自己孩子的长处并了解到孩子和教师用搜集的废旧材料制作玩具的好处。

## ∷⸬ 情景再现及保育技能

幼儿成长过程中,身体健康是非常重要的。幼儿园的体育活动包括日光浴、空气浴、水浴"三浴"锻炼,也需要保教人员观测幼儿的运动量,让幼儿得到真正有效的锻炼。遵循幼儿的身心特点,以游戏为基本方式,集体活动、自选活动和操节相结合,让幼儿们在运动中锻炼体魄和形成坚强、合作、乐观的品质。

## 一、情景再现

### 情景再现 1

#### 多彩小星星

【情景描述】　明明是一名新来的小朋友,对于户外区域体育游戏还很陌生,总是看到哪儿新鲜就玩到哪儿,而且玩了一半就跑了。只见他一会儿跑到平衡区,一会儿跑到跳跃区,在奔跑区跑了一半就停下来了,导致后面的小朋友差一点撞到他。他的眼神一直很茫然地到处看,好像不知道该做些什么。老师走过去问他:"明明,你想玩什么呀?"他回答:"不知道。"于是,老师将他带到一边,告诉他每个区域的游戏规则,并强调在每个区域的游戏活动完成后,才可以到另一个区域进行游戏。每个区域活动结束时,可以得到负责该区域的老师奖励的小星星贴纸,每个区域的小星星颜色都不一样,在每个区域都玩一遍,就会有许多不同颜色的小星星。他听了老师的话,点点头,再到每个区域游戏,都能坚持到最后。游戏结束后,还到老师身边展示了他的多彩小星星。

【情景分析】　良好的活动区常规不仅可以培养幼儿的积极性、主动性,而且还可以培养幼儿的自律行为及责任感。由于区域体育活动与以往的班级集体活动不太一样,这便给各区组织工作带来一定的困难。教师可尝试各种方法,如采取贴小星星标志的方法,鼓励幼儿到每个区域进行锻炼。

### 情景再现 2

#### 我们来比赛

【情景描述】　每次的户外体育区域活动游戏时,孩子们总会有几个最喜欢去玩的活动区,"小小坦克兵"就是孩子们最喜欢去的区域之一。强强和刚刚也很喜欢玩这个区域。两个小伙伴在排队的时候,你一言我一语地交流了起来。"强强,今天我肯定比你快,上次你先到终点,这次不会了,因为我有一个加快速度的好办法。""我肯定也快,因为我也有好方法呀,像这样!"说着说着,两个人还比划起来。一会儿就到他们俩玩游戏了,当老师一声令下后,只见他俩都奋力向前冲,跑得都很快,几乎同时冲到终点。两个人都兴奋地叫着:"耶耶,我最快!"

【情景分析】　幼儿的个性发展和社会化离不开人与人之间的互相交往,在幼儿园主要体现在幼儿与同伴之间的相互影响。在创设户外体育区域过程中,可有目的地创设一些小竞赛形式的活动区

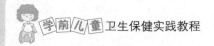

域,如为幼儿创设的"小小坦克兵""10 米往返跑""看谁投得准"等游戏,通过分组比赛的形式增加活动的趣味性,同时能更好地促进幼儿的规则意识和与同伴合作的能力。另外,还可定期评选出"小能手"来鼓励幼儿,提高幼儿活动的兴趣,促进幼儿个性的发展。

## 二、保育技能

### 保育技能 ①

#### 幼儿园户外运动环节安全要求

**1. 幼儿园户外运动环节工作要求**  户外活动环节中,各岗位的人员要分工合理,密切配合,把好各关。户外活动中,教师应调动幼儿情绪,让幼儿积极参与到活动中,从而使幼儿的体能得到充分发展,并激发幼儿喜欢体育活动的兴趣。幼儿上下楼梯尽量靠右走,队伍前、中、后都应有教师。

**2. 幼儿园户外运动环节操作方法**

(1)准备工作:①主班教师根据活动内容,为幼儿准备数量、大小合适的体育器械,并保证户外活动场地和器械的安全、卫生。②组织幼儿进行户外活动前的准备工作,如饮水、如厕、增减衣物、整理装束等(冬季为幼儿抹护手霜)。③保育员协助教师为幼儿做好场地、器械等准备工作。保证体育器械的安全、卫生。④户外活动前,教师应穿着适宜的服装和鞋,方便运动。

(2)组织活动:①主班教师根据幼儿年龄特点、体能等发展需要,组织进行体育活动,集体活动应在半小时左右,运动量适宜。②注意提示幼儿正确使用器械,注意安全,如跳绳等。③提示幼儿分散活动中,不随意奔跑、打闹,注意活动中的安全。④户外活动中,时刻注意观察幼儿,及时解决纠纷。⑤配班教师协助主班教师巡视幼儿的活动情况,发现问题及时干预。对动作发展迟缓的幼儿进行个别指导。⑥保育员协助教师在户外活动时对幼儿的照料,及时排除不安全因素,保障幼儿安全。⑦照顾因身体不适等特殊原因不能参加活动的幼儿。

(3)整理工作:①主班教师组织幼儿收拾器械,整理场地。②主班教师组织幼儿排着整齐的队伍回到教室后,依次进行脱外衣、盥洗、擦汗、饮水等生活活动。③配班教师协助幼儿收拾器械并摆放整齐。督促幼儿按顺序排好队。④配班教师协助指导幼儿脱外衣、盥洗、擦汗、饮水等生活活动。⑤保育员协助教师检查场地和器械的收拾、整理情况。⑥保育员督促幼儿进行脱外衣、盥洗、擦汗、饮水等生活活动。

### 保育技能 ②

#### 幼儿园户外运动

**1. 幼儿园户外运动工作要求**  户外活动的开展要依据幼儿各年龄段基本动作发展为目标,注重幼儿技能的掌握,趣味性地让幼儿在活动中能够有创新的空间,以集体活动(早锻炼、集体课间操、队列队形、体能游戏等)与分散活动(器械、体育游戏)相结合的活动形式,加强幼儿对技能的巩固和练习,培养幼儿参加体育活动的兴趣和习惯,增强体质,提高对外界环境的适应能力。

(1)发展幼儿的基本动作。

(2)让幼儿养成主动参与体育运动的习惯,喜欢到户外去锻炼身体。

(3)帮助和改进幼儿的走、跑、跳、投掷、平衡、钻爬、攀登等基本动作,使其动作灵敏、协调、姿势正确。

**2. 幼儿园户外运动操作方法**

(1)体育教学活动:各年龄班体育教学活动每周安排 1～5 次。在无特殊情况的条件下,要求在户外场地上进行。活动前后对幼儿体育活动提简单明了的安全要求,教育幼儿自我保护。加强教师对幼儿基本动作发展目标及体育活动组织方法的培训,增强投放玩具、器械材料的适应性与准确性。

(2)户外活动

1)早(午)操(集体活动):以徒手操和轻器械操的操节为主,着重巩固与规范。活动中基本姿势到位标准、动作路线及活动部位规范;动作有力、动作幅度适当。队列队形练习时,相互配合协调。

2)户外器械活动(分散活动):器械活动以年级组集体器械活动与班级分组器械活动相结合形式交替进行。班级内分组器械活动注重单个侧重基本动作的练习,主要是结合班级体育活动中幼儿对基本动作的掌握情况,有计划、有目的地利用相应器械进行巩固和锻炼。

户外投放拱形门、足球、篮球、跳绳、沙包、轮胎、小车、玩具滚筒、纸箱、平衡塑料玩具、木梯、羊角球、纸球、塑料飞盘、自制玩具等。如轮胎小车、PVC管做的滚筒,还可以用布做布绳、沙包,用一次性餐盘、纸板做飞碟,用报纸做纸球,用酸奶瓶做拉力器,用奶粉瓶做小推车等。激发幼儿会用一种器械玩出多种方法,会与同伴合作使用器械。要求取放器械有序,有自我保护意识,活动结束之前按照要求及时收纳好玩具器械。

3)体育集体(游戏)活动:活动设计要从幼儿的年龄特征出发,目标要具体,要便于操作,包含的内容要全面。培养幼儿关心集体、团结友爱、遵守纪律、勇敢、主动、积极上进的优良品质,激发参与体育活动的乐趣(图9-1)。

4)大型滑梯玩具、攀爬架等固定设备:带班教师要了解玩具的特点,根据幼儿的运动发展水平有计划、有目的地组织活动。活动中培养幼儿相互谦让、不推搡的品德,注重安全要求。

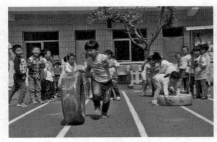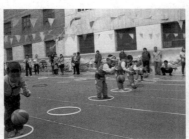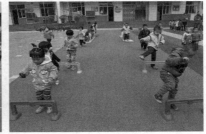

图9-1 体育集体活动

**保育技能 3**

### 户外安全防范:意外跌伤

**1. 意外跌伤工作要求** 3~6岁的幼儿天性好动、好奇心强、非常爱探索,但防范能力差,缺乏自我保护意识,不能预测危险因素的存在,容易造成意外伤害。保教人员应对幼儿跌伤、锐/钝器伤、关节脱臼能预防和紧急处理等。

**2. 意外跌伤工作方法**

跌伤指从不同高度掉下来而导致的意外伤害。

(1)常见的原因

1)猛跑摔倒:快速跑动时摔倒。

2)物体绊倒:被小板凳、玩具、桌子等绊倒。

3)台阶摔伤:从台阶上摔落。

4)坠床:蹬腿踢被,左右翻滚时坠床。

5)坠楼:床紧邻窗户摆放导致幼儿大幅度翻身时坠楼。

(2)常见的症状:擦伤、裂伤、挫伤、骨折等症状。

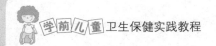

（3）跌伤的安全防护：①窗户、阳台安装一定高度的护栏或护网。②睡床不要紧靠窗户摆放。③户外活动场地定期检查修缮。④楼梯台阶地面不要过于光滑，光线明亮。⑤盥洗室地面保持干燥，有水及时擦干，防止滑倒。⑥不要购置较高的双层床铺，避免幼儿睡眠时跌落。⑦室外活动时，整理好衣裤和鞋带防误踩造成摔伤。⑧教师要以身示范各种大型玩具的玩法，如"蹦蹦床"等，严格看护好聚集在大型玩具处的所有幼儿，避免幼儿相互碰、压而导致骨折。⑨定期检查各种大型玩具和体育器材，发现问题应立即停止使用，及时修理加固，防止意外事故发生。

安全教育：①不要在楼梯口处停留玩耍，上下楼梯时要小心谨慎逐梯上下。②幼儿活动前，放松身体各关节。幼儿在攀登滑梯、木马、秋千等大型器械时，教师一定要在旁边保护。③养成良好的坐姿习惯，坐在椅子上不要向后仰。④行走时不要用脚踢、蹬砖块等障碍物。

（4）常见伤害处理

1）擦伤的现场急救：第 1 步清洁创面；第 2 步：涂擦外用药物。

2）裂伤的现场急救：先止血后运转。止血的步骤：盖、压、包。

3）挫伤的现场急救：24 小时内用冷毛巾、冰包外敷。

4）骨折的现场急救：见运动系统章节。

### 保育技能 ④

#### 户外安全防范：毒虫蜇伤与猫、狗咬伤

**1. 对毒虫蜇伤与猫、狗咬伤工作要求**　对户外活动时毒虫蜇（猫、狗咬）伤预防和紧急处理等。

**2. 对毒虫蜇伤与猫、狗咬伤工作方法**

（1）毒虫蜇伤与猫、狗咬伤原因：夏季常见的会咬伤幼儿的毒虫有马蜂、蜈蚣、蝎子等。咬伤部位多为头面、四肢等暴露处。亦有幼儿穿开裆裤时，阴囊及包皮被咬伤。宠物猫、狗抓伤或咬伤。

（2）毒虫蜇伤与猫、狗咬伤症状：被虫咬伤的局部会立即出现过敏反应，皮肤及皮下组织明显水肿，眼睑、口唇、阴囊、包皮等疏松组织被咬伤，水肿更为明显。有的患儿还会出现头昏、恶心、呕吐、腹痛，甚至抽搐、喉头水肿、休克等全身症状。

（3）毒虫蜇伤与猫、狗咬伤预防和处理：局部处理，根据毒虫种类，选择不同方法。

1）一般昆虫咬伤局部可涂 3% 氨水，以中和毒素。可涂清凉油、复方炉甘石洗剂等止痒药水止痒。

2）蜂蜇伤或毛虫刺伤，可用橡皮胶布粘贴法，拔除蜂刺和毛虫刺，还可先用肥皂水涂伤处，再用硼酸水局部冲洗后再涂 3% 氨水。

3）蜈蚣、蝎子、蜘蛛等咬伤可将雄黄、明矾等适量研磨后，用凉开水冲调外敷。也可涂用季德胜蛇药，其有明显止痛和消肿作用。

4）出现全身性症状者应立即送往医院治疗。

5）幼儿被猫、狗等动物抓伤或咬伤后，应马上彻底清洗伤口，并用力挤压周围组织，设法把粘在伤口上的动物唾液和伤口上的血液冲洗干净。

幼儿被动物咬伤、抓伤后一定要在 24 小时内接种狂犬疫苗。切忌不能对伤口做任何清洁处理就直接涂红药水、包纱布。

### 保育技能 ⑤

#### 户外安全防范：狂犬病

**1. 病因及传染途径**　狂犬病又名恐水症，是由狂犬病毒所致的自然疫源性人畜共患急性传染病。

流行性广,病死率极高,几乎为100%。在户外活动时小心被狗咬伤。

**2. 主要临床表现**　特有的恐水、恐声、怕风、恐惧不安、咽肌痉挛、进行性瘫痪等。

**3. 护理措施**　护理上要单室严格隔离患者,防止唾液污染,尽量保持患者安静,尽量减少声、光等刺激,避免引起患者恐惧紧张。

**4. 预防策略**

(1)避免被狗咬伤:被狗咬伤不一定得狂犬病。我国狂犬病的主要传染源是病狗,一些貌似健康的狗的唾液中也可带有病毒,带毒率可达22.4%,可能传播狂犬病。

(2)立即清洗伤口:目前缺乏检测狗是否带病毒的方法,因此一旦被狗或猫等宠物咬伤或抓伤应该立即清洗伤口。在咬伤部位的近心端缚上止血带,挤出伤口处血液,促使含病毒的血液流出,并用大量肥皂水、盐水或清水彻底冲洗伤口半小时以上,再用聚维酮碘、酒精冲洗伤口。伤口深者,应选用不带针头的大注射器反复、彻底冲洗其深部。

(3)注射狂犬疫苗:在伤口处理好后,及时去卫生防疫部门(最好不要超过24小时)注射狂犬疫苗。幼儿若与狂犬有密切接触,即使无明显咬伤或抓伤,亦应注射狂犬疫苗。

## ▶▶▶ 自主学习展示平台

### 一、课堂讨论 ●

讨论:在你见习的幼儿园观察幼儿户外活动案例,了解教师如何指导幼儿户外活动。

### 二、小组讲解和展示 ●

(1)以小组为单位,查阅幼儿园运动环节的相关信息,并制作PPT。

(2)运用PPT课件讲解并展示幼儿园运动环节的相关知识、在幼儿园户外活动中的操作技能和保育措施。

(3)通过本学习情境中的案例或在实习中遇到的真实事件进行案例分析。

(4)回答其他组提出的问题,并向其他组提问。

| 评分标准 | 标准得分 | 实际得分 |
| --- | --- | --- |
| 讲解清晰、全面、正确 | (40分) | |
| 案例分析生动、具体 | (20分) | |
| 能较正确地回答其他组的提问 | (20分) | |
| 能向其他组每组提出1~2个问题 | (20分) | |

### 三、小组设计和展示 ●

(1)以健康教育为主题,设计幼儿园运动环节主题海报,应内容充满童趣、图文并茂、易于幼儿理解。

(2)以健康教育为主题,依据绘本设计大、中、小班"我爱运动"健康活动。

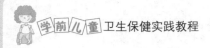
## 四、绘本推荐

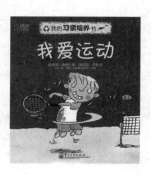

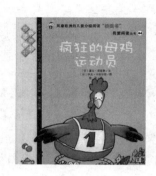

学习情境二　学习活动——积极主动，探索发现

　　学习活动是指教师采用游戏、谈话、实验、操作、实地参观、听赏、表演等多种方式,有目的、有计划地引导幼儿通过直接感知、实际操作和亲身体验获取经验,帮助幼儿逐步养成积极主动、认真专注、敢于探究和尝试、乐于想象和创造等良好学习品质。《指引》提出:防止和纠正"小学化"倾向;避免抽象、单调、机械的学习方式;避免机械背诵为主的教学活动;避免使用小学课程和教材及以奥数、珠心算、书写拼音和专门的识字等内容进行教学;避免布置书写和计算类的家庭作业。

### 学前儿童保健相关知识

#### 一、幼儿园学习活动环节工作要点

幼儿学习活动是幼儿整体教育活动的重要组成部分。

（一）幼儿园学习活动环节工作内容

1. **学习活动形式**　分为集体教学活动、区域小组学习活动和个别学习活动3种主要形式。

2. **学习活动流程**

（1）学习活动准备:教师应充分了解幼儿经验,制订活动计划,根据当天实际情况,适当调整具体的教学方案;根据学习目标、学习内容以及幼儿兴趣、能力和需要,合理分配集体、小组或个别活动的时间。

（2）学习活动实施:采用集体、小组、个别多种形式开展学习活动,减少整齐划一的集体形式的学习活动,大班每天最多不超过1小时,中班和小班适量减少;采用游戏、谈话、实验、操作、实地参观、听赏、表演等多种方式开展教学活动,激发幼儿学习的兴趣和动机;尊重幼儿的选择,协助幼儿合理计划小组活动或个别活动任务;注意观察幼儿的行为表现及情绪,耐心倾听和积极回应幼儿的意见和想法;清楚地提出问题,给幼儿一定的思考时间,根据幼儿的理解能力,适当解释,鼓励幼儿追问;积极与幼儿互动,对于无法当时回应幼儿的问题,灵活引入后续学习中;充分满足幼儿观察、操作、体验的需要,引导幼儿发现问题,鼓励幼儿尝试通过合作解决问题;灵活增减学习活动环节,将预设内容和生成内容有机结合。

（3）学习活动评价:幼儿愿意关注并欣赏同伴的作品,了解同伴的想法或创意,并表达对同伴作品的看法;在教师的指导下,进行自我评价,能够用语言、图画、符号等方式分享自己的学习感受和经

验;教师采用文字、符号、照相、摄像等方式及时简要记录有价值的活动片段或幼儿个案;根据师幼的共同反思,制订延伸活动计划,或者调整已有学习活动计划。

（二）学习活动环节对幼儿的常规要求

（1）幼儿能专注于集教活动,坐姿自然,有良好的倾听习惯,不随意打断别人的讲话。

（2）积极动脑动手,踊跃回答问题,课堂活而不乱。

（3）朗诵或说演歌曲时,幼儿能科学用嗓,声音自然好听。

（4）幼儿握笔姿势正确。

（5）培养幼儿良好的阅读习惯,知道逐页翻看图书,爱护图书,不撕书、不乱涂乱画。

（6）中、大班幼儿能收拾整理学习用具及材料,能有序收拾整理玩具材料。

（7）遵守区角规则,安静进入活动区,专注于区角活动,能与同伴交流合作,不争抢、不破坏玩具材料。

（三）保教人员学习活动环节工作要求

1. 文件　按计划认真组织实施教学活动,能体现《指南》精神。

2. 区角　创设有吸引力的活动区角环境,投放丰富的游戏材料,支持幼儿游戏活动,在充分观察幼儿的基础上,适时有效介入。

3. 教师　教师态度亲切自然,情感真挚,使用普通话,语言清晰、简练、准确、规范并富有童趣。

4. 指导　选材符合本班幼儿年龄特点,容量适当;制作教具,以游戏形式引起幼儿兴趣;为幼儿提供较充分的动手、动脑、动口的机会。

## 二、学前儿童学习活动特点及卫生保健措施 ●

（一）学前儿童学习特点

（1）幼儿学习姿势不正确:教师多提醒"像老师这样坐坐好,两脚放平在地上"。念儿歌:"走路要学小花猫,脚步轻轻静悄悄。不要像那小螃蟹,横冲直撞真糟糕。坐着要学小白鹅,挺起胸膛精神好。不要像那大龙虾,驼起背儿弯着腰。"

（2）幼儿坐不住:教师设计活动时,要考虑幼儿的兴趣,活动形式多样,时间有效适度,常提醒"看XX坐得真好",正面强化。教学中关注与幼儿的互动,适当走进幼儿中间。

（二）学前儿童学习活动卫生保健措施

1. 对幼儿进行学习活动健康教育　幼儿园开展主题活动"爱读书、学习",通过绘本《我喜欢书》《我喜欢上学》开展谈话、利用儿歌和游戏形式、集体教学等一系列的健康教育活动,让幼儿认识到学习活动的重要性,指导幼儿学习的方法。

2. 学习活动是幼儿一日活动中非常重要的一个环节　教师每天精心设计准备的活动是幼儿获取知识技能等方面的主要途径。教学的本质是教师有目的、有计划地组织幼儿进行有效学习的活动过程。

（1）学习活动目标的制订:一个学习活动究竟要幼儿学习什么,获得什么,它对整个学习活动过程具有导向作用,引领着学习过程顺利开展。教师要制订符合幼儿实际的学习目标。启发幼儿运用已有的知识和经验参与学习、解决问题,获得知识和能力是学习活动的根本目的之一。

（2）学习活动形式的创新:传统的教学总是坐在教室里,重复学习,幼儿没兴趣,因此教师在上课过程中一定要创新,在游玩中轻松让幼儿学会。教学形式的创新对有效教学有重要作用。

（3）教师提问引导的设计:教师在发现幼儿存在的问题时,要注意用得当的启发性语言,随时引导幼儿回忆,提取与本次活动相关的经验,表达自己的感受。

（4）教具的设计和使用:教具的选择与使用要目的明确、指示规律。教具的应用以调动幼儿学习积极性为核心,这样教学才能有效。

3. 幼儿园学习性区域活动

（1）合理创设自主活动空间：①区域的布局要充分利用园区的自然条件，比如在阅读活动区域，要有充足的光照条件，保护孩子们的视力；科学探索区域要靠近水源，方便小朋友取水。②应做到动静有序。在手工区、阅读区应尽量安静，让学生沉下心来进行学习。③可以适时进行活动区域以及活动材料的变换。大部分幼儿具有"喜新厌旧"的心理，教师可以隔一段时间进行一次区域场所和活动材料的变换，增强学生的新鲜感和好奇心，时刻保持活动的兴趣。④最重要的是确保幼儿活动区域的安全性。幼儿自我保护意识不强，容易发生意外事件，教师必须确保电源、水源、活动器械的安全等，时刻做到以幼儿为本。

（2）科学投放区域活动材料：材料的投放要考虑不同年龄幼儿的水平和能力以及兴趣爱好进行设置，尽可能地体现层次性、多样性和趣味性。在材料的投放方面，幼儿园应该围绕活动的教育目标，尽可能多地提供多变、有趣、可操作的材料，吸引幼儿的兴趣。比如，在小班的"认识花"这一主题区域活动中，就可以提供画花、花拓印、插花环节。需指出的是，材料的选择一定要按照循序渐进、由易到难的原则，符合低龄幼儿的认知能力和学习习惯，以确保材料的有效性。

（3）明确区域活动中教师的角色定位：①教师是幼儿区域活动的"看护人"，要消除区域中潜在的危险，确保幼儿安全活动；②教师是幼儿区域活动的"指导者"，要教给幼儿正确的活动方法，让幼儿进行参考与学习；③教师是幼儿区域活动的"合作者"，要帮助低龄幼儿、能力较弱的幼儿完成区域活动；④教师是幼儿区域活动的"记录员"，要认真细致地观察每一位幼儿的活动情况，给予科学的活动评价，培养幼儿区域活动的兴趣与能力，呵护幼儿的好奇心与探索欲望，促使幼儿的主动活动得以实现。

4. 家园配合是促进幼儿学习活动的有效途径 《指导纲要》中指出："家长是幼儿园重要的合作伙伴。应本着尊重、平等、互惠的原则，吸引家长主动参与幼儿园的教育工作。"家园配合，使幼儿在园获得的学习经验、行为习惯等能够在家庭中得到延续、巩固，甚至发展。

## 情景再现及保育技能

幼儿园学习活动是教师以多种形式有目的、有计划地引导幼儿的生动、活泼、主动的教育过程。幼儿园学习活动有幼儿自主生成的学习活动和有教师预先设置的教育活动两类。幼儿园学习活动的内容涉及健康、语言、科学、社会、艺术五大领域。

### 一、情景再现

**情景再现 1**

"老师，我不会做"

【情景描述】 在一次主题活动中，老师预设了一次在画纸上的马路边上添画小花和小草的活动。老师要求孩子们先涂个圆圈，然后再画上花柄。应该来说活动的难度并不大。可让孩子们来添画时自己动手的孩子比较少，有的就眼睁睁地看着老师不动手，眼神中充满了求助。突然班上的甜甜小朋友喊了起来："老师，我不会做，帮帮我吧！"于是，那些原本眼睁睁看着老师的孩子也跟随着喊了起来："老师，我也不会。"看到这种情况后，老师就跟甜甜说："甜甜，试试看，老师相信你会的，画画看。"看到老师没有帮她，她就很伤心地大哭起来了。

【情景分析】 每个孩子遇到困难时采取的方式不一样，甜甜平时就喜欢用"喊"引起老师和同伴的注意。在这次画小花、小草的活动中遇到困难时甜甜又采取了"喊"的方式，影响了整个教学活动。当时老师采用了"冷处理"的方式，用平淡的语气对孩子们说："自己试试看吧。"使其他幼儿觉得老师是不会帮忙了，于是孩子们的注意力迅速再度集中到教学活动中来，同时也暗示甜甜，遇到困难，"喊"

是不能解决问题的。后来,老师对甜甜采用了"一对一"的教学形式,甜甜能认真听讲并完成作业。

**情景再现❷**

### 创想区为什么没人去玩

【情景描述】　区域活动开始了,孩子们根据自己的喜好自由选择了不同的区域开始玩游戏,老师发现创想区一个人也没有。于是,老师问:"谁愿意去创想区玩啊?"可是没有人理睬。也许是幼儿光顾着玩游戏没有听见吧,于是老师耐心地提高了嗓门问:"今天谁愿意去玩纸箱啊?"这时,红红举手说:"我去吧。"后来有几个幼儿也陆续响应了,要去创想区玩。

创想区"纸箱加工厂"的游戏开始了,红红等几名幼儿都在玩,可是一会儿游戏就结束了。见此情况,老师就从头到尾把整个游戏的过程和玩法讲给了她们听,并给她们几个人分配了不同的角色。在老师的辅导下创想区里的"纸箱加工厂"总算顺利的开展起来了。在区域活动进行到一半的时候,老师发现创想区里乱成一团,跑过去一看,幼儿正在玩开"小汽车"的游戏呢。看到老师来又赶紧玩起了纸箱,嘴里却不停地说"一点都不好玩"。

【情景分析】　区域活动本身具有自由、自选、独立而协作的优势,可上述情景中创想区在没有人的情况下是老师介入,和幼儿商量后幼儿才去游戏的。为什么这个区域没人去?老师发现在投放材料的过程中,幼儿的兴趣已经不高了,幼儿园没有及时地调整材料,材料也比较单一。另外,投放材料时没有考虑到个体差异。活动区投放的材料不能是一成不变的,应该按从简到繁、从易到难的方式进行有计划地投放,维持幼儿持久探究的兴趣。

## 二、保育技能

**保育技能❶**

### 幼儿园教学活动

**1. 教师组织幼儿园教学活动工作要求**　掌握幼儿园教学活动结构框架。熟悉每个教学活动中每个步骤的要求。

**2. 教师组织幼儿园教学活动操作方法**

(1) 教学活动的开始部分(活动导入)。①导入的要求:精练、巧妙、准确。②导入的方式:教具导入、演示(悬念)导入、作品导入、游戏导入、歌曲导入等。

(2) 教学活动的基本部分(活动展开)

1) 在设计基本部分时,主要考虑以下几点:

A. 大体分为哪几个步骤?

B. 每个步骤必须完成哪些内容?采用什么方式方法?

C. 哪一个步骤是重点?哪一个步骤是难点?怎么突出重点?怎么突破难点?

D. 每个步骤的时间大体怎样分配?

E. 每个步骤如何进行清楚的陈述,采用什么指导策略?

F. 用什么方式来进行步骤之间的过渡?

2) 活动基本部分设计的注意点

A. 教学的每一个环节都要围绕完成目标进行设计。

B. 突出重点、解决难点。

C. 教师的角色。

D. 幼儿的表现。

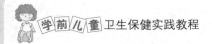

E. 在活动过程中掀起高潮的一般策略主要有悬念策略、启发诱导策略、参与表演策略和竞赛策略。

（3）教学活动的结束部分

1）结束的策略要求：①首尾照应、结构完整。②水到渠成，适可而止。

2）结束的方式：在幼儿教育活动中，教师常用的结束方式有总结归纳、自然结束、游戏表演、操作练习。

（4）活动延伸：可以延伸到游戏活动，使半日活动或者一日活动成为一个有机联系的整体；可以延伸到区域活动中去，使区域活动成为教学活动的自然延伸；可以延伸到家庭和社会活动中，真正实现幼儿园与家庭、社会的密切配合。

**保育技能❷**

### 幼儿园学习区域活动

**1. 教师组织幼儿园教学活动工作要求**　掌握幼儿园学习区域活动结构框架。熟悉每个学习区域活动的要求。

**2. 教师组织幼儿园教学活动操作方法**

（1）区域活动的开始

1）介绍任务区：首先，教师在活动前，有目的、计划地向幼儿介绍今天开放的重点区域是什么区域（一个重点区域），这个区域是教师根据自己的教学目标及幼儿实际水平或兴趣爱好，有一定指令性的区域，需要10名以内能力基本一样的幼儿参与，如小班第一次玩"娃娃家"前，教师可以展示"娃娃家"的玩具，让幼儿说说他们是什么，分别有什么用，在家里是谁在用这些东西，让幼儿来当爸爸妈妈，玩一玩，激发幼儿玩"娃娃家"的兴趣。有教师的带动与指导，体现教师对幼儿有针对性个别指导（必选活动）。其次，介绍其他开放区域有哪些，让幼儿知道除了重点区域外，还有哪些区域开放（自选活动）。

2）介绍层次性材料：让幼儿知道所开放的区域材料有哪些，特别是新投放的材料玩法，要让幼儿明白其中的玩法，增强幼儿进区兴趣。

3）区域活动中的规则：区域活动中幼儿主要通过具体操作，进行探索、掌握技能，获得知识，发展能力，因此在操作活动中，幼儿规则意识的强弱、遵守规则的情况将直接影响活动质量。

（2）了解幼儿所进区域，幼儿自主选择区域：在介绍任务区和层次性材料后，教师要了解幼儿进区人数，对人数较多区域进行及时协调，让幼儿能按自己的意愿，有序持卡进去。

（3）进区域活动，教师指导：①观察幼儿在活动中的表现，适时介入；②鼓励幼儿在遇到问题先想一想，再试一试；③重点观察指导；④帮助个别游戏中有困难的幼儿，鼓励幼儿大胆活动。

（4）结束总结：①幼儿展示自己的作品，增强自信心及成功感，体验分享自己和别人的快乐；②说说今天的新发现，怎么发现的，结果怎么样，鼓励幼儿下次自己去试一试；③幼儿讲讲在活动中遇到的困难，是怎样解决的；④教师小结今天幼儿游戏情况，收拾玩具和材料。

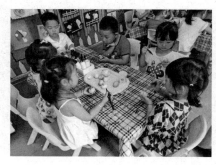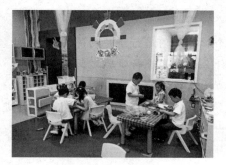

图9-2　学习活动

**保育技能③**

幼儿常见心理行为问题：语言障碍表现及其矫正

**1. 幼儿语言障碍表现及其矫正工作要求**　根据幼儿语言障碍表现,采取相应矫正措施。

**2. 幼儿语言障碍表现及其矫正操作方法**

（1）语言发育迟缓：最常见的一种语言障碍形式。它是由于大脑发育迟缓而造成的语言障碍。可分为接受性语言障碍和表达性语言障碍。

1）语言发育迟缓的表现：患有接受性语言障碍的儿童,1岁半还不能理解简单的语言指令,他们能够对环境中的声音能做出相应的反应,但对有意义的语言却毫无反应。有表达性语言障碍的儿童,在学习说话时能发出一些语音,但是常常不能很好地组词,学了新词就忘了旧词,因而词汇十分贫乏,语句生涩难懂,尤其是学习语言的速度比一般儿童慢得多。

2）语言发育迟缓的原因：①脑组织的有关部位功能发育不完善；②缺少言语刺激、教育和训练；③患孤独症、精神发育迟缓、儿童精神病等。

3）语言发育迟缓的矫治：仅患有表达性语言障碍的儿童,一般随着年龄的增大,不经治疗,也可以逐渐获得正常的语言能力。患有接受性语言障碍的儿童则需要经过特殊的训练,才有可能获得语言能力,而且在成年后一般在语言功能和社会适应方面均可能出现一定的缺陷。措施：①采用神经营养治疗,促进大脑发育,完善语言功能；②言语训练。

（2）口吃：说话的时候不自主地在字音或字句上,表现出不正确的停顿、延长和重复现象。它是一种常见的语言节奏障碍。口吃并非生理上的缺陷或发音器官的疾病,而是与心理状态有着密切关系的语言障碍。

1）口吃的表现：①发音障碍,常在某个字音、词上表现停顿、重复、拖音现象,说话不流畅。儿童口吃以连发性口吃较多,发音之际,在某个字音上要重复多遍才能继续说下去。也有难发性口吃,说第一个字要很使劲才能发出声音。②肌肉紧张,由于呼吸和发音器官肌肉的紧张性痉挛,而妨碍这些器官的正常运动,说话时唇舌不能随意活动。③伴随动作,为摆脱发音困难,常有踩脚、摇头、挤眼、歪嘴等动作。④常伴有其他心理异常,如易兴奋、易激惹、胆小、睡眠障碍等。

2）口吃的原因：①精神创伤,受惊吓是常见的诱因；②模仿；③成人教育上的失误；④躯体疾病,如百日咳、流感、麻疹或脑部受到创伤都可造成大脑皮质功能减退而引起口吃。

3）口吃的矫治：无论是精神受刺激、模仿,还是初学口头语言时的不流畅现象,最初都不是真正的口吃。真正口吃必须有心理因素掺杂进去,即对自己口吃的高度注意和嫌恶,对说话的恐惧心理。若没有以上心理因素,口吃只是一时性的,随着年龄增长会自行消失。注意：①正确对待幼儿说话时不流畅的现象；②消除环境中可致幼儿精神过度紧张不安的各种因素；③成人用平静、柔和的语气和幼儿说话；④多让幼儿练习。

**保育技能④**

幼儿常见心理行为问题：多动症表现及其矫正

**1. 幼儿多动症表现及其矫正工作要求**　根据幼儿多动症表现采取相应矫正措施。

**2. 幼儿多动症表现及其矫正操作方法**　多动症的表现：判断儿童是否有多动症要特别慎重,可参照康纳多动症评分量表（国际上使用最普遍的一种量表,它专门为教师和家长判别多动症儿童而设计）。

（1）多动症儿童活动的主要特征

1）过度活动：与年龄不相称的活动过度。在婴幼儿时期表现为易兴奋、多哭闹、睡眠差、喂食困

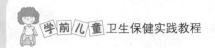

难,难于养成定时大、小便规律,以气质难养育类型居多。自幼手脚不停乱动,显得格外活泼,睡眠偏少。行走以跑代步,好喧闹、玩无坚持性、好翻物、破坏等。入学后,课堂上小动作多(敲桌子,摇椅子,咬铅笔,切橡皮,撕纸头),坐不稳,好喧闹,打扰周围同学;室外活动好奔跑、攀爬、冒险、大喊大叫、影响别人、不知疲倦,睡眠时不安静;做作业时无法静心、东张西望、好走动;平时做事唐突冒失、过分做恶作剧和富有破坏性;尤其在情绪激动时,可出现不良行为,如说谎、偷窃、斗殴、逃学、玩火等。

2)注意力集中困难:多动症的核心症状是注意缺陷,其结果是不能有效学习。表现为在课堂上注意力不集中、精神涣散、选择性注意短暂,易被无关刺激吸引或好做"白日梦",答非所问、丢三落四、遗漏作业、胡乱应付、学绩不良,有"听而不闻、视而不见"表现;在游戏中显得不专心,与他人交谈时眼神游离等;不能集中注意力做一件事,做事常有始无终,虎头蛇尾。

3)冲动行为:适应新情景困难,由于自控力差,易过度兴奋、情绪易波动、喜怒无常;做事欠考虑,不顾及后果,甚至伤害他人;突然大叫大喊、不守纪律、来回走动、做事急不可待、冒险行为多、容易产生过激反应、吵闹和破坏性强。

4)学习困难:多动症儿童的智力水平大多正常,有些处于临界状态,可能与测验时注意力不集中有关。注意缺陷和多动的直接后果是不能有效输入信息,从而导致学习失败。具体表现是视听辨别能力低下、手眼协调困难、适时记忆困难;可能出现写字凌乱歪扭,时间方位判断不良,辨别立体图困难,不能把握整体,精细动作如写字、绘画笨拙,缺乏表象。考试成绩波动较大,到小学3~4年级时,留级的可能性相对较大。但因智力正常,如课后能抓紧复习、辅导,尚可赶上学习进度。

(2)多动症的原因:①遗传因素;②脑组织器质性损害;③神经生化因素;④铅中毒或食品添加剂;⑤心理-社会因素。

(3)多动症的矫治:一般不宜使用药物。①调整家庭环境,改变不正确的教育方式;②严格作息制度,增加文体活动;③行为治疗和饮食治疗。

## 自主学习展示平台

### 一、课堂讨论

讨论:在你见习的幼儿园观察幼儿学习活动案例,了解教师如何指导幼儿学习活动。

### 二、小组讲解和展示

(1)以小组为单位,查阅幼儿园学习环节的相关信息,并制作PPT。

(2)运用PPT课件讲解并展示幼儿园学习环节的相关知识、在幼儿园学习活动中的操作技能和保育措施。

(3)通过本节情景再现中的案例或在实习中遇到的真实事件进行案例分析。

(4)回答其他组提出的问题,并向其他组提问。

| 评分标准 | 标准得分 | 实际得分 |
| --- | --- | --- |
| 讲解清晰、全面、正确 | (40分) | |
| 案例分析生动、具体 | (20分) | |
| 能较正确地回答其他组的提问 | (20分) | |
| 能向其他组每组提出1~2个问题 | (20分) | |

## 三、小组设计和展示

（1）以健康教育为主题，设计幼儿园学习环节主题海报，应内容充满童趣、图文并茂、易于幼儿理解。

（2）以健康教育为主题，依据绘本设计小班"爱学习"健康活动。

## 四、绘本推荐

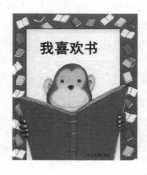

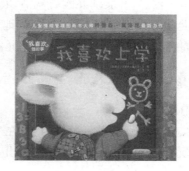

### 学习情境三　游戏活动——自由宽松，创造想象

《纲要》提出：每天为幼儿提供连续不少于1小时的自主游戏时间，充分创造条件让幼儿进行自主游戏。自主游戏活动是指幼儿在游戏情境中根据自己的兴趣和需要，以快乐和满足为目的，自由选择、自主展开、自发交流的积极主动的活动过程。

### ◆◆◆ 学前儿童保健相关知识

#### 一、幼儿园游戏活动环节工作要点

游戏活动能够满足幼儿的个体需要，促进幼儿在自发、自主、自由的活动中发展想象力、创造力、交往合作能力及提升好奇探究的品质。

（一）幼儿园游戏活动环节工作内容

1. **幼儿自主游戏**　教师根据幼儿年龄特点和兴趣，提供安全卫生、种类丰富、层次多样的游戏材料及器械；根据主要功能，将材料归类摆放在高度适宜的固定位置，便于幼儿自主取放、搭配和随意组合；与幼儿共同建立游戏规则，鼓励幼儿自主确定游戏内容，选择游戏材料和同伴；帮助幼儿解决自主选择时遇到的困难和矛盾；教师用合适的方式观察并记录幼儿游戏的情况，理解幼儿的行为，并以适当的方式分享幼儿的体验；小班可设置4～6个活动区，中、大班5～8个；可适当安排混班、混龄游戏活动。

2. **幼儿户外自主游戏**　"玩"是孩子探索世界的方式，幼儿园应充分创设支持幼儿参与游戏和各种探索活动物质环境和心理环境。在这样丰富、开放的环境里，孩子自主确定游戏内容，选择游戏材料和同伴，在自由和愉悦中探索、思考和成长。

（二）游戏活动环节对幼儿的常规要求

（1）情绪愉快，能积极参加集体游戏，又能自选幼儿园游戏活动。

（2）轻拿轻放玩具材料；遵守游戏规则。

（3）遇事能积极思考，学习自己解决问题，学习处理相互关系的问题。

（4）学习自理、自律，如能依冷热增减衣服，不离集体，学习自我防范，不做危险动作。

（5）游戏中注意自身安全，不伤害伙伴，与同伴之间友好交往。

（6）会正确使用玩具，能爱护玩具，学习整理玩具，学会物归原处。

（三）保教人员户外运动环节工作要求

1. 保证  保证充足的幼儿园游戏活动时间。加强安全教育，引导幼儿在游戏中增强自我保护意识，注意幼儿游戏安全。

2. 指导  尊重幼儿意愿，开展幼儿园游戏活动。注意观察幼儿，参与幼儿游戏，积极引导；激发幼儿共同游戏；指导幼儿学习自己收拾玩具、清理场地；引导幼儿评价游戏。

3. 消毒  每2周定期清洁、消毒玩具。为幼儿准备安全无毒、清洁卫生的游戏材料与玩具。

## 二、学前儿童游戏特点及卫生保健措施

（一）学前儿童游戏特点

（1）幼儿不会玩游戏，小班以平行游戏为主，在一起玩时很容易发生抢玩具；中班幼儿喜欢扮演角色模仿，所以在一起玩时经常发生争角色；大班幼儿很看重社会规则，他们在一起分工合作，容易发生争规则。

（2）幼儿游戏经验、情节、角色意识不足。小班幼儿游戏经验不足，社会经验欠丰富、开展"娃娃家"等游戏。中大班随着社会经验增加，开展医院、理发店、食品店、餐馆等主题游戏。游戏情节逐渐丰富，角色意识也随社会经验增加而增强。

（3）幼儿游戏积极性、主动性、创造性不足。小班幼儿有足够的游戏时间、玩具、场地，让幼儿充分自由地玩耍；对中、大班幼儿，应让他们自己选择主题，自己结伴玩耍。

（二）学前儿童游戏活动卫生保健措施

1. 对学幼儿进行有关游戏活动健康教育  幼儿园开展主题活动"我喜欢游戏"，通过绘本《我爱玩》《谁藏起来了》开展谈话、利用儿歌和游戏形式、集体教学等一系列的健康教育活动，让幼儿认识到游戏的重要性，指导幼儿游戏的方法。

2. 自主游戏的过程  幼儿依据自己的需要和兴趣，自由地选择、开展游戏并在其中自发交流互动的过程。幼儿自主游戏具有内容自主、材料多样、形式灵活等特点。自主游戏是由幼儿选择想要玩的游戏类型，支持玩伴自主、材料自主、玩法自主，即幼儿自己选择玩伴，可以利用幼儿园内教师准备的各种材料，或者自带玩具进行无穷的探索，自己设计游戏的玩法。

（1）确定游戏主题：不同的年龄段幼儿，对游戏的想法、要求也都不一样。游戏和生活的水平是相辅相成的，幼儿的生活经验是否丰富将决定角色游戏的水平。因此，教师可以让幼儿在社会中实践和总结，发现人们的生活活动，有效地帮助幼儿丰富社会生活经验。

（2）游戏环境的创设和准备：教师要引导幼儿根据他们自己的意愿和需要，收集相关的材料，进行制作、布置场景。幼儿选择主题，自由活动，能够更好地培养他们的自主能力、动手能力，发挥"我是小主人，我做主"的精神。经验的准备是为幼儿提供不同的方式，丰富、完善他们的知识经验。在游戏中，多方面的刺激激活了孩子已有的游戏经验，确保游戏顺利开展。

（3）有效开展自主性游戏：①幼儿玩什么游戏，不是教师说了算的，而是根据幼儿的意愿，自主选择的。②教师要善于观察。在游戏过程中，教师只有观察了幼儿的游戏，才能发现他们的游戏兴趣和需要，了解幼儿的游戏现状和存在的问题，再调整材料。教师可参与、介入幼儿的游戏，及时做出有效的指导。③教师应适时参与。当小朋友只喜欢玩一种游戏或对于某种新玩具材料不感兴趣、不喜欢玩时，教师可以在离幼儿不远的地方，和他们玩相同的或不同材料的游戏，引起幼儿的注意，让幼儿们模仿。

(4) 游戏结束,整理材料,讲评游戏:游戏结束后让幼儿参与物品的整理。幼儿要把今天玩的游戏材料分类摆放好,这样有利于养成幼儿良好的行为习惯。然后,再回教室集体进行讲评游戏,让小朋友各自说说,今天玩得开心吗? 自己玩了什么游戏? 在游戏时有没有遇到什么困难? 如何自己解决的? 有没有什么自己解决不了的事?

3. 家园合作,使幼儿游戏更给力　幼儿游戏是幼儿园活动的重要组成部分,游戏是幼儿喜爱的活动,因为游戏中充满自由、自主和愉快体验。多与家长交流,让幼儿游戏符合幼儿身心发育特点,每位幼儿都有适合自己的游戏。

## 情景再现及保育技能

游戏是幼儿认识世界的途径,是向幼儿进行教育的手段之一。自主性游戏让幼儿在玩中乐,玩中学,通过玩再现生活,可以满足孩子们长大的愿望,做一些大人才能做的事。在游戏中,孩子们可以根据自己的兴趣和能力选择适合自己的游戏活动,在平等、自由、轻松和愉快的学习环境里,找到学习的最佳途径。

### 一、情景再现

#### 情景再现 ①

##### 大班建构游戏——"马路上"

【情景描述】　建构区里男孩相对来说比较踊跃,除了建构已学过的房子、车子外,幼儿还联想到可以搭建绿化带、路灯等,于是,一伙人都兴致勃勃地参与建构中。建民和小强选择了花片进行搭建花圃,而较晚入区的小刚看到花片玩具已经有很多小朋友在玩,就和小强商量:"能不能让我一起玩?"建民忙说:"我们人数已经够了,快没玩具了,你到其他地方去玩吧!""但我也想搭建。"小刚不愿意去其他区。小杰在一旁拿出胶粒约小刚:"那我们用胶粒搭一些树好了。"但小刚还是不愿意。这时老师介入启发幼儿:"想想花圃里除了花还需要什么呢?"他们回答:"花盆、小草……""那这些就可以用胶粒建构,再与大花圃组合起来。"老师说。这时,小刚像是获得某种灵感,兴奋地拉着小杰一起用胶粒搭建了许多花盆、小草、昆虫等。最后,这群小伙伴用各种不同的建构材料搭建了一个漂亮又生动的花圃。

【情景分析】　在结构活动中,虽然有小部分幼儿在合作建构,但有时局限在好朋友中,对其他幼儿的介入拒而远之。这使在集体活动的多数幼儿缺乏语言的沟通及游戏经验的共享,在某些程度上阻碍了幼儿相互学习与发展的机会。教师在引导幼儿模拟建构时,可启发幼儿发挥更多的创造力,在肯定个别幼儿的独特成果时,又要鼓励幼儿互相合作取得更大的收获。

#### 情景再现 ②

##### 大班角色游戏——"医院"

【情景描述】　角色游戏开始了,这是角色游戏(医院)开展的第 2 次。今天文文当挂号员,强强当医生,刚刚当药剂师,丽丽和凡凡当护士,其他大部分幼儿当患者和爸爸妈妈。游戏开展得很顺利,突然传来了哭声,老师飞快地跑过去,发现药剂师刚刚大哭起来(脸颊红红的),而明明一副闯祸后非常后悔的表情。老师猜明明肯定是为抢玩具撞痛了刚刚。像往常老师肯定要批评明明了,但今天老师转变了想法,为什么不换一种方法帮助孩子,真正认识自己的行为带来的严重后果呢。老师假装着急地说:"医生,你快给他检查一下。"于是,医生强强问:"你哪里痛啊?"刚刚说:"我脸痛,脚痛。"医生说:

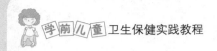

"你骨头断了,赶紧去放射室拍片。"明明赶紧扶着刚刚去拍片。老师对明明说:"你回去好好照顾他,下次要注意哦。"明明在旁边不住地点头说:"知道了,我下次不会了。"

【情景分析】 在平时的自由活动和游戏中,经常会发现幼儿之间抓、撞事件,对于这样的突发事件,老师们采用的方法往往是说教、批评。可是,老师们苦口婆心说教后,"肇事者"也乖乖认错,但在玩的时候却又忘记了,效果不明显。这一次老师尝试以游戏的形式来处理,使幼儿处于游戏的情景中,让孩子意识到自己的鲁莽行为给同伴带来了痛苦,同时也丰富了游戏情节。

## 二、保育技能

### 保育技能 1

#### 游戏的基本指导方法

**1. 游戏的基本指导方法工作要求** 尊重幼儿游戏主动性、积极性和创造性。

**2. 游戏的基本指导方法操作方法**

(1)准备工作

1)游戏时间:游戏时间的长短直接影响幼儿游戏的质量,足够的时间才能使幼儿尽情地玩耍,所以开展游戏要充分考虑到时间的准备。一般来说,幼儿自由游戏的时间需30～50分钟,具体要依据幼儿的年龄和游戏能力而定。

2)游戏空间:有关研究表明,游戏空间的大小、密度及游戏场地的结构特征对幼儿的游戏心理也会产生影响。足够大的空间可以使幼儿在游戏时四处流动、玩得开心愉快;而狭窄的空间易使幼儿产生紧张、压迫、烦躁的情绪,容易引起纠纷,甚至因碰撞其他设备而造成危险。在游戏前,教师也要考虑空间是否有利于幼儿游戏的开展,是否有利于促进各类游戏开展的场地。当然,游戏的空间并不是由固定的每名幼儿需要多少平方米来决定的,而是教师需要根据幼儿的活动能力、游戏的性质等来考虑与决定。

3)游戏材料:材料准备包括游戏所需的玩具及材料。教师可以通过对环境的创设、材料的提供,将教育的意图及教师期望幼儿达到的行为,物化在环境与材料中,通过幼儿与材料的互动游戏潜移默化渗透给幼儿。准备游戏材料的过程也是幼儿参与游戏的过程,教师可以发动幼儿一起参加。在材料的准备过程中,教师还可以引导家长来关心、支持幼儿的游戏,也可以发动家长为幼儿游戏的开展提供资源,使家长逐渐认识到游戏在幼儿身心发展中的价值,同时也能使幼儿感受到家长的关心和支持,增进亲子关系的发展。

4)幼儿游戏的经验:游戏是幼儿对现实生活的创造性反应。现实生活经验是游戏的源泉,生活中有什么,幼儿的游戏中就会有什么。所以,要组织幼儿开展游戏,必须注意游戏经验的储备与准备。因为他们只有具备了某种经验,才有可能在游戏中表现出来。如幼儿要开展过生日的游戏,因为他们有过生日吃生日蛋糕的经验,那么其游戏情节和内容自然就会更丰富。为幼儿储备游戏经验就是为幼儿提供多种途径,丰富和完善幼儿的知识经验,并在游戏之前以多种方式刺激、激活幼儿已有的经验,充分调动幼儿已获得的相关经验,为游戏的顺利开展提供前提和保证。

(2)观察游戏:观察游戏的进程,是教师将事前的准备工作与后续的游戏介入连接起来的桥梁。包括:①是否需要增减游戏时间与游戏材料;②游戏地点是否适合;③幼儿是否具备相应的经验;④观察的目的在于使教师准确了解幼儿在游戏中的表现和需要,进而从实际出发,对游戏做出合理、有效的指导。

(3)介入游戏

1)平行游戏:教师接近幼儿,并与幼儿使用相同的游戏材料,但教师不与幼儿相互交往,不参加到幼儿的游戏中去。常用于感觉运动游戏或结构游戏。

2）合作游戏：教师加入幼儿正在进行的游戏,并让幼儿学会掌控游戏的进程。教师通常扮演游戏中的某种角色,借此身份来指导游戏。

3）指导游戏：由教师建议或开始一个游戏,教师事先定好某些角色,以部分控制游戏的进行。指导游戏既要尊重幼儿的游戏意愿,发挥其主观能动性,又要寓教育意义于其中,发挥教师的主观能动性。

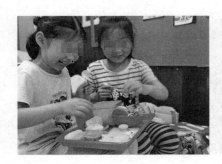 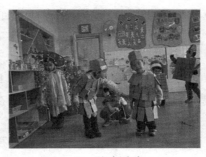 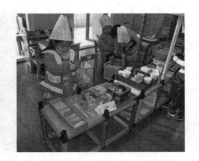

图9-3　游戏活动

## 保育技能 ❷

### 表演游戏的指导

**1. 表演游戏的指导工作要求**　丰富幼儿表演经验,提供表演道具。

**2. 表演游戏的指导操作方法**　①表演游戏的指导不断丰富幼儿的生活经验;②为幼儿提供时间、场地和玩具;③鼓励幼儿按自己的意愿提出游戏主题;④引导幼儿分配和扮演角色;⑤个别指导;⑥教师以角色身份指导游戏;⑦结束游戏;⑧游戏的评价。

## 保育技能 ❸

### 幼儿常见心理行为问题：品行障碍的表现及其矫正

**1. 幼儿品行障碍的表现及其矫正工作要求**　根据幼儿品行障碍表现采取相应矫正措施。

**2. 幼儿品行障碍的表现及其矫正操作方法**

（1）攻击性行为

1）攻击性行为表现：攻击性行为也称侵犯行为,是指个体有意伤害他人身体与精神,且不为社会规范所许可的行为。包括：①侵犯他人身体,踢、打、抓、咬他人;②毁坏物品,撕、扔、踩东西;③语言攻击。

2）攻击性行为的原因：①疏泄情绪,保护自己;②观察模仿的结果;③家教不当。

3）攻击性行为的矫正：①改变不当的家教方式;②园所要调整好幼儿关系;③干预儿童的侵犯行为的发生;④采取相应的心理治疗。

（2）说谎：分为无意说谎和有意说谎两类。

1）说谎的表现：①无意说谎,学前儿童由于认知发展水平低,在思维、记忆、想象、判断等方面出现与事实不相符的情况,而造成了说谎。这种"谎言"不是儿童有意编造的,而是由于他们心理发展水平的限制而产生的。②有意说谎,有些儿童由于各种原因,经常故意编造谎言,这就是有意说谎。

2）说谎的原因：①逃避责备或惩罚;②由于自卑想对别人进行报复;③为了引起他人的注意,或者为了满足自己的虚荣心,有时也会说谎。

3）说谎的矫正：①教育儿童诚实做人;②营造和谐、融洽的环境气氛;③成人言传身教;④及时揭

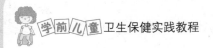

穿儿童的谎言,不让其得逞。

## 自主学习展示平台

### 一、课堂讨论

讨论:在你见习的幼儿园观察幼儿游戏活动案例,了解教师如何指导幼儿游戏活动。

### 二、小组讲解和展示

(1)以小组为单位,查阅幼儿园游戏环节的相关信息,并制作PPT。

(2)运用PPT课件讲解并展示幼儿园游戏环节的相关知识、在幼儿园游戏活动中的操作技能和保育措施。

(3)通过本学习情境中的案例或在实习中遇到的真实事件进行案例分析。

(4)回答其他组提出的问题,并向其他组提问。

| 评分标准 | 标准得分 | 实际得分 |
| --- | --- | --- |
| 讲解清晰、全面、正确 | (40分) | |
| 案例分析生动、具体 | (20分) | |
| 能较正确地回答其他组的提问 | (20分) | |
| 能对其他组每组提出1～2个问题 | (20分) | |

### 三、小组设计和展示

(1)以健康教育为主题,设计幼儿园游戏环节主题海报,应内容充满童趣、图文并茂、易于幼儿理解。

(2)以健康教育为主题,依据绘本设计大、中、小班"我爱玩"健康活动。

### 四、绘本推荐

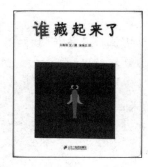 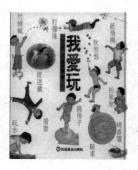 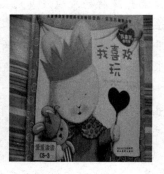

**下篇小结**

1. 本篇涉及幼儿园一日活动主要内容。其中第七单元是"幼儿园来园、离园";第八单元是"幼儿园进餐、饮水、盥洗、如厕、午睡";第九单元是"幼儿园运动、学习、游戏内容"。

2. 本篇作为工作过程,目的是让学生重视幼儿园日常生活,掌握其操作要领。

3. 各单元学习情境的框架结构有"学前儿童保健相关知识""情景再现及保育技能""自主学习展示平台"三大板块。为了帮助学生理解"学前儿童保健相关知识",加入"情景再现及保育技能"两个幼儿园实践环节,与幼儿园保育、教育见习和实习接轨,目的是让学生既掌握理论又联系实际。

4. 为了促进学生自学,在"自主学习展示平台"中让学生以小组为单位,先查阅相关信息,制作并讲解PPT;为了帮助学生与幼儿园健康教育接轨,推荐与幼儿园健康教育相关的绘本,让学生依据绘本组织健康教育活动,设计健康主题海报。

**反思探究**

1. 在生活中与幼儿园来园和离园的相关案例有哪些?学前儿童(尤其是小班幼儿)在来园和离园中经常出现的问题有哪些?如何将来园和离园环节的相关知识渗透到幼儿园健康教育主题之中,培养幼儿的上述常规?

2. 在生活中与幼儿园进餐、饮水、盥洗、如厕和午睡的相关案例有哪些?学前儿童(尤其是小班幼儿)在进餐、饮水、盥洗、如厕和午睡经常出现的问题有哪些?如何将进餐、饮水、盥洗、如厕和午睡环节的相关知识渗透到幼儿园健康教育主题之中,培养幼儿的上述常规?

3. 在生活中与幼儿园运动、学习和游戏的相关案例有哪些?学前儿童(尤其是小班幼儿)在运动、学习和游戏活动中的经常出现的问题有哪些?如何将运动、学习和游戏环节的相关知识渗透到幼儿园健康教育主题之中,培养幼儿的上述常规?

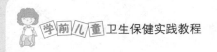

# 附　录

## 附录一　《学前儿童卫生保健实践教程》课程知识总表

| 学习单元 | 学习情境 | 陈述性知识<br>（相关知识点） | 程序性知识（情景再现、工作过程、保健措施、翻转课堂） |
|---|---|---|---|
| **上篇　学前儿童身心健康篇** | | | |
| 第一单元<br>学前儿童生理解剖特点及卫生保健技能 | 一、神经系统 | **生理解剖相关知识**<br>1. 神经系统生理解剖相关知识<br>2. 学前儿童神经系统发育特点及卫生保健措施 | **情景再现及防范技能**<br>1. 情景再现：(1)警惕孩子头部受伤后的反应；(2)预防孩子脑部疾病<br>2. 防范技能：(1)幼儿常见意外伤害：颅脑损伤；(2)幼儿常见病毒性传染病：流行性乙型脑炎；(3)幼儿常见细菌性传染病：流行性脊髓炎；(4)幼儿常见意外伤害：癫痫大发作<br>**自主学习展示平台**<br>绘本推荐：《我们的头脑》《聪明的大脑》 |
| | 二、感觉系统 | **生理解剖相关知识**<br>1. 感觉系统生理解剖相关知识<br>2. 学前儿童感觉系统发育特点及卫生保健措施 | **情景再现及防范技能**<br>1. 情景再现：(1)近视低龄化；(2)粗心大意造成孩子耳部受损<br>2. 防范技能：(1)幼儿常见眼部疾病：近视；(2)幼儿常见眼部疾病：弱视；(3)幼儿常见眼部疾病：急性结膜炎；(4)幼儿常见耳部疾病：急性化脓性中耳炎；(5)幼儿常见意外伤害：眼、耳、鼻异物；(6)幼儿常见意外伤害：皮肤擦伤<br>**自主学习展示平台**<br>绘本推荐：《听觉的秘密》《眼睛的故事》《全身痒痒》 |
| | 三、运动系统 | **生理解剖相关知识**<br>1. 运动系统生理解剖相关知识<br>2. 学前儿童运动系统发育特点及卫生保健措施 | **情景再现及防范技能**<br>1. 情景再现：(1)幼儿容易发生牵拉肘；(2)幼儿运动时要注意保护自己<br>2. 防范技能：(1)幼儿常见营养障碍性疾病：佝偻病；(2)幼儿常见意外伤害：青枝骨折；(3)幼儿常见意外伤害：关节脱臼<br>**自主学习展示平台**<br>绘本推荐：《哎！伤到骨头了》《我爱运动》 |
| | 四、消化系统 | **生理解剖相关知识**<br>1. 消化系统生理解剖相关知识<br>2. 学前儿童消化系统发育特点及卫生保健措施 | **情景再现及防范技能**<br>1. 情景再现：(1)幼儿便秘不可小视；(2)幼儿蛔虫症<br>2. 防范技能：(1)幼儿常见口腔疾病：龋齿；(2)幼儿常见寄生虫病；(3)幼儿常见消化系统疾病：腹泻；(4)幼儿常见病毒性传染病：肝炎；(5)幼儿常见病毒性传染病：手足口病；(6)消化道传染病的消毒<br>**自主学习展示平台**<br>绘本推荐：《我的牙掉了》《食物的神奇旅行》《肚子里有个火车站》 |

| 学习单元 | 学习情境 | 陈述性知识（相关知识点） | 程序性知识（情景再现、工作过程、保健措施、翻转课堂） |
|---|---|---|---|
| | 五、呼吸系统 | **生理解剖相关知识**<br>1. 呼吸系统生理解剖相关知识<br>2. 学前儿童呼吸系统发育特点及卫生保健措施 | **情景再现及防范技能**<br>1. 情景再现:(1)季节更替时孩子容易生病;(2)幼儿园暴发上呼吸道感染<br>2. 防范技能:(1)幼儿常见呼吸系统疾病:上呼吸道感染(流感)、肺炎、扁桃体炎;(2)幼儿常见细菌传染性疾病(百日咳、猩红热);(3)幼儿常见病毒性传染病:流行性腮腺炎、水痘、风疹、幼儿急疹、麻疹;(4)呼吸系统传染病的消毒方法<br>**自主学习展示平台**<br>绘本推荐:《跑进跑出的空气》《呼吸道空气》《我们喜欢新鲜空气》 |
| | 六、循环系统 | **生理解剖相关知识**<br>1. 循环系统生理解剖相关知识<br>2. 学前儿童循环系统发育特点及卫生保健措施 | **情景再现及防范技能**<br>1. 情景再现:(1)入住新装修房子与白血病;(2)先天性心脏病患儿入园受阻<br>2. 防范技能:(1)幼儿常见血液循环系统疾病:白血病;(2)幼儿常见营养障碍性疾病:缺铁性贫血<br>**自主学习展示平台**<br>绘本推荐:《怦怦跳动的心脏》《血液兄弟好样的》《红红的血液》 |
| | 七、泌尿系统 | **生理解剖相关知识**<br>1. 泌尿系统生理解剖相关知识<br>2. 学前儿童泌尿系统发育特点及卫生保健措施 | **情景再现及防范技能**<br>1. 情景再现:(1)憋尿与尿路感染;(2)幼儿频发尿路感染的原因<br>2. 防范技能:尿床<br>**自主学习展示平台**<br>绘本推荐:《老师我想上厕所》《我不是尿床大王》《尿尿》 |
| | 八、内分泌系统 | **生理解剖相关知识**<br>1. 内分泌系统生理解剖相关知识<br>2. 学前儿童内分泌系统发育特点及卫生保健措施 | **情景再现及防范技能**<br>1. 情景再现:(1)肥胖儿童的观察记录;(2)关注孩子的性早熟<br>2. 防范技能:(1)如何判断孩子是否患性早熟;(2)幼儿常见营养障碍性疾病:肥胖<br>**自主学习展示平台**<br>绘本推荐:《为什么变了胖呢》《胖国王 瘦皇后》 |
| | 九、生殖系统 | **生理解剖相关知识**<br>1. 生殖系统生理解剖相关知识<br>2. 学前儿童生殖系统发育特点及卫生保健措施 | **情景再现及保健技能**<br>1. 情景再现:(1)"妈妈,男孩为什么站着尿?";(2)孩子的性游戏无大碍<br>2. 防范技能:幼儿常见心理行为问题:手淫<br>**自主学习展示平台**<br>绘本推荐:《小威向前冲》《菲菲出生了》《男孩与女孩》 |
| 第二单元 学前儿童生长发育测量与健康评价技能 | | **生长发育与健康评价相关知识**<br>1. 生长发育与健康评价概述<br>2. 学前儿童各年龄阶段生长发育的特点及卫生保健措施 | **情景再现及监测技能**<br>1. 情景再现:(1)入园体检发现3岁幼儿600度近视;(2)入园体检问题多<br>2. 监测技能:(1)身长(高)测量;(2)体重测量;(3)胸围测量;(4)头围测量;(5)入园(所)健康检查;(6)幼儿园定期健康检查;(7)晨、午检及全日健康观察<br>二维码内容:(1)儿童入园健康检查表;(2)学年儿童健康检查统计分析表;(3)卫生保健工作记录表<br>**自主学习展示平台**<br>绘本推荐:《我要长高》《你很快就会长高》《体检并不可怕》 |
| 第三单元 学前儿童心理行为问题及卫生保健技能 | | **心理卫生相关知识**<br>1. 心理卫生概述<br>2. 学前儿童心理问题及卫生保健措施 | **情景再现及矫正技能**<br>1. 情景再现:(1)孩子"吃手";(2)孩子"习惯性阴部摩擦"<br>2. 矫正技能:(1)幼儿常见心理行为问题:神经性习惯表现及其矫正;(2)幼儿常见心理行为问题:选择性缄默症表现及其矫正<br>**自主学习展示平台**<br>绘本推荐:《爱发脾气的孩子》《不要霸道,自己做》《为什么不能打人》 |

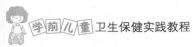

| 学习单元 | 学习情境 | 陈述性知识<br>（相关知识点） | 程序性知识（情景再现、工作过程、保健措施、翻转课堂） |
|---|---|---|---|
| **中篇　托幼机构卫生保健篇** | | | |
| 第四单元<br>学前儿童营养与膳食卫生及保健技能 | | **营养膳食相关知识**<br>1. 营养膳食基础知识<br>2. 学前儿童营养膳食特点及卫生保健 | **情景再现及保健技能**<br>1. 情景再现：(1)幼儿"超重"；(2)幼儿园食物中毒事件<br>2. 保健技能：(1)儿童膳食计划制订；(2)儿童膳食计划操作方法；(3)拟制科学的幼儿食谱操作方法；(4)幼儿食谱制作；(5)肥胖幼儿减肥的饮食方法<br>**自主学习展示平台**<br>绘本推荐：《怎么吃饭才营养》《让我更强壮的食物》 |
| 第五单元<br>学前儿童常见病及传染病防范技能 | | **常见疾病相关知识**<br>1. 常见病及传染病相关知识<br>2. 学前儿童疾病特点及卫生保健措施 | **情景再现及防范技能**<br>1. 情景再现：(1)远离手足口病；(2)警惕轮状病毒<br>2. 防范技能：(1)学前儿童疾病基本护理技能；(2)托幼机构环境和物品预防性消毒方法；(3)卫生保健工作记录（登记）表。<br>二维码内容：幼儿园传染病应急预案和应急演练<br>**自主学习展示平台**<br>绘本推荐：《细菌是什么》《肚子疼》《流感大人》 |
| 第六单元<br>托幼机构安全防护及意外伤害防范技能 | | **安全防护相关知识**<br>1. 安全防护及意外伤害相关知识<br>2. 学前儿童意外伤害特点及卫生保健措施 | **情景再现及防范技能**<br>1. 情景再现：(1)当心利器戳伤；(2)气管异物导致4岁男童幼儿园窒息身亡<br>2. 防范技能：(1)幼儿常见意外伤害紧急处理技术：呼吸道异物的急救；(2)幼儿常见意外伤害紧急处理技术：心肺复苏；(3)幼儿常见意外伤害紧急处理技术：紧急止血；(4)幼儿意外伤害登记表。<br>二维码内容：幼儿园重大意外事应急预案和意外伤害事故处理预案<br>**自主学习展示平台**<br>绘本推荐：《食物卡在喉咙里了》《汤姆走丢了》《儿童应急救护队》 |
| **下篇　园所日常保育篇** | | | |
| 第七单元<br>来园和离园环节中的保育技能 | 来园环节 | **来园环节相关知识**<br>1. 幼儿园来园环节工作要点<br>2. 学前儿童来园特点及卫生保健措施 | **情景再现及保育技能**<br>1. 情景再现：(1)晨检是幼儿安全第一道防线；(2)子弹掉到耳朵里<br>2. 保育技能：(1)保育员来园环节准备工作；(2)园长、保健员晨检接待；(3)班级教师晨间接待；(4)教师指导幼儿晨间活动；(5)幼儿常见心理行为问题：情绪障碍表现及心理矫正<br>**自主学习展示平台**<br>绘本推荐：《幼儿园我来了》《你好，幼儿园》 |
| | 离园环节 | **离园环节相关知识**<br>1. 幼儿园离园环节工作要点<br>2. 学前儿童离园特点及卫生保健措施 | **情景再现及保育技能**<br>1. 情景再现：(1)离园前的常规差；(2)家长来接场面混乱<br>2. 保育技能：(1)班级幼儿离园准备工作要求；(2)家长凭"接送卡"进园；(3)幼儿离园交接工作；(4)保教人员下班前的工作<br>**自主学习展示平台**<br>绘本推荐：《放学啦》《走在回家的路上》 |
| 第八单元<br>生活环节中的保育技能 | 进餐环节 | **进餐环节相关知识**<br>1. 幼儿园进餐环节工作要点<br>2. 学前儿童进餐特点及卫生保健措施 | **情景再现及保育技能**<br>1. 情景再现：(1)红红自己不吃饭，让老师喂；(2)豆豆、明明挑食，不吃蔬菜<br>2. 保育技能：(1)保教人员午餐前准备；(2)保教人员午餐中的指导；(3)保教人员午餐结束后工作；(4)早点、午点环节工作步骤；(5)幼儿常见心理行为问题：进食障碍表现及心理矫正<br>**自主学习展示平台**<br>绘本推荐：《我不要吃饭》《我会自己吃饭》《我爱吃蔬菜了》 |

| 学习单元 | 学习情境 | 陈述性知识（相关知识点） | 程序性知识（情景再现、工作过程、保健措施、翻转课堂） |
|---|---|---|---|
| 第八单元<br><br>生活环节中的保育技能 | 饮水环节 | **饮水环节相关知识**<br>1. 幼儿园饮水环节工作要点<br>2. 学前儿童饮水特点及卫生保健措施 | **情景再现及保育技能**<br>1. 情景再现：(1)孩子不愿意用水杯喝水；(2)饮水架前拥挤，饮水常规差<br>2. 保育技能：(1)幼儿饮水环节的准备工作；(2)组织幼儿饮水工作<br>**自主学习展示平台**<br>绘本推荐：《白开水真好喝》《大家来喝水》 |
| | 盥洗环节 | **盥洗环节相关知识**<br>1. 幼儿园盥洗环节工作要点<br>2. 学前儿童盥洗特点及卫生保健措施 | **情景再现及保育技能**<br>1. 情景再现：(1)孩子不会洗手；(2)孩子便后不洗手<br>2. 保育技能：(1)幼儿盥洗准备工作；(2)指导幼儿盥洗工作<br>**自主学习展示平台**<br>绘本推荐：《我要洗手》《勤洗手，才健康》 |
| | 如厕环节 | **如厕环节相关知识**<br>1. 幼儿园如厕环节工作要点<br>2. 学前儿童如厕特点及卫生保健措施 | **情景再现及保育技能**<br>1. 情景再现：(1)幼儿不会在厕所里大、小便；(2)幼儿不愿意在幼儿园大便<br>2. 保育技能：(1)指导幼儿的大、小便工作；(2)小、中、大班幼儿如厕指导<br>**自主学习展示平台**<br>绘本推荐：《我是便便超人》《好想上厕所》《我会拉便便》 |
| | 午睡环节 | **午睡环节相关知识**<br>1. 幼儿园午睡环节工作要点<br>2. 学前儿童午睡特点及卫生保健措施 | **情景再现及保育技能**<br>1. 情景再现：(1)不愿睡觉的幼儿；(2)幼儿午睡时玩<br>2. 保育技能：(1)睡前准备工作；(2)午睡中观察指导工作；(3)午睡结束指导工作；(4)指导幼儿午睡穿脱衣服的工作；(5)准备和整理午休室、寝具工作；(6)幼儿常见心理行为问题：睡眠障碍表现及其矫正<br>**自主学习展示平台**<br>绘本推荐：《睡觉》《我不困，我不想睡觉》 |
| 第九单元<br><br>运动、学习、游戏活动中的保育技能 | 户外运动 | **户外环节相关知识**<br>1. 幼儿园户外活动环节工作要点<br>2. 学前儿童户外活动特点及卫生保健措施 | **情景再现及保育技能**<br>1. 情景再现：(1)多彩小星星；(2)我们来比赛<br>2. 保育技能：(1)幼儿园户外运动环节安全要求；(2)幼儿园户外运动；(3)户外安全防范：意外跌伤；(4)户外安全防范：毒虫蜇伤与猫、狗咬伤；(5)户外安全防范：狂犬病<br>**自主学习展示平台**<br>绘本推荐：《我爱运动》《疯狂的母鸡运动员》 |
| | 学习活动 | **学习环节相关知识**<br>1. 幼儿园学习活动环节工作要点<br>2. 学前儿童学习活动特点及卫生保健措施 | **情景再现及保育技能**<br>1. 情景再现：(1)"老师，我不会做"；(2)创想区为什么没人去玩<br>2. 保育技能：(1)幼儿园教学活动；(2)幼儿园学习区域活动；(3)幼儿常见心理行为问题：语言障碍表现及其矫正；(4)幼儿常见心理行为问题：多动症表现及其矫正<br>**自主学习展示平台**<br>绘本推荐：《我喜欢书》《我喜欢上学》 |
| | 游戏环节 | **游戏环节相关知识**<br>1. 幼儿园游戏活动环节工作要点<br>2. 学前儿童游戏活动特点及卫生保健措施 | **情景再现及保育技能**<br>1. 情景再现：(1)大班建构游戏——"马路上"；(2)大班角色游戏——"医院"<br>2. 保育技能：(1)游戏的基本指导方法；(2)表演游戏的指导；(3)幼儿常见心理行为问题：品行障碍表现及其矫正。<br>**自主学习展示平台**<br>绘本推荐：《谁藏起来了》《我爱玩》《我喜欢玩》 |

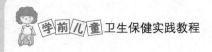

## 附录二 《托儿所幼儿园卫生保健工作规范》

## 附录三 《新设立托幼机构招生前卫生评价表》

# 主要参考资料

1. 王慧敏.基于岗位工作过程的《学前儿童卫生保健》课程设计与实践——以河北女子职业学院为例[J].科技教育, 2016,8：11.
2. 张薇主编.幼儿卫生与保健[M].上海：华东师范大学出版社,2016.
3. 曹美华主编.婴幼儿保育实训与指导[M].上海：华东师范大学出版社,2016.
4. 万钫.幼儿卫生学[M].北京：人民教育出版社,2009.
5. 顾荣芳.学前儿童卫生学[M].南京：江苏教育出版社,2009.
6. 黄欣欣主编.托幼机构卫生保健实用指南[M].南京：江苏凤凰教育出版社,2015.
7. 中华人民共和国卫生部.托儿所幼儿园卫生保健工作规范[Z].2012-5-9.
8. 中华人民共和国卫生部、中华人民共和国教育部(第76号文件).托儿所幼儿园卫生保健管理办法[Z].2010-11-1.

# 后 记

依据《托儿所幼儿园卫生保健工作规范》等文件精神，根据学前高等职业教育的特点和要求，本书以幼儿园真实工作过程为依托，以幼儿师范技能训练为核心，以幼儿园卫生保健工作岗位的工作任务要求为导向，以幼师学生为主体，结合学生在幼儿园的见习、实习任务来设计学习情境，从"理论到实践"体现教、学、做一体化，注重突出应用性和创新性。

全书由盘海鹰负责统稿。感谢多位学前教育界领导、专家对本书的编写提供的支持和协助审稿。感谢苏州幼儿师范高等专科学校童宪明教授和兰燕副教授。感谢苏州幼儿师范高等专科学校附属幼儿园原园长、苏州幼儿师范高等专科学校原培训处主任、苏州保育员上岗培训和资格培训讲师过承红女士。过女士一直从事面向苏州市幼儿园保育员上岗培训，从 2005 年开始对苏州市机关事业单位保育员初、中、高级职员进行职业技术培训，每 2 年一次。感谢苏州工业园区疾病防控中心、苏州工业园区卫生监督所妇幼保健科科长瞿苏澄女士。瞿女士一直负责苏州工业园区幼儿园省市合格卫生保健评审工作，对所管辖区域幼儿园保健医生和保育员进行岗位培训。感谢苏州人力资源和社会保障局张宇主任审核本书的营养膳食部分；感谢苏州市吴江卫计委胡红霞主任审核本书的疾病预防部分等。

感谢苏州市工业园区东方岚谷幼儿园朱小红园长和戴玉珍、顾琳、许燕、顾伟、王伟等老师；感谢苏州国际外语学校启迪教育集团星岛幼儿园潘晨方园长和吴豪雯、史雯靖、吴昌文等老师；感谢东方岚谷无锡幼儿园园长；感谢苏州祺嘉亿城幼儿园法克敏园长和王园园、陆碧玉、胡亚新、吴倩、方鸳鸯、杨莉、阮海琼等老师。

最后，感谢在教材的编写和出版过程中提供过帮助的所有友好单位和个人。感谢策划编辑黄乐，感谢复旦大学出版社。

编者

2019 年 7 月

**图书在版编目(CIP)数据**

学前儿童卫生保健实践教程/盘海鹰主编.—上海：复旦大学出版社，2019.8(2023.8重印)
普通高等学校学前教育专业系列教材
ISBN 978-7-309-14401-7

Ⅰ.①学… Ⅱ.①盘… Ⅲ.①学前儿童-卫生保健-高等职业教育-教材 Ⅳ.①R179

中国版本图书馆 CIP 数据核字(2019)第 120647 号

**学前儿童卫生保健实践教程**
盘海鹰 主编
责任编辑/肖 芬

复旦大学出版社有限公司出版发行
上海市国权路 579 号 邮编：200433
网址：fupnet@ fudanpress.com http://www.fudanpress.com
门市零售：86-21-65102580 团体订购：86-21-65104505
出版部电话：86-21-65642845
浙江临安曙光印务有限公司

开本 890×1240 1/16 印张 13.5 字数 370 千
2023 年 8 月第 1 版第 3 次印刷

ISBN 978-7-309-14401-7/R·1750
定价：45.00 元